自閉症革命
――「信じることを見る」から「見たことを信じる」へ――

著

マーサ・ハーバート　カレン・ワイントローブ

監訳

白木 孝二

星和書店

The Autism Revolution
Whole-Body Strategies for Making Life All It Can Be

by
Martha Herbert, MD, PhD
with Karen Weintraub

Translated from English
by
Koji Shiraki

English Edition Copyright © 2012 by Harvard University
Japanese Edition Copyright © 2019 by Seiwa Shoten Publishers, Tokyo

Japanese translation rights arranged with Martha Herbert, MD, PhD & Karen Weintraub
c/o Books Crossing Borders, New York, through Tuttle-Mori Agency, Inc., Tokyo

序
....
「信じることを見る」から
「見たことを信じる」へ

　この本は教科書にあるような経過をとらなかった,自閉症の子どもや大人たちの実話に基づいています。彼らはずっとよくなったのです――一部の人たちは劇的に。ここではプライバシー保護のために名前を変えたり細部を曖昧にしたりはしましたが,あくまでも彼らの実際の物語に忠実に,そして彼らの経験が私の科学的説明の指針となるように注意を払いました。

　専門の教科書の中では,自閉症の人々がこれほどよくなるという可能性には触れられていません。ほとんどの科学的研究においても同様です。

　この意味では,私は現在の科学を追い越している,と言われるかもしれません。もちろん,すべての人が自分や自分の子どもについて,こんなに素晴らしい結果を手に入れられるとは限りません。しかし私は,科学と医療の進歩によって,もっともっと多くの人たちが前進できるはずだと確信しています。

　この本を書くために最新研究を徹底的に調べたとき,子どもたちの改善を願って保護者が取り組んでいるさまざまなアプローチに非常に多くの科学的裏付けがあることを知って,私は衝撃を受けました。この著作の取り組みを共にした経験豊かな

科学ジャーナリストのカレン・ワイントローブも，全く同じように驚愕しました。毎日のように目にするインターネットのお知らせやリストサーブには，私たちが本書で取り上げるあらゆる領域についての研究論文やニュース記事があふれかえっています。また，そういった知見は大筋において，この本で説明していることと見方が一致しているのです。

いつかきっと，単なる自閉症革命だけではなく，新しい考え方のグローバルなうねり，あるいは潮の大変動が起こっていると私たちが感じる日が来るはずです。

共通の基盤を見つけること

自閉症をとりまく世界は，互いに異なる見方をもったグループでいっぱいです。しかし，すべてがそれぞれに重要な言い分や主張をもっているのです。

例えば，神経学的多様性 (neurodiversity) の運動があります。これは，自閉症は単に（他の人とは）違った在り方にすぎないとする見方で，自閉症の人たちも強力で妥当な世界のとらえ方をもっており，それが典型的な方法とは異なっているだけだというのです。

主流派の医学では，治療は証拠（エビデンス）に基づいていることが求められ，慎重かつ安全に進められるべきだと主張されています。

生化学的治療の支持者たちは，ひとりひとりが最大の改善をもたらす最良のショット（治療）を受けるべきだと考えてアプ

序 「信じることを見る」から「見たことを信じる」へ　v

ローチしています。

　そして，何もわかっていないことをわかっていない保険会社，学区（学校関係者），医師との戦いではなく，ただただわが子への援助を望む保護者たちがいます。

　また，何らかの方法で自閉症を過去のものにし，その限界を乗り越えた家族もいるのです。彼らは私たちすべてに限りない希望とインスピレーションを与えてくれます。

　この本は，こういったすべてのグループの考えは，それぞれ部分としては間違っていないという前提に基づいています。ただ，全体像はどのひとつの部分よりもずっと大きいのです。

　多くの，とても多くの自閉症の人たちには並外れた才能があり，世に与えるものをたくさんもっていることには誰もが同意するでしょう。私たちは皆，自閉症の生理学では何が起こっているのかを正確に知りたいと思っていますし，安全で効果的な治療を提供できればとも思っています。皆が自閉症のさまざまな症状を軽減し，子どもたちができる限り学んだり，力を発揮できたりするよう援助するための新しい方法を求めているのです。私たちは，親御さんたちが，自分の子どもにはどこか「故障した」ところがあると言われたり，毎日1ダースもの下痢で膨らんだオムツを片づけたり，愛する子どもが「お母さん，お父さん，大好き」と永遠に言えないのではと悩んだりすることの苦しさから，彼らを救ってあげたいのです。

　私は，さまざまな主張にはそれぞれ役に立つところがあるということを，単なるリップサービスで言っているわけではありません。私は心からそう信じていますし，もっと多くの人が信

じてくれたらいいと願っています。自閉症は，自閉症のことを気にかけ心配するすべての人々が，仲間内で言い争ったりせずに，一致協力して取り組まなければならない，とても大きな課題なのです。私は，これらすべての人々の視点を統合できる枠組みを提供したいと望んで，この本を書きました。

この本の読み方

　私がここで提供する方法のほとんどは，皆さんに理解され，支持されるはずのものです。安全で，比較的シンプルで，たいてい効果的なものです。システム科学は，時としてちょっとした調整や修正が大きな変化を引き起こすことがある，という私の信念を裏付けてくれます。私の目標は，親御さんや，子どもの世話をする方々，そしてご自身が自閉症を抱えている成人の方々に，自分たちの毎日の行動と，その各部分がどう絡み合っているかについて，新しい考え方を提供することです。

　自閉症は非常に多様なので，ある人でうまくいった方法でも，他の人には効果がなかったりします。ですから，自分自身にぴったりと合ったアプローチを集めなくてはなりません。自閉症はとても複雑なので，たとえどんなアプローチでも，それひとつだけで「解決する」ことはできないでしょう。少なくとも，私がお示しする組織的な枠組みは，皆さんが自分のお子さんをより健康にすることと，自閉症の症状にもっとうまく対処することの助けになるはずです。これから紹介する「全-身体的(ホール・ボディ) アプローチ」は，自閉症療育の中心プログラムと

なっている行動療法の考え方ともうまく適合するはずです。

　この本の全体を通して、私は読者の皆さんが自閉症スペクトラムの子どもの親御さんであるかのように語りかけていますが、たとえ皆さんが、ご自身がスペクトラム上の人であっても、祖父母、小児科医、教師、セラピスト、医師や科学者といったそれ以外の人であっても、同じように受け取ってくださるように願います。

　この本は、ひとつひとつが独自の方策、もしくはパズルのピースとして構成された10の章から成っています。それぞれの章には、お子さんと自分自身の両方またはいずれか一方を救うために、あなたにできることの具体的なアドバイスが含まれています。また、それぞれの章が物語として、あなたを元気づけ、自閉症へのアプローチとあなたの自閉症への対応について、いろいろと違ったやり方があることを伝えるはずです。ここで取り上げた人々は、自閉症の状態も、文化的あるいは経済的な背景も非常に広い範囲にわたっています。多くの人たちは、自閉症スペクトラム上でも機能水準がとても低かったので、今日、彼らがこれほどうまくやれるようになるとは誰も予想しなかったほどです。私はこれらの人々や家族が何を考え、何をしたかについて報告をするつもりです。彼らはこうするべきだった、などと私自身の考えについて述べるのではなく。どんな薬を飲むべきか、あるいは飲むべきではないかを話すつもりはありません。また、担当医がどんなことをするべきかについて、何か言うつもりもありません。それはあなたと担当医の問題です。ですから、ぜひとも担当医と相談なさってください。その代わ

り，私は自閉症の人を全体としてとらえ，経過を追うための枠組みを提供しますので，それを使ってあなたが出会う新しい治療や療法それぞれについて，その賛否（長所と短所）を分析してみてください。私の目的は，皆さんに自閉症に関する知識を見直してもらうことです。それによって，もっと大きく広がった自閉症の世界を知り，自分の回答や制約的な考えを「問い」へと切り替えて，可能性を切り開いていただければと思います。

何が新しいのか？

どうして私の自閉症についての考えは，他の人たちとこんなにも違っているのでしょうか？　答えは3つあると思います。1つ目は第1章で説明するように，ハーバード大学で小児神経科医として臨床をするなかで，私が教わったことに一致しない患者さんがたくさんいることに気づいたからです。2つ目は，私の研究が全く予想しなかった洞察を生み出したからです。そして3つ目，私は時期的な面で幸運に恵まれました。私が自閉症について考え直したことが多くの異なったレベルで，科学の急激な発展と一致していたのです。

この本は，エピジェネティクス［訳注：後成的遺伝学，後生学］，システム生物学，腸内微生物学，ニュートリゲノミクス［訳注：栄養ゲノム情報科学。食品や栄養素の安全性・機能性を，遺伝子発現分析を利用して解析する学問］，メタボロミクス［訳注：代謝学］などの名前をもつ全く新しい学問分野から，また同時に神経科学，消化器病学，環境科学，免疫学の新事実の発見からも，多くの情報

を得ています。私たちは今，かつてひとつの遺伝子を見つけるのに要したよりもずっと少ない時間で，何万もの遺伝子を検査する新しいツールを手に入れています。今では，単一の神経細胞（ニューロン）を調べることができますし，神経細胞のかたまりが，どのように相互作用しているかを観察することもできます。腸内細菌のバランスが，どのように人の健康や脳の状態を変えるかを研究することもできます。新しいテクノロジーと研究によって，以前はわからなかった相互のつながりが明らかになり，たった5年前には不可能だった方法で自閉症をとらえなおせるようになったのです。

　しかし，この本は基本的に科学書ではありません。生物学的にも納得できる，サクセスストーリーの本です。これらの成功は，医学や科学，そして私たちの自閉症についての考え方に——そしておそらくもっと広範囲に——非常に大きな影響をもたらすはずです。この本に書かれていることは，私たちの考え方や行動に革命を引き起こすほどドラマティックであるはずだと，私は信じて疑いません。

マーサ・ハーバート，M.D., Ph.D.

もくじ

序 「信じることを見る」から「見たことを信じる」へ ………… iii
  共通の基盤を見つけること iv
  この本の読み方 vi
  何が新しいのか？ viii

パート1　自閉症を新鮮な目で見ること

第1章　類いまれなることを目指して ……………………… 3

信じることを見るか，見たことを信じるか 6／遺伝子と脳を超えて：体全体と環境も同様に 8／自閉症革命 11／革命への旅路 12／自閉症はどうやって発生するのか？ 18／部分から全体へ 21／私には子どもが「そこに」いることがわかる 26／自分の子どもを助けることで革命を起こそう 30／自閉症革命を起こさざるを得ないわけ 32

私たちにできること 35
  自分のウェブを見て，自分のヴィジョンを作ること 35

第2章　あなたがコントロールできないこと，できること …… 41

将来は予言できない 43／遺伝子の働き方について，私たちの理解は進化している 46／自閉症の遺伝的側面 50／環境はある遺伝子の重要性を変えることができる 52

あなたにできること：食事，有害物質，微生物，ストレス 56
  食品――良かれ悪しかれ 56／食事療法と代謝の脆弱性 58／食品が遺伝子に語りかけ，遺伝子が応答する 59／ラベルを読むことからスタートし，そこでストップしないこと 60／高栄養素密度 vs. ジャンクフード 61／食品：どのように始めるか 63／毒素（トキシン） 65／毒素は日々困難をつけ加える 69／毒素目録：用心深さと予防を目的として 70／微生物 73／ストレスは大人だけのことではない 74

パート2　体全体を守り養おう：悪循環から治癒力へ

第3章　細胞と回路を修復し，サポートしよう ……………………… 79

細胞の中に入る　82／発電所の中のトラブルメーカー　84／自閉症におけるミトコンドリアの問題　87／ゴミを一掃する　88／ゴミを取り除く　92／悪循環にはまる　94／病気ではなく健康に取り組むこと　96／変貌　97

あなたにできること　100

治療の選択肢を評価する　100／アナのたどった道　103／栄養源としての食物　109／電磁波　110／デトックス（解毒）　111

第4章　腸と免疫システムを味方につけよう ……………………… 119

自閉症は芯の部分で消化器と免疫につながっている　122

消化器系　123

胃腸の問題　123／入口から出口まで　124／微生物の影響？　131

免疫系　135

境界を防衛する　135／免疫戦士を教育する　136／多すぎる，少なすぎる，それとも？　138／クリスタルの炎症の変化　141

あなたにできること　143

食品　143／医師と相談して行う検査　144／食事　147／毒素　158／微生物　162／ワクチン接種　165／ストレス　168

第5章　体が脳を修復する ……………………………………………… 171

親の話を聞くこと　172／脳は体に依存している　174／脳のグレーゾーン　177／慢性の脳の免疫問題　180／脳の膠質　181／さらなる悪循環　187／（糊を取り除いて）バラバラになる――これが自閉症の「ゼロ地点」なのか？　189／脳全体のウェブを助ける　193／脳の遺伝子と環境による脆弱性　195

あなたにできること　196

体全体を助けることで脳の機能を回復させる　196／4つの基本――できることから変えていく　197／高圧酸素療法について　202

第6章　脳の混乱を鎮める ……………………………………………… 209

行動に影響する細胞　210

知覚と感覚　212

過剰な感覚刺激　*212* ／感覚にかかる過剰な負担をコントロールする
　　ためにできること　*215* ／痛み　*216*

　移動・運動　*219*
　　ぎこちなさ　*219* ／不器用さを減らすための提案　*222* ／反復的・常
　　同運動　*223*

　睡　眠　*225*
　　自閉症における不眠　*225* ／よい睡眠をとるための提案　*227*

　けいれん発作とてんかん　*230*
　　けいれん発作を抑制する　*232*

　言葉とコミュニケーション　*237*
　　発話と言語　*237* ／発話や言葉を促進する　*243* ／コミュニケーショ
　　ン　*246*

　過度の集中　*249*

　ストレス　*250*
　　ストレスが悪循環を加速する　*250*

パート3　自閉症を乗り越える：強さを共有し，苦しみをなくそう

第7章　子どもの世界に参加しよう　*257*

　子どもが生きている世界で出会うこと　*259* ／隠された意味を探す
　262 ／外部の環境　*265* ／内的環境　*268* ／安定と調整，そして感覚
　遮断　*273* ／学び始めよう　*279* ／集中的行動介入　*284* ／ストレス
　を減らすこと　*287* ／落ち着くこと　*289* ／ゴリラごっこ　*292*

第8章　自閉症から類いまれなる才能へ　*299*

　ダニエルの旅　*301* ／怒りのマネジメント　*303* ／反復行動　*305* ／
　学習の問題　*306* ／うつ　*307* ／身体的活動　*308* ／感覚の翻訳　*309*
　／知覚の理論　*312* ／統合を打ち立てる　*318* ／食べ物の問題　*322*
　／社会性の成長　*324* ／創造力が溢れ出す　*325* ／感情のチューニン
　グ　*327* ／学んだレッスン　*329*

第9章　革命を進めよう！　*331*

　私たちの知るべきことと知る必要のないこと　*333* ／大切にしたいも
　の　*335* ／苦しみと不屈の気持ち（レジリエンス）　*337* ／あなたが
　責任をもって担うべき。しかしあなたには援助が必要　*339* ／なぜ医
　学に自閉症革命が必要なのか　*341* ／うまくいった治療法は未開発の

科学的宝庫 343／全-身体的な自閉症科学：長期的な複合的治療法の研究 347／治療の成功を逆行分析する 351／自閉症革命の草の根レベルの科学 352／全体像から強さを引き出す 356

第10章 あなた自身，これから生まれる赤ちゃん，あなたの家族，そしてあなたの世界のために，やってみましょう ……… 363

もしも自閉症が発症したら 364／脆弱さの源 367

妊娠前から妊娠期間中 369

ブレアー家：ほんの小さな修正が状況を一変させた 369／食べ物 371／有害物質（トキシン）373／微生物 374／ストレス 375

出産の後 376

ブレアー家：困難な門出 379／隠れたアレルギーを見つけ出す 382／トラブルが進行している際，目にしやすい兆候 384／予防接種 390／毒素（トキシン）を避ける 390／問題かな？ と思ったら 393／ブレアー家：前進 394／より健康な世界 396

付 録

資料A　自閉症の人を援助するための10のポイント ………………… 401
資料B　毎日の記録表の例 ……………………………………………… 405
資料C　全-身体的システムに関する要約 ……………………………… 416
資料D　医師，セラピスト，科学者へのアドバイス ………………… 426
資料E　参考文献，その他 ……………………………………………… 431

注　435
訳者あとがき　455
索　引　458

パート 1

自閉症を新鮮な目で見ること

第 1 章

類いまれなることを目指して

　カレブは妹たちとやっていたゲームをやめて，キッチンに飛び込んできて，母親に今晩の夕食は何かと尋ねました。それは彼の大好物，グルテンフリーのパスタとミートソースでした。

　彼は妹たちのところに戻ろうとして立ち止まり，「ねえ，お母さん。僕の自閉症，どっかへ行っちゃったよ」と，まるで天気について話すかのようにさりげなく言ったのです。

　母親はあまりにびっくりしたので，「なんでわかるの？」と聞くのが精いっぱいでした。

　「今は，人と一緒いても，全然大丈夫なんだ」と 10 歳のカレブは事もなげに答えると，また妹たちの方に戻っていきました。

　ジョイ・ピーターセン*はしばらくの間，台所で唖然としていました。2 カ月もたたないうちに，彼女は息子の言っていることが正しいことを悟りました。

　カレブは父親の青い目と，母親の黒い髪を受け継いでい

---

* 専門家であり自閉症の個人でもあるジュデイ・エンダウの場合を除いて，一般の人の名前はすべて変更されています。

て，ドミニカ系アメリカ人の肌の色をしています。まだ背が5フィート（150cm）には届かず，声はちょっと幼い男の子のようです。大きくなったら動物学者になりたいと思っていて，両親がさびしがることはわかっているのですが，家を離れて大学に行くことを話したりもしています。

　母親のジョイは最近，新しい医師のところへ息子を連れていきました。自閉症や特別なニーズを抱えた子どもたちを治療する専門家です。カレブは診察室の壁に飾られた写真の一枚に気づいて，なぜドクターが銃を持っているのかと尋ねました。医師はカレブや両親としばらく話した後，カレブ君はもう自閉症の診断基準には当てはまらないと宣言してくれました。「やった！」とカレブは叫んで，跳びあがってガッツポーズ。母はせきを切ったように泣き出してしまいました。

　ジョイはずっと，誰かが，息子さんはもう自閉症なんかじゃないと言ってくれる日を夢見ていたのです。カレブが自分のところに寄ってきて，お母さん大好き，と本心から言ってくれる日のことです。

　この日のことは，カレブが4歳でまだ言葉もなく，両親以外の人が5フィート（150cm）以内に近づくとすぐにも大声で泣き叫びそうだった頃には，全く想像もできませんでした。ジョイが指先でカレブの体に触れようとすると，まるで誰かに叩かれたかのように，悲鳴を上げたりもしました。カレブの世話をすることはあまりにもきついことだったので，いつも涙が出てしまいました。怒りとストレスで息子を傷つけそうになって，とりあえずカレブを寝かせて自分の寝室に逃げ込み，クロー

ゼットに閉じこもって泣き崩れたことも何度かありました。

　医師やセラピストたちはジョイに，現実的にならなければ，と忠告しました。息子さんは，おそらくずっとこんな状態が続くだろうと言い，いろいろなことを試してもいいけれど，効果が証明されたものは何もないとも語ったのです。

　ジョイはとにかく，いろいろとやってみることにしました。そして驚いたことに，すべてそれなりに効果があるように思えました。どのひとつもそれだけで自閉症を取り除くわけではなかったけれど，全部を合わせるとずいぶんと役に立ったのです。

　カレブが1年生になる頃，周囲の人たちは皆，ジョイはずいぶんうまくやったと思っていました。カレブは簡単な指示に従うことができました。彼の反復的な行動――くるくる回ること，棒で叩くこと，キンキン声を出すこと――はほとんど止んでいました。介助者がいれば，普通学級で着席していられました。周りの人たちはジョイに対して，カレブはここまでできれば十分だし，もうこれ以上は望めないだろう，あなたはできる限りのことをやり，ベストを尽くしたのだよと言ってくれました。

　でも彼女は満足していませんでした。まだまだもっとやることがある，と心の声が語っていました。

「まだ，息子とは気持ちがつながっていない」

「人はカレブのことを高機能だと言うかもしれない。彼は指示に従える――ただそれは，私の望むことではない気がする……目を見つめて，カレブ，大好きだよと言ったときには，私の言っていることをちゃんとわかってほしい……私の目をじっと見つめて，ママ大好き，と言ってほしい……周りの世界を避けるの

ではなく，興味をもって，理解し，吸収できるようになってほしい……世の中のことに夢中になってほしい，逃げ出すのではなくて」。彼女は何度も繰り返し自分の気持ちを確かめました。

現在，カレブは彼女が望んだ通りになっています。

信じることを見るか，見たことを信じるか

数十年にわたって，ほとんどの医師たちは親に対して，自閉症は脳の遺伝的な問題であり，治ることはないと説明してきました。小さなわが子の問題は生涯続くのだと覚悟しなければならないということです。自閉症はずっと，その障害の状態によって定義されてきました。つまり，コミュニュケーションがとれない，自己コントロールが利かない，他の子どもたちと同じような行動ができないという基準によってです。親の努力によってはかんしゃくを減らす，奇妙な行動を抑える，指示に従わせるなど，周辺領域の改善は可能だけれど，中核的な障害はずっと残るということです。

マサチューセッツ総合病院で長年にわたる自閉症研究と臨床を重ね，何年もの間カレブのような子どもたちと会い続けて，私は，自分が教えられてきた考え方は絶対に正しくないとの結論に達しました。

私はとても多くの，カレブのように並外れてうまくやっている人たちに出会いました。多くの場合，誰も想像しなかった劇的な改善を遂げた後にですが。何人かの子どもたちは，言葉もなく殻に閉じこもった状態から，急にたくさんの友達に囲まれ

た優等生に変身するという，驚くべき改善を示していました。成人期に達し，ちょっとした癖は残しながらも安定した仕事に就いている人もいます。言葉は話せなくても，絵画，音楽，ガラス工芸，キーボードの巧みな操作による文章などでコミュニケーションをとる人たちもいます。現在は大人で，専門職の人，子どもの親，芸術家，よき友，あるいはそれ以上という人たちにも出会いました。

言葉で話すよりは叫び声を上げるような4歳児の世話に奮闘している皆さんには，現時点では想像するのが難しいかもしれません。しかし，多くの自閉症を抱えた人たちが，豊かで充実した生活を送れるまでに成長しているのです

多くの患者さんと仕事をするうちに，私には「自分が信じることを見る」のか，「自分が見たことを信じる」のかという，ふたつの選択肢があることに気づきました。もし私が，自閉症は遺伝的に決定された，一生続く脳の障害だと信じるのならば，私が見た患者さんの驚くべき可能性や変化について，自ら否定しなければなくなります。もし自分が見たことを信じるならば，これまで自閉症について知っていたことすべてを考え直さなければならないのです。

これこそが私がやり始めたことであり，皆さんはその探検の結果をお読みになっているのです。

15年もの間これを続けるために，私は自閉症を全く新たな目で見直すことにしました。蓄積された科学的研究を洗い出し，調査研究と，その証拠（エビデンス）に基づいて組み立てられた理論とを比較してみました。その中で私は，自閉症の人を助

けるための新しい方法を提示するような，新発見の増加や研究領域の拡大について知り,とても元気づけられました。そして，新しい視点や着想を提供してくれ，私の世界を広げてくれるような自閉症の人たちとの接触をもっと続けることにしました。

遺伝子と脳を超えて：体全体と環境も同様に

　私がどれだけ研究を調べ書物にあたっても，自閉症に関する「遺伝子による - 絶望的な - 生涯にわたる - 脳の障害」モデルの証明はひとつとして見つけることができませんでした。遺伝子は確かに脳に影響を与えますが，遺伝子だけが関与しているという確かな証拠は全くないのです。

　遺伝研究は自閉症の「決定的証拠」を10年以上にわたって探し求めてきました。しかし実際には，ごく少数の自閉症集団においてのみ，遺伝的「欠陥」を同定できただけで，ほとんどの自閉症例に関しては遺伝的な説明がつかないままです。

　一方で，生後1年か2年までは正常に見える赤ちゃんが，自閉症に退行することがあります。学者たちは，すべての自閉症は出生前の脳障害によって引き起こされると考えていました。確かに，生まれてすぐの段階から様子が違っている自閉症の子どもたちもいます。しかし多くの子どもたちが，数週間から数カ月の間に様子がおかしくなってしまうまで，全く問題ないように見えたりするのです。ホームビデオの研究や直接観察によって，実際にこれが起こることが確認されています[1]。自閉症への退行は，時間を経て悪さを始める遺伝子だけを原因とす

るには無理があるので，環境のストレス要因も何らかの役割を果たしているのではないかとの疑問が出てきます。

そして，多くの子どもたちが実際よくなるのです。診断に遺伝的変異——例えば，fragile X（脆弱 X 症候群）や idic(15)，あるいは推定され未発見のものなど——が含まれるのなら，その人は一生涯「損傷」と「欠陥」に縛りつけられたままという一般的前提には，何の証拠もないのです。2008 年，私は「自閉症児は回復可能か？ もしそうならば，どのように？」という題の論文を発表した研究者グループの一員でした[2]。グループのうちの何人かの研究者は，自閉症と診断された子どもの 3 〜 25％が，最終的には自閉症の基準に当てはまらないと告げられていたことを明らかにしました。いったいどうしてこんなことが起こるのでしょうか？ 子どもたちの遺伝子が 2 〜 3 年で変化するということはありえません。ですから，彼らは誤った診断を受けたか，あるいはカレブ（彼は厳密に診断されました）の場合のように，多くの治療の結果として，もう自閉症スペクトラムに当てはまらないまで症状が消失したかのどちらかだということです。「回復」していない子どもたちの多くも，実は大幅に改善しているのです。

自閉症は，分単位，時間，あるいは日によって変化し，また元の状態に戻ることがあります。熱があったり，喘息など医学的な問題でステロイドを使ったりしている子どもが，コミュニケーションや人との関わりで改善を見せることがあります。ただ，その改善は熱が下がりステロイドをやめると消えてしまうのですが。もし自閉症が完全に遺伝的に固定されているのなら，

こんなことは起こりません。

さらに、遺伝学では自閉症の発生率増加の説明ができません。1995 年に私がはじめて自閉症研究に参加したときには、自閉症の子どもは 3300 人あたり 1 人だと思われていました[3]。現在では、その数値は 100 人に 1 人になっています[4]。遺伝子が変化するためには何世代にもわたる期間が必要なので、これは私たちが自閉症に気づいていなかったか、遺伝子以外の何かがもっと多くの自閉症を引き起こしているということになります。本当に自閉症が増えているのか、それとも認識の高まりや過去には見落とされていた人たちが診断されるようになったことがこの増加の原因になっているのか、という論争も依然としてあります。

今では、遺伝子が単独で自閉症を引き起こすわけではないと、ほとんどの研究者たちの意見が一致しています。遺伝子は脆弱さにつながっているのかもしれません。「弾丸は込められている」かもしれませんが、多くの場合、「引き金を引く」のは環境なのです。

最後に、私はハーバード大学の神経学者——脳と神経システムの専門家——ですが、自閉症が単なる遺伝的問題ではないのと同じように、単なる脳の問題でもないと信じるようになりました。自閉症は体全体を巻き込んでいるのです[5]。医師として私は、とても偶然とは思えないほど多くの自閉症の子どもたちが似通った医学的問題を抱えているのを診てきました。そして、何千もの科学論文と多くの臨床経験によって、私たちは体の健康が脳の機能に影響を与えうることを知っています。

この点に関して，自閉症は確かに脳が関係しているという十分な証拠はあると思いますが，実際には脳を含めた，分子から細胞，臓器から代謝，免疫から消化システムまでの，体全体の問題なのです。明らかな医学的問題が見られない自閉症の人たちであっても，隠された問題を注意深く調べる必要があります。

自閉症革命

　自閉症を考えるときに，遺伝子に環境を加え，脳に体を加え，多くの自閉症の人の優れた才能に注目し，大きく状態が変化し診断が外れる事例が増え続けているということを真摯に受け止めるならば，私たちが真実だと思っていた「遺伝子による‐絶望的な‐生涯にわたる‐脳の障害」という自閉症伝説とは全く異なった物語を手にすることになるでしょう。

　皆さんが手に入れるのは解決可能な問題，治療可能な病気という物語であり，本来の優れた能力が姿を現し，世の中に大きな影響を与えるという物語なのです。

　カレブがよくなった理由のひとつとしては，母親の姿勢が一貫していたことや，周囲がもう十分（限界まで）改善したと語った時点でも，彼女がわが子の最大限の可能性を信じていたということが挙げられるでしょう。彼がこんなにもよくなれたのなら，どれほど多くの子どもたちがよくなれるのでしょうか？　いかに多くの隠れた才能が日の目を見るのを待っているのでしょうか？　どんなに多くの子どもたちがもっと幸せで，快適な生活を送れるようになるのでしょうか？　自閉症を大幅に改

善させ、すべての人がもてる力を発揮できるように最善の手立てを講ずることが、私の責務だと思います。私はカレブのような子どもや、才能豊かで充実した生活を送っている自閉症の人たちをとてもたくさん知っています。ですから、このような物語を語り、何がそれを可能にしているかを見つけ出すことが、自分の倫理的な義務だと感じています。こういった知識の力によって、私たちはさらに前に進み、この素晴らしいチャンスをできるだけ多くの人々に活用してもらうことができます。あなたのお子さんにはカレブのような大きな改善は見られないかもしれません。自閉症のタイプによって効果が異なっていたり、違った種類のアプローチが必要だったりするからです。しかし今の時点では、選択の幅を広げられる人とそうでない人を見分けられないので、私たちとしてはすべての人に関して、本物で意味ある生活の質（QOL：quality of life）の改善の可能性を目指して進むべきでしょう。

革命への旅路

私はどうやって「遺伝子 - 故障 - 脳」アプローチから、今お伝えしている「体 - 全体 - 変化」アプローチへとたどり着けたのでしょうか？　それは、私の患者さんたちと、私の科学的知識を通じてなのです。

私の患者さんたち
私は1990年代半ばに神経科医としての訓練を修了したあと

研究に入り、多くの学習や行動の問題を抱えた子どもたちの診察を始めました。クリニックでは、私の小児神経科医としての仕事は、子どもたちが抱えている困難の裏に隠された医学的原因を発見することだと考えていました。教えられたのは、遺伝子検査を行い、発作や、深刻で身体的な電気・化学システムの疾患として知られている「先天的な代謝異常」を見つけることでした。すべての必要な検査を定められた通りに行いましたが、10回中9回は、何も診断可能なものは見つけられませんでした。しかしこれは、検査で正常だった子どもたちが皆、健康だったという意味ではありません。全くそうではなかったのです。いつも気づかされたのは、大部分の子どもたちが体調の問題を抱えていたということです。頻繁に感染症に罹る子や下痢がある子、眠れない子に発疹が出る子、そしてかなりの子どもにアレルギーがありました。こういった問題すべてが見られる子どもも少なくありませんでした。多くの子どもたちが必ずしも診断とは一致しない、さまざまな付随的な症状を抱えていたのです。また厄介なことに、たくさんの子どもたちが一連の診断名だけでなく、何人もの専門医の名前と大量の薬のリストを携えてやってきました。

　私は徐々に脳に関する問診だけでなく、思いつく限りの医学的な質問をするようになりました。また私は、このような子どもたちには行動や学習の問題だけでなく、体全体への治療的援助が必要なはずだと考えるようになりました。私はそれまで、珍しい遺伝や代謝の異常を見つける訓練を受けてきたのですが、実際の患者さんの大部分は、小児科医や他の専門医に見過

ごされた，もっとありふれた平凡な問題で苦しんでいたのです。

患者さんたちのことでいつも困惑したのは，多くの場合，彼らがどんな疾患の診断基準にも当てはまらなかったことです。彼らの症状は「グレーゾーン」，つまり完全な健康と明らかな病気の中間地帯に位置するように思われたのです。脳の電気的活動を調べようとして EEG (electroencephalogram, 脳波検査) を行うと，何らかの問題を疑わせる異常なスパイク（棘波）や周期が見つかったりしました。しかし，発作の兆候は全くなかったので，検査結果はたいていの場合，「おそらく正常（範囲）」とされました。

代謝の検査を行うと，化学物質や栄養素の値が異常なレベルを示すことがありましたが，正式の報告書には「この異常さは，どの既知のパターンにも合致せず。異常なし」と書かれたりしました。大腸内視鏡検査で炎症の兆候が見つかったとしても，潰瘍性大腸炎あるいはクローン病（炎症性腸疾患）の基準を満たすほどではなかったりするのです。確定的な診断がないので標準的な治療は何も提供されません。ある親御さんの話ですが，子どもがよちよち歩きの頃は2時間以上続けて眠ることができなくて，一日中興奮して跳び回っていたり，皮膚が水膨れになり，クッションがボロボロになるほど酸性度が強い下痢を繰り返したりしていました。しかしたいていは「これは一時的なものです。成長すればよくなりますよ」と言われて終わりでした。

こんなことが何度も何度も繰り返されていたので，私はいつも，「あなたには何も異常なところはありません。でも一方では，正常なところも何もないのですよ」などと患者さんに伝える医

師について,どんなものかと考えていました。

私の研究経験

　私は自閉症や言語障害の子どもの MRI 脳スキャンから研究を始めました。脳の構造の解剖学的な研究です。私の最初の目的は,自閉症の定義となる特徴——コミュニケーション障害,社会性の問題と特異的行動——を引き起こしている脳の特定の領域を見つけ出し,遺伝学者や生理学者たちが原因を見つけ,何かできることを探すうえでの役に立つことでした。しかし私がどんなに探しても,脳の故障個所は見つかりませんでした。その代わりわかったのは,他の研究者と同じく,脳全体が通常より大きいということでした。脳のケーブル・ネットワーク（神経回路網）に何か問題がありそうだということです。脳が大きいこと,あるいは神経回路網の問題が,いったいどのように,特定の行動で定義される自閉症スペクトラム状態と関連しているのでしょうか？

　私が発見したのは,このような学齢期の子どもたちの脳が大きくなっているのは「白質」——脳が思考活動できるよう,遠近それぞれの神経細胞（ニューロン）をケーブル状に結びつけているシステム［訳注：脳の神経線維の集合からなる白色の部分］——の肥大によるということです[6]。その意味するところは,少数の問題ハブ（中枢）が存在するのではなく,脳のネットワーク全体に問題があるということです。同時期に,他の研究者たちは脳の活動状態を調べていました。彼らが発見したのは,問題なのは一部の小領域の活動ではなかったということです。そう

ではなくて、大きな領域同士の接続（性）が弱くなっていたのです。どこか一カ所がすごく弱いのではなく、全体にわたって少しだけ弱いということです。カーネギー・メロン大学の心理学者、マーセル・ジャストはこれを、「不十分な接続性」と呼んでいます[7]。ネットワークの問題なのです。

　もし脳の接続性が弱くなっているなら、多くの情報を同時に統合することが必要なタイプの思考活動は何らかの困難をきたすでしょう。考えてみると、自閉症の特徴とされる弱さの領域——コミュニケーション、社会的交流、行動の柔軟性——などはすべて、多くの脳領域の調整活動を不可欠なものとして含んでいるのです。自閉症はどこかの何かが故障しているということではなくて、ネットワークの問題だろう、と私は考えるようになりました。

　ついに2005年、ジョンズ・ホプキンズ大学の研究チームが自閉症の人たちの脳組織の炎症について報告しました[8]。脳の神経回路の問題だけではなかったのです。細胞とその健康状態の問題でもあったのです。私は、脳が大きくなっていることは炎症と関係があるのでは、と考えるようになりました。他の研究者たちは、血液検査で関連の免疫問題を見つけていました[9]。私は自分の患者さんたちの間に、関連がありそうな医学的問題を見ていました。もしかすると、脳を含めた体全体が健康とネットワーク（接続）の大きな問題を抱えているということなのかもしれません。すべてが私の頭の中で結びつき始めました。これらの問題はすべて大きなウェブ（クモの巣の網目、インターネット）のようにネットワークでつながっているようなのです。

注目の研究：脳のウェブを拡張する

　自閉症の人々の脳に関する研究の大部分は，自閉症でない人の脳と比べてどこがどう違っているか，そしてどのように機能が劣っているかを記述するだけのものです。何十人もの研究者たちが，自閉症の人は健常者に比べて，脳のウェブの「ネットワーク化」がうまくいっていないことを示してきました。このような研究者の大部分は，接続性の問題は遺伝的な変異によって，生来的，固定的に脳に組み込まれていると仮定しているようです。

　一方，ミズーリ大学の小児神経学者で，脳イメージング（画像診断）の研究者でもあるデイヴィッド・ベヴァースドルフは，これらの問題は変化可能なのか，接続性は改善可能なのかとの疑問を抱きました[10]。彼はプロプラノロール（アドレナリン作動性効果遮断薬のひとつ）——高血圧の薬，不安やあがり症にも使われる——という薬物によって，脳の接続性が改善されるかどうかを試してみました。すると，実際に改善したのです！　プロプラノロールを服用して数分後，自閉症の人の脳は，その接続ネットワークを拡大させたのです。この研究は，プロプラノロールの自閉症の治療薬としての安全性や効果については検証していませんが，ベヴァースドルフが，自閉症の脳がどのように稼働しているのかに関して極めて重要な発見をしたことは確かです。接続性の問題は，固定された（変化不能な）ものではなかったのです。接続性は変化するし，高速化できるのです。ストレスがノイズ（雑音）とカオス（混乱状態）を作り出すことで，信号がかき消されていたのです。ノイズとカオスを減衰させれば，脳は回線容量を増加させられ，効果的なネットワークへのアクセスが可能になるのです。

脳のネットワークは脳細胞によって形成されています。脳細胞は体の一部ですが，その体全体が健康問題を抱えているのです。

もし脳細胞も健康問題を抱えているとしたら，それは脳細胞の働きを邪魔しないのでしょうか？ つまり，自閉症の脳のネットワークは，細胞が困難を抱えていることで働きを弱められているのかもしれません。

もしそういうことなら，体全体としての健康を改善させることで脳もまた健康となり，脳のネットワークにもっと多くのエネルギーを供給できるかもしれません。よりエネルギッシュなネットワークがあれば，脳は思考，感情，感覚，身体運動，身体機能の調節など——これらはすべて自閉症の人々が困難を抱える領域なのですが——により多くの資源を配分することができるはずなのです。

自閉症はどうやって発生するのか？

自閉症の確かな原因については，まだ誰も知りませんし，ひょっとしたらいつまでたってもわからないかもしれません。一部の人たちは，自閉症の発生率の上昇をさまざまな有害物質，新しい細菌やストレスが充満した現代環境のせいにしようとしています[11]。私もこういったものが重要な役割を果たしていると思います。ただこれは自閉症だけに言えることではなく，アレルギー，免疫問題や多くの慢性疾患もまた増加しつつあるのです。もし仮に，単一で確実な自閉症の引き金があるとした

ら，もうとっくに見つかっているはずです。自閉症には多くの種類があって，それぞれに異なった引き金があるのかもしれません。

自分の観察と耳にした何百もの話によって，私は環境からの一連の侵襲が幼い体と脳に加わることで，自閉症とされる状態が出現したり，悪化したりすることが多いと考えるようになりました。これには大気汚染やウイルス，あるいは私たちの祖父母世代に起こった何か——例えば食物，飲み水，日々の生活のストレス——などの環境要因が含まれるのかもしれませんし，あるいはこれらすべてが重なっているのかもしれません。何らかの理由で——それを完全に突き止めることはできないかもしれませんが——一部の幼い子どもたちにはこれらの日々の生活の圧力や負荷が耐えがたいほど大きくなるのでしょう。プレッシャーから回復できないままに，幼い体は限界を超える状態まで押しやられてしまうのです[12]。

多くの侵襲はとても軽微で，全く気づかれないこともあります。難産の結果，哺乳や運動がうまくできないことによって，あるいは妊娠中の感染の影響で病気への耐性が下がることによって，また遺伝的な免疫問題のリスクによって，子どもたちは脆弱になり損傷を受けやすくなるのです。

大部分の子どもたちにとっては，そのような出来事は何でもありません。というのは，感染はすぐに除去され，筋肉痛は長続きせず，乳児の自然回復力が作動するからです。

しかし時として，こういった問題が他と組み合わさったりするのです。乳児が肝臓を弱める毒素にさらされる，抗生物質に

よる治療で腸内の善玉菌が打撃を受ける，継続的な筋緊張のせいで子どもが探索行動に消極的になる，というようなことです。発達の各段階で，身体のシステムは活動と成長を妨害され，脳は身体的問題のせいでこの素晴らしい世界の探索を阻まれてしまうのです。

そして，あるところで問題の**総合負荷**が限界ポイントに達します。1歳，1歳半，2，3，4歳の子どもの体と脳が世界にひどく打ちのめされて，自分を守るためのリソース（資源）を失ってしまうのです。体はもはや脳が全能力を発揮するためのサポートをできないので，脳は自らを保護するために周りの世界を理解する活動を控えてしまうのです。こんな状況では，子どもは苦痛に満ち，圧倒されそうな外界から身を守るために自分の世界に引きこもるようになります。それが彼／彼女にできる最善策だからです。私たちは外側から子どもを見て，それを「退行」ととらえます。子どもの体や脳の内側を見ることはできないので，外側に現れた奇異な行動を見て，「自閉症」と呼ぶのです。

カレブも，私がお話しする他の子たちと同じように，このパターンに当てはまります。ジョイにとっては初めての子どもだったのですが，生まれる途中で立ち往生してしまったのです。陣痛が止まってしまい，2時間も身動きが取れないままでした。その結果，頭が不恰好につぶれた形になりました。カレブは（頭の一部は何年間も平らなままでしたが）すぐに回復し，見たところはすべて健常のようでした。しかし彼は病気がちでした。2歳までに13回，耳の感染症に罹り，そのたびにより

強い抗生剤が使われました。ジョイはカレブの頭が異常に大きいことに気づいていました。3歳の時には大人のサイズの帽子をかぶっていたほどです。しかし小児科医は心配しなくていいと伝えました。カレブは完璧なまでに健康です，とその医師は言ったのです。

カレブは18カ月になった頃，急に言葉を話さなくなりました。彼はおびえて不安そうになりました。カレブは誰かがちょっと近づくだけで，腕をバタバタさせるようになりました。ジョイは小児科医のところに連れていきましたが，医師は気に留めてくれません。医師が言ったのは，子どもは正常，唯一の問題は母の不安ということでした。

ジョイは，カレブが20カ月の時，そして23カ月の時にもまた彼を医師のもとに連れていきました。このとき彼女は，誰か専門家を紹介してもらえるまでは帰らないと医師に伝えました。カレブは言語聴覚士に見てもらうことになりました。最初の予約で言語聴覚士は，カレブはまず自閉症に間違いないだろうと伝え，さらなる検査を勧めました。検査の結果，診断が確定されました。

どういうわけか見たところさして重要でないことが積み重なって，大変な問題になってしまったのです。

部分から全体へ

診断された後，カレブは行動療法を受けたのですが，進歩はとてもゆっくりとしたものでした。ジョイは満足できず，他の

選択肢を探しました。感覚と聴覚それぞれの統合訓練では, もっと進展がありました。本当の突破口は, ジョイがカレブの身体問題に取り組んだときに開かれました。この進展が確かなものになると, カレブは行動療法や関係療法からも多くの恩恵を受けられるようになりました。ちょうど多くのことが彼の悪化の原因になったように, 多くのことが彼の改善のきっかけになったのです。

全‐身体的, 全‐システムの観点からは, 自閉症的な行動も重要ではありますが, それは相互接続したウェブの, 自閉症という名の一部分にすぎないのです。お子さんの回復を助けるためにはこれらすべての部分に注意を向け, それぞれに取り組む方法を探さなければならないのです。

この本で私は, 皆さんと共に章を追って, このウェブの主たる部分を見て回りたいと思います。以下は, カレブが4歳か5歳の頃に問題を示したウェブの部分とその問題です。

遺伝子と環境：問題の遺伝子は何ら特定できませんでした。しかし彼は感染症の問題を抱えており, 後でわかったのですが, いつも食べていた食品のトラブルもありました。環境には, 彼のことを助けようと心に決めた非常に献身的な家族も含まれます。

細胞の問題：彼のコレステロール値は低すぎることがわかりました。診断後の検査で抗酸化物質の値が低く, 脂肪酸が不足していることも明らかになりました。授業が終わる頃には, いつもへとへとになっていました。

体の健康の問題：カレブは生後2～3年の間，いつも耳の感染症に罹っていました。扁桃腺もずっと腫れていたので，継続的な感染が疑われます。腸の感染，頻尿，頻繁な腹痛，下痢，不規則な便通があり，主治医によれば体重増加不良もありました。目の下にはいつも大きな黒いクマを作っていました。

脳の健康の問題：カレブの頭は異常に大きく，右後ろは難産のせいで平べったいままでした。いつもぼんやりしていて，頭が混乱しているようでした。

脳の情報処理の問題：彼は触られることに耐えられませんでした。腕をばたつかせ，棒でコツコツ音を立て，繰り返しくるくる回っていました。いつもキーキー甲高い声を出し，特に理由もないのに叫び声を上げていました。すぐにへなへなとなり，絶えず食べ物を欲しがり，睡眠は浅く途切れがちでした。

思考，感情，注意の問題：彼は簡単な指示にも従えませんでした。上着を脱ぐよう言う代わりに，ジョイは課題を小さなステップに分割する必要がありました——最初に，右手で左の袖をつかんで引っ張る，というように。彼は不注意で，多動で，不安が強く，頑固でした。すべて彼のやり方で，いつも同じように行われなくてはなりませんでした。

コミュニケーションと関わりの問題：カレブは人と関わろうとせず，閉じこもっていました。視線を合わせようともしませんでした。急に，変な時に笑ったりしました。話すこともありませんでした。

閉塞した創造性と優れた能力：彼は絵を描くこともできなかったし，自己表現をすることもありませんでした。

皆さんも何か，こういったことに思い当たりますか？

これはお子さんの「本来の姿」ではありません——そんな状態になっているのです。

子どもがあまりにも多くの課題と困難を抱えているのを見ると，根本的，永続的に悪いところはないと考えるのはとても難しいかもしれません。けれども，お子さんのことを新たな目で見直してみてください。カレブが自閉症へと「退行」する前の生後２年間に経験した加速度的な変化のことを考えてみましょう。そこには一連の変化があったのです。運命ではありません。彼の問題は多くの要因によって引き起こされました。ですから私は，こういったプロセスには逆戻り（回復）させられる部分も多くあるはずだと思います。ジョイは，手を付けられる問題をひとつずつ確実に仕留めていくことで，カレブの自閉症プロセスを巻き戻したのです。皆さんもまた，このやり方を学ぶことができます。

あなたのお子さんは，おそらくは遺伝子と環境を含むある種のカスケード［訳注：連鎖障害。滝状の流れ。次々に起こる多くの物事］によって，さらに複雑に絡み合った問題のウェブが作り出され，時間の経過とともに現在の状態になったと考えられます。一度お子さんがこのウェブ（クモの巣）に絡まってしまうと，大きな変化を起こせそうなことは何もないように思えるかもしれません。しかし，健康になることができた何千もの自閉症の人々の物語は，お子さんの人生を変化させるためにできることがた

くさんあることを教えてくれるのです。

お子さんの自然回復力の妨げとなるものを取り除き，その力を補強することでウェブのもつれた糸を解きほぐす方法を，この本の各章で紹介したいと思います。

第2章では，**遺伝子と環境**がどのような形で背景やきっかけとなって，お子さんのタイプの自閉症につながったのかを示し，（回復への）課題を見つけ，強さを確立するための方法を紹介します。

第3章では，健康な体と脳をサポートするために，どうやって**細胞の健康**を確立するかについてお話しします。

第4章では，消化器系と免疫系をサポートすることで，**全身的な健康**を構築する方法を示します。

第5章では，脳が柔軟にかつ効果的に機能するための基盤となる，**脳の生理学的な健康**を確立する方法を説明します。

第6章では，**最大限の脳の感受性，協調性，機能性**を達成するために，その妨げとなっているものを見つけ，それを取り除くための方法を示します。

第7章では，思考，感情，注意集中，学習，コミュニケーション，関わり方などについて，**日々の問題への全‐身体的アプローチの取り入れ方**を示します。

第8章では，すべてがうまくまとまり，苦しみが消え去り，お子さんが**自分のユニークな才能を発揮**できると，生活がどんなに素晴らしくなるかをお伝えします。

第9章では，アドバイス全体をまとめ，自分たちの**進展をモニターする方法**と，自分たち，そして他の家族にも役立つよう

にさまざまな**データを蓄積する方法**をお伝えします。

　第 10 章では，ご自身の生活を正常な状態にし，**ご家族と次の子どもにとってのベストな環境**を整えるためのお手伝いをします。カスケードが始まる前に流れを止めてしまうのです。

　覚えておいてください：ウェブは相互に結びついています。 一本の糸を引くことで残りのウェブに影響を与えることができます。一方で，ある部分のトラブルが，残りすべての部分の調子を悪くしてしまいます。また，ある部分の健康を回復させることで，他の部分の改善が容易になったりもします。時には，内臓を治療することで脳の機能が改善されることもあります。また時には，脳の機能を改善することが内臓を安定させることにつながったりします。

　私は，皆さんがこの健康と回復に向かう旅路を共にしてくださることを望みます。私はこれまで，非常に多くの自閉症の人たちが，とても創造的で，並外れた子ども，ティーンエイジャー，そして成人になっていくのを目の当たりにしました。そのことで私はもっと欲張りになりました。すべての自閉症の子どもたちにも同じチャンスを手に入れてほしいと思うのです。

私には子どもが「そこに」いることがわかる

　カレブのように退行が起こった後，あるいは前から始まっていた何らかの過程によって自閉症と診断される子どもには，どんなことが起こるのでしょうか？　（本来の）彼らは永遠に姿

問題のウェブ

　私たちの全-身体，全-脳ウェブは分子と電気を使って，細胞の内部でも細胞間でも，小さなパケットや複雑な波動やパターンとして考えうるあらゆるレベルで信号を送り続けています。私たちが健康で活気があり創造的なときは，こういった信号はウェブの部分から別の部分へと，明確かつ強力に伝わります。

　病気になって身動きが取れずエネルギーもないときには，ウェブの各部分はちゃんと仕事ができず，お互いの接続や連携も悪くなります。細胞，臓器，脳の活動が悪くなり，動作や活動も妨げられます。

- 身体ウェブが負担で参ってしまうと，アレルギー，不器用な動き，消化の問題など，体に問題が生じます。
- 脳のウェブが負担で参ってしまうと，混乱し物事を処理しきれなくなります。信号が雑音にかき消され，脳のパーツ間の協調性が崩れてしまいます。私たちには脳の混乱を直接見ることはできませんが，その結果としての行動は見ることができます。自閉症ではこういった脳の混乱が，自閉症の定義とされる「コミュニケーション，社会的関わり，行動上の欠陥」として外に現れるのです。

　オーケストラを考えてみてください。オーケストラは各パーツの総体であり，かつすべてのパートがシンクロし（一緒に動き）調和していなければなりません。有能な楽団員，よい音でよく調律された楽器，それに優れた指揮者が揃って，オーケストラは素晴らしい音楽を創り出します。調律の外れた楽器，体調の悪い楽団員，集中できない指揮者だったとしたら，オーケストラは耳障りな不協和音のかたまりになってしまいます。オーケストラによい音を鳴らさせるためには，問題のパーツを修復し，ハーモニーと揃ったリズムを回復させなくてはならないのです。

を消してしまうのでしょうか？ 私はこれがその通りだという証拠はないと思います。多くの親御さんは，自閉症の中に閉じ込められた子どもの「本来の姿」を垣間見ることがあると話してくれます。彼らの言葉によると，また私の臨床経験でも，自閉症は生涯変わることのない終身刑ではありません［訳注：アメリカでは自閉症を一生続く障害という意味で「終身刑」にたとえることがある］。その日その日によって，瞬間ごとにさえも自閉症は変化するのです。機能的な脳の潜在的可能性は，「そこに」ありそうなのです。ほとんど言葉がない子どもが，楽しい状況や危機的状況の中で急に明瞭な文章をしゃべったりします。50歳の自閉症の人が，それまで診断されていなかった聴力問題で支援を受け，キーボードを習い，生まれて初めて80歳の母親と会話を交わしたりするのです。

　何気なく見ただけではとてもそんなふうに見えないときでも，脳は活動していて世界（の情報）を取り込んでいるようなのです。2歳の時から自閉的で関わりがもてなかった5歳児が集中的な療育の後，まるでそれまでずっと自閉症の陰に隠れていたかのように，（本来の）高い能力の姿で「飛び出してきた」という例を私は何度も耳にしました。

　よくなった子どもたちは，彼らがまだひどく自閉的で周囲には全く無関心に見えた頃の出来事をびっくりするくらい詳しく思い出して話したりするので，親が当惑するということがよくあります。

　最近，カレブは母親に，小さい時に金切り声を出しては母を困らせてばかりいる「モンスター」だったことを謝りました。

私の最初の成功

　患者さんの抱えた多くの診断それぞれに対して、それぞれ関連のない薬物を処方する代わりに、私が初めてこのウェブ-ベースド・アプローチを試そうとしたときには、まず彼らのウェブ全体を強靭にすることから始めました。私が改善しようと狙ったのは、私が何か行ってもその悪影響のリスクが低そうな、小さな問題（機能不全）群でした。

　9歳の患者さんが私に、こういった小さな変化が劇的な差異をもたらすことを教えてくれました。彼女は赤ちゃんの頃から胃食道逆流があり、年ごとに何度も繰り返し感染症に罹り、大量の抗生剤を投与されていました。双極性（障害）と言われ、喘息、厄介な下痢と失神発作がありました。顔と腕の背部の皮膚に凸凹のこぶがありました。私はこんなこぶが必須脂肪酸欠如の兆候だと知っていたので、慎重に魚油（フィッシュオイル）の投与から始めました。また、下痢に対してはプロバイオティクス（乳酸菌などの体によい微生物）を使いました。私が期待していたのは、ちょっとした小さな改善でした。

　しかし実際には1カ月もしない間に、少女の問題はほとんどすべて消失したのです。彼女の不安、胃食道逆流、喘息や下痢はすっかり少なくなりました。そして大部分の投薬も止めることができたのです。私の治療は個々の症状を治しただけではなく、彼女の全体システムを改善させたのです。そのちょっとした補助によって、彼女の基本的ウェブは健康な状態へと急速に回復することができたのです。しかも、カレブの場合よりもずっとはやい速度で。私は単にラッキーだっただけなのかもしれません。これを双極性障害の手っ取り早い解決法だと考えたりもしませんでした。にもかかわらず、ひとつの疑問が頭から離れなくなってしまったのです。もし、こんなシンプルな治療がこれほど広範な効果をもたらすなら、もっと多くの人たちに同じことをするためには、私はどうすればいいのか、という疑問です。

それから、「まだ何か、僕にはちょっと変なところがあるんだ。それが何で、なぜだかはわからないけど」と話を続けました。

カレブの自閉的な特性がなくなったのか、その特徴をカバーする方法を覚えたのかは、私たちにはわかりません。ジョイは今、カレブの注意集中と統合能力を改善するためにさらにできることがないかと考えて、いろいろとテストを受けさようとしています。カレブはまだ、混乱したり集中できなかったりすることがあるようなので。

子どもが「そこに」いることを知っていることは、皆さんがこの本を読むことや、子どものためにはどんなことでもしようという強い動機につながるのかもしれません。ジョイがそうだったように。なぜ自分の目で見たことを信じるべきかについては、この後の章でもっと詳しく説明するつもりです。その説明はきっと、お子さんの脳に故障や欠陥があるのではなく、さまざまな課題と負担を抱えて、力の発揮が妨げられているということを理解する助けになるはずです。

自分の子どもを助けることで革命を起こそう

この全・身体的な、自閉症のウェブ的見方はまだ発展途上にあります。さまざまなエピソードは私たちをさらに多くの調査研究へと推し進めてくれます。もし、カレブや他の子どもたちがどうやって自閉症の制約から抜け出すことができたのかがわかれば、そもそもどうして彼らがそんなトラブルに陥ったのか、その理解に近づけるかもしれません。この回復についての科学

的知識は自閉症だけでなく，もっと多くの問題の解明に大きな光を当てることになるでしょう。

しかしその一方で，あなたのお子さんは今すぐに援助が必要なわけです。ですから私はここで，もっと科学的知識が成熟するのを待つ間にも皆さんが実行できる，妥当で安全，そして理にかなったアプローチを紹介したいと思います。ただ，この本のアイデアがお子さんに必ず有効だという明白な裏付けを私は持ち合わせていません。その代わり私が皆さんに提供したいのは，カレブのような子どもの生活に驚くほどの変化をもたらした常識的な枠組みや，シンプルでわかりやすい方策です。生涯不変（終身刑にも似た）の困難とされる自閉症を，いくつかの体系的対処が可能な具体的問題へと変換させることができます。カレブと同じような素晴らしい効果を約束できるわけではありません。お子さんが10の簡単なステップによって自閉症スペクトラムから抜け出せる，とも約束はできません。

しかし，もし皆さんがこの全 - 身体的メソッドに取り組まれるのなら，自分の子どもへの新たな気づき，自閉症への新しいアプローチ方法，そして自閉症の子どもの並外れた可能性——ただ単に「特殊」なだけではなく，世界やコミュニティに重要な貢献ができるという可能性——への希望を手に入れられることは約束できます。皆さんはこの先，お子さんの生活の質（QOL）の向上を——皆さん自身のQOLも同様に——現実的な，おそらくは具体的で目に見える形で経験できるはずです。先輩の多くの親御さんたちがこういった課題に取り組むため，多くの創造的な方法を見つけ出しているのです。

この見方の強さは、根本的に希望に満ちていることにあります。自閉症が一見小さな問題が積み重なることで出現するのと全く同じように、多くの小さな変化が、自閉症を撃退するための重要なインパクト（効果）となるのです。この本で紹介する人たちのほとんどは、とても大きな変化を経験していますが、かといって特に過激なことはしていません。彼らは食べるものを変えました。ビタミンのサプリメントを摂ったり運動をしたり、またさまざまなタイプの感覚・運動セラピーを試みたりしました。それぞれの親御さんたちは、子どもの状態を正しくとらえ、子どもに合った形で元に戻し、回復させる方法を苦心して見つけ出したのです。医師やセラピストの援助も受けました。しかし根本原則は、全体のウェブをサポートすることであり、一貫性をもって親として主体的に行動し、責任をもつということです。

自閉症革命を起こさざるを得ないわけ

　この革命なしの将来をイメージすると、ぞっとしてしまいます。自閉症の子どもを育てるための経済的負担だけでも膨大な額になります。アメリカ国内だけでも、その総額は毎年 350 億ドル（約 3 兆 5 千億円）から 900 億ドル（約 9 兆円）に達すると推定されています[13]。これは自閉症発生率の増加が止まることを前提にしたものですが、実際はまだ増え続けています。そして当然ですが、自閉症の子どもは普通、自閉症の成人へと成長します。ですから、私たちが行動を起こさない限り、こう

第 1 章 類いまれなることを目指して 33

いった費用はこの先何十年も私たちに付いてまわるわけです。アメリカ経済が景気後退でぐらつき続け，予算削減が国家の最優先課題とされる時代において，すべての人に必要な援助を行き渡らせられないとしたら，私たちはいったいどうすればいいのでしょう。自閉症に早期から効果的に対処していこうというのは，名案なのではないでしょうか。

もし私たちが自閉症は生涯続く，手の打ちようのない問題だと信じるならば，根本的な援助法は見つけられないので，遅々とした成長を忍耐強く受け入れる（しかない）ことになります。自閉症の人が改善するのを目にしたときには，そもそも彼らは自閉症ではなかったと頭から否定するのでしょう。このような考え方は堂々巡りから抜け出せないので，数限りないチャンスや夢が見逃され，失われてしまいます。結果として，取り残された人々だけでなく，私たちの社会構造もダメージを被ることになります。自閉的な人が増え，たくさんの人々が傷つき，多くの国や共同体の経済的ストレス（負担）が増えるのです。

ではここでちょっと，次のような世界を思い描いてみてください。そこでは人々が皆，自閉症の多くの問題が（自分たちの手で）解決可能であり，自閉症の人が変身できたときには（それは）本物であり，そこから非常に重要なことを学べるのだと信じている世界です。解決可能な問題に取り組むときには，私たちがどれほどのエネルギーや資源を注ぎ込むかを考えてみてください。愛情にあふれる幸せな家族の交流を，解き放たれた輝く創造性を，そしてそれがもたらす社会への恩恵を想像してみてください。

カレブのような何千人もの子どもたちが、成功への道筋を私たちに教えてくれているのです。そんな成功は不可能で、ありえないとされているにもかかわらず、彼らは実行したのです。もし私たちがこういった成功を真摯に受け止め、より効果的により多くの人々に実現させる方法を学べるとしたら、と想像してみてほしいのです。

私は、自閉症を遺伝的な悲劇だとは考えていません[14]。そうではなくて、多くの健康上および環境的な危機的局面に関連した、次々と起こる比類のない困難、挑戦すべき事柄だと思っています。私たちは、もっと自分たちを健康にできる世界を構築する必要があるのです。

お子さんにとっては、皆さんこそが道を切り開く人だということを心に留めておいてください。他の人たちにとっての先駆者になることもできるでしょう。おそらく最初のステップが最も重要でしょう。それは、お子さんが（ほんのわずかだけでなく）驚くほど大きく変化できるという希望をもって臨むということです。ジョイは、カレブは人生から最大限のものを手に入れられるはずだとのゆるぎない希望をもち続けました。もちろん、皆さんにも同じことができます。

カレブはすごくよくなりました。他の多くの子どもたちもとてもよくなりました。皆さんのお子さんもよくなるはずです。こういった経験は他の人たちに、どうやって健康になり、自閉症から脱し、非凡な存在になるために自分の可能性を最大限実現すればよいのかについて教えてくれるのです。

私たちにできること

自分のウェブを見て，自分のヴィジョンを作ること

　まずは自分自身の生活の中で，自閉症を新鮮な目で見直すことから回復へのプロセスを始めることをお勧めします。ご自分の旅程ノートを用意することから始めてください。まだそうしていないのなら。

　今朝，家から出るときの四苦八苦，先週末のかんしゃく騒動，最後に主治医を訪れたときのことなどについて，まずはそれらから比喩的に一歩離れてみて，お子さんのユニークなウェブとその糸を一本ずつ思い描いてみてください。私がカレブのために用意したのと同じようなリストを作るといいでしょう。問題だけでなく，長所・強みも含めたリストにしてください。下のリストを参考にすることもできます。リストにないことも含めてください。あなたが視覚的なタイプの人なら，自分でウェブをデザインしてもいいでしょう。問題の大きさや長所の程度を表すために，色をつけたり線の太さを変えたりして，きれいに仕上げてもいいかもしれません。そんなタイプでなければ，表を作って長所と挑戦（問題）を種類ごとにグループ分けしても構いません。

　あるいは，下の項目であなたの生活に関係があるものをチェックするだけでも，新しい視点を手に入れる助けになるでしょう。

　それができたらちょっと時間をとって，あなた独自の自閉症

ウェブ調べに取りかかりましょう。

特徴と症状
- 単一の対象に対する異常な知識の深さ
- パターンを認識する能力
- よく下痢／便秘になる
- 時々睡眠困難になる
- 周囲に注意している（チャンネルがあっている）時と，そうでない時がある
- 意思が伝わらないことで，極端に苛立つ
- 自分が表現できる以上のことを理解している
- パズルが大好き
- 攻撃的になる時と，そうでない時がある
- 騒がしい場所では刺激に耐えられず参ってしまう
- 食べ物の好き嫌いが激しい
- 食べ物で，特定の感触，舌触りへの選り好みがある
- 極端にエネルギー不足（電池切れ）になる時がある
- すぐに病気になる
- てんかん（発作）がある
- 筋緊張が低い
- 機嫌よくしていることが多い
- 自分の世界だけで満足しているように見える
- 機械をバラバラに分解するのが大好き
- 視線を合わるのが難しい
- 目を合わせることと，話を聞くことが同時にできない

- 友達（関係）を作ることができない，作りたがらない
- 自分の関心があるものを人に見せたり，指し示したり，持ってきたりしない
- 何かに興味をもち熱中する際に，他人に認められることを必要としない
- ひとりで遊ぶことを好む
- メルトダウン（泣き崩れ的なかんしゃく）がある
- 言語の遅れや問題がある，あるいは言語が全くない
- 数学的な力がコミュニケーション・スキルをはるかに凌駕している
- 会話を始めたり続けたりすることができない，しようとしない
- 風変わりで独特な言葉の使い方をする。テレビや映画のセリフを繰り返す。意味がないことを言ったり，奇妙な文章を使ったりする
- ごっこ遊び（見立て遊び）をしない
- おもちゃを一列に並べるが，そのおもちゃで遊ぼうとはしない
- おもちゃの一部分で遊ぶことに興味がある。例えば，車で遊ぶことよりも車輪を回すことを好む
- いつもの手順（ルーティーン）に変化があると混乱し，対応できなくなる
- 儀式的／反復的な行動を好み，満足する
- 発熱時や抗生剤の使用，絶食その他の通常でない要因で行動が改善する

- いつもびくびくし，怯えているように見える
- 指示やたとえ話をそのまま文字通りに受け取る
- 手をひらひら，くねくねさせるような，繰り返しのワンパターン動作を好む
- 丸椅子や回転椅子をくるくる回すのが大好き
- 物の全体よりも一部分に夢中になり，こだわりを示す
- 感覚が極端なところがある。強く抱きしめたり頻繁にハグしたりする必要がある。あるいは触られるのをひどく嫌う
- いつも目や耳を覆い，塞いでいる

お子さんの自閉症に関連していそうな，その他の長所や挑戦（問題）を以下にリストアップしてください。

- _____
- _____
- _____
- _____

しばらく目を閉じて，お子さんにどんなことを望んでいるかをイメージしてみてください。できるだけ具体的に。イメージできたら下に書きましょう。

_____
_____
_____
_____
_____

次の課題は今すぐやってもいいですし，定期的にあるいは特に困ったときにやってみるのもいいでしょう。

a. 現在のお子さんの状態について視覚化（イメージ）してから，ちょっと時間をとってどんな感じがするか調べてみてください。さきほど作ったウェブの図を手がかりにしてもいいでしょう。悲しい気持ち，失望や落胆，怒り，非難や自責の念など，どんなことが心に浮かんだとしても構いません。ただそれをメモしてください。
b. 次にお子さんに望むことをイメージして，しばらくの間どんな感じがするか調べてみてください。あなたにとって最も意味深く，心を満たしてくれそうな部分に焦点を合わせてください。
c. さて今度は，このふたつのイメージがひとつに結びつくのを想像しましょう。現在の状況から望ましい姿へといくつもの道が延びていくのをイメージしてください。それがどんなものなのかまだわからないかもしれませんが，現在の状態から望ましい姿へと通じる数多くのルートがあるはずです。それを見つけるのです。
d. お子さんは，現在あなたが目にするよりも，ずっと多くの可能性をもっていることを思い出すようにしましょう。
e. この取り組みを始めた段階では，心から喜びを感じることは難しいかもしれません。特に，お子さんが自分の排泄物を壁に塗りたくった後などには。しかし，よい時間が訪れたときには，必ずそれに気づいてください。そうすればま

た悪くなったとしても，再びよい時（状態）が訪れるのを期待して待てるようになります。時間とともにあなたはお子さんのことを，並外れた挑戦（問題）に直面したときにあなたがどんなに非凡で，どれほど多くのことができるのかを教えてくれる教師なのだと思い始めるかもしれません。

次の章では，遺伝子と環境がどのように一体となって働くのかを説明し，皆さんが手に入れたものを最大限に生かすための提案をするつもりです。

覚えておいてください

- 自閉症は取り組み可能な問題の集まりであり，多くの問題は解決可能です。
- 自閉症は複数の問題のカスケード（連鎖障害）から生じますが，注意深く粘り強い努力によって，カスケードの多くの部分は後戻り的に変化（回復）させることができます。
- 変化はどんな小さなものであれ重要です。
- 自閉症の問題の大部分は，自閉症特有のものではありません。

これも覚えておいてください

- 単一の問題が自閉症の原因となることはありません。
- 単一の治療が自閉症を改善させることはありません。
- お子さんの自閉症や発達の問題は，あなたの責任ではありません。しかし，子どもの健康状態と回復力を強化し，妨げを取り除くことで，お子さんの発達や改善を手助けすることはできます。

第 2 章

あなたがコントロールできないこと，できること

　もし，脳の状態が一生そのままで，回復することはないと信じているなら，次のふたりの子どもをもつノルウェー人の母親の話について考えてみてください。1934 年 1 月，ボルギネ・エグランドは健康に生まれた息子のダグが，娘のリヴと同じような精神遅滞に陥っていくのを見守っていました。原因を知りたくて，エグランドはノルウェー人の栄養学の専門家である，イーヴァル・アスビヨン・フェーリングに相談したところ，調べてみると同意してくれました。彼女は，子どもたちはおかしな「ねずみのような」匂いがするとフェーリングに話しました。彼は糖尿病を調べるための単純な化学検査を行いましたが，尿は本来なら茶色っぽい紫色に変化するはずなのに緑色になってしまいました。数カ月研究を行ったところ，子どもたちの尿はフェニルピルピン酸で汚染されていると結論づけられました。その物質が人間の尿から見つかったことはそれまでありませんでした。その後，彼は地域の精神病院の 430 人の患者から尿のサンプルを集めましたが，その中で 8 人の尿からフェニルピル

ビン酸が抽出されました[15]。8人全員がエグランドの子どもと同じように精神遅滞と考えられており，髪の色は明るく，肌の色もより白く，肩幅があり，猫背で足取りがぎこちなかったのでした。

　フェーリングは，代謝の問題は遺伝的なものだと結論づけました。10人の中には，3組の兄弟姉妹がいました。3家族は，両親が近い親戚同士でした。その中の2人の親が2度目の結婚で授かった子どもたちは，精神遅滞ではありませんでした。フェーリングは，この障害は自分たちがキャリアであると知らない健康な両親から，ただしその両方が遺伝的変異をもっている場合にのみ，子どもに障害が引き継がれるに違いないと結論づけました。

　さらに，フェーリングはその10人の親が代謝の障害をもっていることを発見しました。彼らの体はひとつのアミノ酸（フェニルアラニン。高タンパク質の食物に存在する）をもうひとつのアミノ酸であるチロシンに変化させることができませんでした。チロシンは，気分や不安に影響を与える神経伝達物質のドーパミンやアドレナリンやメラニン色素（それゆえ彼らの肌は青白い），その他諸々を作るのに必要とされます。さらに，チロシンに変換する能力がないとフェニルアラニンは蓄積され，フェニルピルビン酸と呼ばれる有毒物質に変わってしまいます。後にフェニールケトン尿症とかPKU（phenylketonuria）と呼ばれることになる，こういった疾患をもった乳児は，見かけは健康に生まれても，すぐに発達が損なわれていました。彼らの食べ物の中のタンパク質が引き金となって有毒なフェニル

ピルビン酸が蓄積され、それが精神遅滞、自閉症症状群、他の問題の原因となったのです。

将来は予言できない

今日、ほとんどの国の新生児のスクリーニングには、フェニルピルビン酸の検査が含まれており、高いレベルでそれをもっていると判断された子どもたちにはすぐに、彼らが作り出すことができないチロシンを加えた低タンパク質食の食事療法が施されます。この食事の変更は負担ではあっても、PKUの障害となる症状を完全に防ぎ、彼らが全く「正常」な生活を送れるようにしてくれます。

PKUは回復しません。蓄積したフェニルアラニンは、脳や体の細胞に取り返しのつかないダメージを与えます。しかし、食事療法を年齢が小さいうちに始めれば、それを防ぐことができます。PKUの大人の中で多くの人たちが自閉症と診断されていますが、それも食物が関係しているのです。極端に低タンパク質の食事療法によって、多動、うつ、不安、精神病などの症状を軽減できることを、ニューヨーク大学医療センターの研究者たちが明らかにしています[16]。

つまり、PKUは食べ物という子どもの環境要因が引き金になって発生する遺伝的疾患なのです。そうでなければ健康に育つはずの子どもたちが、深刻な精神的、行動的問題、また、ぎこちない足取りや特徴的な肌の色のような体全体の特性を発展させてしまいます。そして、そもそもの問題を引き起こした環

境要因を取り扱うことによって，乳児ならば回復させることができるし，大人ならば症状を軽減することができるのです。遺伝的な脆弱性はそのままでも，症状はなくなるのです。

この章では，PKUと自閉症の間にある類似性を示す研究成果を見ていきたいと考えています。私は，食事の変化がすべての自閉症の人に同じようにドラマティックな変化をもたらすと言っているわけではありません。私の論点はもっと広いものです。自閉症も，子どもたちの環境から同じように影響を受けます。そして，環境を変化させることで自閉症に大きな影響を与えることができるのです。

とはいえ，自閉症の中でどれだけの要素が変わらないもので，どれだけが変化したり回復させたりすることができるのかは明確ではありません。しかし，自閉症とよく似たふたつの症状に関する研究は，遺伝的突然変異が脳や体全体の問題の原因になるときでさえ，深刻な症状に打ち勝つことができる潜在的可能性が存在することを示しています。

脆弱X症候群

脆弱X症候群では，遺伝子の機能不全のためFMRPと呼ばれるタンパク質ができません。FMRPは他のタンパク質の生成のスイッチをオンにしたりオフにしたりします。FMRPがなくては，アクセルが床にくっついて戻らなくなった車のように，タンパク質の生成は暴走してしまいます。脆弱X症候群で生まれてきた子どもたちは，知的な問題から身体的な問題まで，さまざまな症状を示します。例えば，コミュニケーション

の問題,多動,不安,気分の変動,てんかん発作,胃腸の問題,自閉的行動などです。多くの場合,彼らは自閉症とも診断されます。

何人かの研究者やいくつかの会社は,アクセルを元のあるべき位置に戻すように,タンパク質生成にブレーキをかける働きをもつ薬を開発しています。もし,そんな薬がタンパク質の生成を正常化することができたら,おそらくこういった症状の一部はなくなるでしょう。この文章を書いている段階ではまだ薬の開発は初期段階ではありますが,結果には期待がもてます。この研究の第一人者である栄養科学者のマーク・ベアは,PKUでの成功によって,脆弱X症候群や自閉症に対しても同じことができるとの希望が得られたと語っています[17]。

レット症候群

成体のネズミを使った実験で,エディンバラ大学の研究者たちは,レット症候群ではスイッチがオフになっている遺伝子をオンにしてみました。このレット症候群も,よく自閉症と関連づけられる疾患です。研究によると,その遺伝子のスイッチがオフになっているときにはレット症候群の症状を示していたネズミたちが,スイッチがオンにされた後では完全に正常な状態になったとのことです[18]。まるで,それまで失われていた鍵を与えられたかのようだったのです。この研究で驚くべきことは,それが子どものネズミではなく大人のネズミで行われたことです。これは,この疾患はどんな年齢であろうとも元の状態に戻せることを示唆しているのです。研究によれば,アルツハ

イマー病やルー・ゲーリック病（筋委縮性側索硬化症）ではニューロンが死んでしまうのと違って，自閉症ではニューロンは死なないのです。ですから，自閉症の人たちを再教育できないという明白な理由はないのです。

研究の上席著者であるエイドリアン・バードが2007年，ボストン・グローブ紙のインタビューに答えて語っています。「自閉症，統合失調症では一度症状が出現したら，それですべてが確定してしまうと誰もが仮定している」，「しかし，我々は自らに問いかけなくてはいけない。『なぜ私たちは，脳がこれほど固定的で，可塑的でないと信じ込んでしまっているのか？』と。我々はもっと他にどんなことが元に戻せる（治療できる）のかをさらに注意深く見ていくべきなのだ」[19]

遺伝子の働き方について，私たちの理解は進化している

科学者たちはかつて，私たち人間に関するほとんどすべての事柄が，遺伝コードの中に存在すると考えていました。髪の毛の色？　それはDNAで決まります。不安になりやすい傾向？　それもDNAで決まります。病気になりやすさ？　もちろんDNA。しかし，ヒト遺伝子地図作りは1990年に始まり2003年に完了しましたが，そのことで科学者たちの遺伝子への理解は変化してきました。研究者たちはますます，私たちは誕生時に与えられた一冊の指示書よりもずっと複雑なのだと考えるようになったのです。

親から受け継いだ遺伝子はあなたの髪の毛の色，あなたの人

> ### 遺伝子検査
>
> 　遺伝子は自閉症の単一の原因ではないかもしれませんが，それでもかなり大きな要因を占めていることに変わりありません。ですから，お子さんの遺伝子についてできる限りの情報を手に入れることが重要です。今では新しい検査技術によって，ずっと低いコストでより効率的な検査を受けられるようになりました。既知の突然変異を調べる遺伝子検査の第一候補は，染色体マイクロアレイ解析（CMA：chromosomal microarray analysis）と呼ばれる血液検査です[20]。小児科医に頼むか，専門家への紹介を通せばこの検査を受けられます。CMA検査で異常が見つからない場合は，主治医はさらに特殊な遺伝子検査をオーダーしたいと思うかもしれません。さらに，直接的な遺伝子検査がない場合でも，代謝のテストによって，遺伝的な問題の兆候を調べることができます。

格特性の一部，ある病気への罹患のしやすさに影響を与えます。しかし，遺伝子はただ舞台を設定するだけなのです。遺伝子は，あなたがどんな人になるかを決める青写真のようなものではありません。それは，あなたが吸い込む空気，口にする食べ物，あなたの経験，さらされた物質に影響され，生涯にわたって変化する生きたドキュメント（書類）なのです。あなたには自分の（あるいはあなたの子どもの）根本的な遺伝的符号を変化させることはできません。しかし，ストレスや毒素（トキシン）を避け，健康を増進することで，遺伝子が受ける多くのインプットを変化させることができます。

　現在の私たちの理解では，遺伝子は世代を経て変化していきます。また，ひとりの生涯の間でも突然変異によって変化しま

す。遺伝的変異は必ずしも悪いこととは限りません。変異がなければ、私たちはバクテリアのままだったかもしれません。突然変異とは原則的に、DNAの複製が元のDNAと違っているということです。DNAの単位、T、C、G、Aが間違って複製されたり、ピース全体が失われたり、あるいは他に移動してしまうようなコピーミスによって突然変異は起こります。細胞が新しい細胞を作るとき、そのDNAの複製が作られなくてはならないのですが、時に装置が間違いを起こします。組み立てライン全体から生産される自動車のすべてが、完全な部品を備えているとは限りません。ヘッドライトやカップホルダー、タイヤボルトのひとつが欠けている場合もあるでしょう。工場の作業員がこういった欠陥を見つけるために車をチェックしますが、それは細胞のDNA修復メカニズムがほとんどの不具合を見つけ、修復しているのと同じことです。見つからなかったエラーが突然変異です。10億対のアミノ酸が作られる中でたったひとつのミスが見逃されるだけでも、DNAが複製されるたびに、3つの新しいミスが存在することになるのです。

　突然変異は、細胞が急速に複製される妊娠中に、また、さまざまな損傷が蓄積されていく加齢の一部として起こります。多くの癌は、遺伝的突然変異とともに、放射能や化学物質のような環境からの曝露（さらされること）が引き金になって始まります。また、男性も女性も年をとるにつれて、精子や卵子に遺伝的異常が蓄積されることもあります。

　一部の自閉症の子どもたちには、親になかった遺伝的突然変異が見られることが知られています[21]。その突然変異はどこ

から来るのでしょうか？　現時点でこのことについて科学者の間で同意の得られた見解はありません。そして，そういった「デノボ」，すなわちその個体において新しく発生した突然変異についての研究は比較的新しいのです。しかし，ひとつの可能性として考えられるのは，それらの遺伝子の突然変異は環境の中の何かが引き金になっているのではないかということです[22]。

これらの新しい突然変異の一部は，遺伝情報の重複や欠失によって生み出されるようです。親にはT，C，G，あるいはAの配列の3つの重複があったとして，子どもには6つの重複があるとしたら，それはたぶん，自閉症のような症状の引き金になってしまうかもしれないのです。

そして時には，親にとっては問題にならない遺伝子が，違う条件のもとで生まれ育った子どもにとっては問題になることがあります。運転手は，車のタイヤでボルトがひとつなくなっていることに気がつかないかもしれません。しかし，軽い追突事故を起こすことによって車軸がわずかに曲がり，そのタイヤにより多くの圧力がかかるようになるかもしれません。時間が経つにつれて，ひとつのボルトがないことと，圧力が増えたことの組み合わせで，危険な走行状態が作り出されるかもしれないのです。同じような積み重ねが，自閉症でも大きな役割を果たしているようです。

最近では，科学者は遺伝子が異常に働くようになるために，その遺伝子が突然変異する必要さえないかもしれないと考えています。多くの場合，遺伝子は同じままですが，その働きが，ある部分のオン・オフによって，また別の部分の変動によって

変化するのです。この遺伝子の切り替えは**遺伝子発現**と呼ばれていますが、それは正常な機能です。あなたの体のすべての細胞は同じ遺伝子をもっていますが、脳の細胞は肝臓の細胞とは違った遺伝子を発現します。それぞれが違う仕事をしなくてはならないからです。

遺伝子発現は、その体がそうする必要があるときに変化します。老人は、成長する子どもとは違った遺伝子を活性化する必要があります。遺伝子発現は、環境によっても変化します。食糧がないために成長を止めた子どもや、喫煙が引き金になった癌のことを考えれば、そのことは理解できます。基本的な遺伝子は同じかもしれませんが、これらの「エピジェネティック」（後成的）な変異は次の世代にも受け継がれるかもしれません。

自閉症の遺伝的側面

科学者たちは何十年も、いわゆる自閉症遺伝子あるいはその遺伝子グループを探してきましたが、無駄に終わっています。

その代わり、自閉症と診断された人たちのほんの一部についてだけ、それによって自閉症の説明ができる遺伝子が何百も発見されました[23]。しかし、PKUの場合と違って、新生児スクリーニングテストで使えそうな、多少なりとも共通の「自閉症遺伝子」はどこにも存在しません。さらに、これらの遺伝子が必ずしも自閉症になる危険性を明白に示すわけではありません。（なお、事実として、PKUに関連がある突然変異は、それぞれ独自の役割を果たすものが500以上あることがわかってい

ます[24]。単一の遺伝子障害であっても、実際には複雑なのかもしれません)

　こういった研究が始まる前から、科学者たちはPKUと脆弱X症候群がそうであるように、自閉症も遺伝的なものに由来するだろうと推測していました。自閉症の症状が、家族メンバー間で共有されているようだったからです。自閉症スペクトラムの子どもを1人もつ家族の場合、2人目の自閉症スペクトラムの子どもがいる確率は一般の家族よりも何倍も高いのです。そして、一卵性双生児は、同一の遺伝情報を共有していない二卵性双生児よりも、同じ診断を受ける確率がずっと高いのです。

　しかし、こういった家族内のつながりが、自閉症は単に遺伝的なものだと証明するわけではありません。すべての一卵性双生児がふたりとも自閉症になるわけではありません。そしてもし、ふたりとも自閉症スペクトラムだとしても、そのスペクトラム上で違う位置にいることが多いのです。脆弱X症候群やレット症候群に関連するもののように、一部の遺伝子は自閉症のリスクをかなり大きくしますが、だからといって、こういった条件をもった子どもたちのすべてが自閉症になるわけではありません[25]。脆弱X症候群では、半分以下かもしれません。今まで行われた中で一番大きな自閉症の双生児研究では、期待されたよりも、一卵性双生児の間では共有された診断が少なく、二卵性双生児の間でより多いことがわかりました[26]。そして自閉症の出現について、遺伝よりも環境の方がより重要だとの結論に達したのです。

　兄弟、姉妹についても、共通の環境要因によって、それぞれ

自閉症が引き起こされたのかもしれないのです。結局のところ，彼らは同じ子宮を共有していたのですから。

環境はある遺伝子の重要性を変えることができる

ピマ族［訳注：ネイティブ・アメリカンの一部族］は何百年もの間，砂漠の環境でとれる食糧を食べて生きてきましたが，贅肉が無く，健康的でした。彼らが独自の調理法をやめて，アメリカ流食生活と呼ばれるようなものを始めたところ，多くの人が肥満になり，糖尿病になりました[27]。これは彼らが「糖尿病になる遺伝子」をもっていたことを意味しているのでしょうか？ それとも単に，彼らの遺伝子や代謝に合わない食べ物を食べるようになったからなのでしょうか？

私たちは皆，仮に遺伝的変異があったとしても，穏やかな影響しか受けないものなので，それなりになんとかやっているのでしょう。私たちはペースを上げる遺伝子をもっているかもしれません。そのことは問題を効率的に処理するにはいいかもしれませんが，供給エネルギーを早く燃焼させてしまうことにもなりかねません。そのような突然変異は，何かが起こって，隠れていた遺伝的短所や長所を露呈させたときに初めて，目に見えるものになるのかもしれません。

誰もが完璧な遺伝子をもっているわけではありません。もし，環境が厳しい要求をしてきたとき，私たちの備えが十分でなければ，私たちは皆，病気になるリスクにさらされることになります。そして，自閉症と診断された子どもたちは特別に損傷を

> ### 注目の研究：誕生前の影響
>
> 　統合失調症をもつ一卵性双生児に関する1995年の研究で、胎盤——子宮の中にあるパンケーキの形をしたホルモン産出組織。臍帯につながっている——を共有しているときに、双子のふたりともが統合失調症になる確率がかなり高くなることがわかりました（一卵性双生児は、胎盤を共有することもあるし、それぞれが自身の胎盤をもつこともあります）[28]。
>
> 　胎盤を共有した双生児ペアの60％はふたりとも統合失調症になり、違う胎盤をもっていた双生児ペアは11％がこの障害になりました。研究者はこの結果について、母親の妊娠中のウイルス感染がひとつの胎盤だけに、あるいは片方だけにより大きな影響を与えたのではないかと推測しました。影響を受けた胎盤で育った乳児は何年か後に統合失調症を発症し、影響を受けていない胎盤の乳児はそうならなかったのかもしれません。他の最近の研究は、初期段階でウイルスにさらされることが、統合失調症の発現に重要な役割を果たすことを裏付けました。しかし、もっと違う説明もあるかもしれません。
>
> 　いずれにしても、子宮環境が大きな違いをもたらす可能性があるということです。そして、統合失調症のような疾患もまた、長い間遺伝的なものだと考えられてきましたが、環境的な引き金もあるのかもしれません。

受けやすく、脆弱なことがわかっています。つまり、彼らは不健康な状態に生まれてきたか、あるいはかなり早い段階から健康が損なわれ始めるということです。

　この考えをより理解するために、次のもうひとつの比喩について考えてみましょう。

湖の底にある丘状の隆起を想像してみてください。干ばつが来るまで、その隆起は何十年も何世紀もの間、気づかれないでいます。水位が下がるにつれて、船がそこで座礁するようになり、やがて水面より上に出て見えるようになります。十分な量の雨が降れば、少なくとも暑い日が何日も続くまでは、また見えなくなります。体の中でも、環境の影響で私たちの比喩的な「水位」は上がったり下がったりします。水が湖を満たせば隆起は隠れてしまいますし、水位が下がれば船がダメージを受けるリスクが高くなります[29]。

この湖のように、あなたのお子さんは完全に健康な状態でスタートしたのかもしれませんが、人生の最初の数ヵ月に出合ったストレスによって、隠れていた遺伝的困難さが表に出てきたのかもしれません。問題が出現するためには、地形と干ばつ、つまり遺伝子と環境の相互作用が必要だったのです。

これと同じ理由で、自閉症の子どもたちの親御さんの一部に、とても軽微な自閉症のような特徴が見られるのかもしれません。例えば、非常に頭のよい、けれども社会的に不器用な父親のことを考えてみましょう。彼は仕事や会話を維持したり、日常の活動に参加したりすることが簡単にできますが、彼の自閉症の子どもにはそれができません。彼の世代と子どもの世代の間に湖の水位は下がり、より多くのリスクにさらされ、特性がより極端なものとなってしまうのです。

希少代謝障害

　かなりの数の希少代謝障害が，多くの場合，自閉症と関連しています[30]。時には，遺伝的突然変異が私たちの体の化学物質生産ラインの重要なリンクを壊してしまいます。このことは「先天的な代謝異常」と呼ばれる，稀でありながらもとても深刻な問題に結びつく可能性があります。新生児には，PKU を含めいくつかのこういった疾患のスクリーニングがなされます。その他の先天的な代謝異常で自閉症の高リスクと関連があるものの中には，スクリーニングや標準化された検査では見つからないものもあります。

　医師がこれらの異常を疑って，新陳代謝の精密検査をオーダーするような危険信号がいくつかあります。危険信号とは，例えば，倦怠感，異常な匂い，繰り返される退行，コントロールできない発作，極端な発達遅延，年齢に比して体が小さすぎること，筋緊張が非常に低いこと，難聴，白内障，慢性的発疹，屈曲困難な関節などです。こういった種類の検査を受けるためには通常，専門家のところへ行かなければなりません。

　一部の代謝疾患はシステムのスピードを落としてしまいますが，栄養素を追加する治療によって，システムのスピードを元に戻すことができます。ある代謝疾患は，体がある物質を代謝したり分解したりできないようにしてしまいますが，PKU のように特定の物質を取り除くことによって害を防ぐことができます。その他の疾患の場合は，避けるべき状況について指導されるでしょう。例えば，子どもが低血糖を補うことができない場合は，空腹が続くことが問題になります。多くの代謝疾患については，新しい研究が役に立つ事実を明らかにしてくれるでしょう。これらの障害を診断した医師は，保護者が何をすべきかをきちんと説明できなければなりません。

あなたにできること：
食事，有害物質，微生物，ストレス

ではいったい何が，この比喩的な湖の水位を下げて隆起を露呈させてしまうのでしょうか。湖に関しては，猛暑がひとつの環境的ストレス要因です。ほんの2，3日でも土砂ぶりの雨が降るだけで湖がボート乗りにとって安全な場所になるように，多くの環境による作用はエピジェネティック（後成的）な変化を逆行させ，回復させたり，役に立つ変化を作り出したりもできます。同じく皆さんも，思っている以上にお子さんの環境をコントロールすることができます。お子さんがさらされている有害なものを最小限にする（彼らの総合負荷を下げる）ことや，健康を補強するものを最大限にする（彼らの全体的なサポートを増やす）ことによって水位を上げることができるのです。

皆さんが現実的に影響を与えられることのほとんどは，**食事，有害物質，微生物，ストレス**という見出しのもとにまとめることができます。これらのすべてが遺伝子に働きかけ，（遺伝子の）後成的変化に影響を与え，新陳代謝を調整します。選択と運の良し悪しによって，これらがお子さんの湖を満たすのに役立つこともあれば，逆に干上がらせてしまったりするのです。

食品——良かれ悪しかれ

伝統的なアメリカの食事は，脂肪，砂糖，エンプティ・カロ

第2章　あなたがコントロールできないこと，できること　57

> ### 注目の研究：アロスタティック負荷と総合負荷
>
> 　多数の原因による過剰なストレスの蓄積が体に与える影響について言及する場合，研究者たちは**アロスタティック負荷**という言葉を用います[31]。心理学者は，社会的，情緒的ストレッサーに焦点を当て，毒物学者は，毒物ストレッサーに注目します。さまざまな原因からの反復的，慢性的なストレスは蓄積され，細胞と臓器に大きな損失をもたらします。
> 　ストレスは，栄養的，毒素的，感染的，情緒的な，さまざまなものから生じます。それぞれのストレッサーには特定の影響がありますが，一方で，一般的な影響ももたらします。ある意味，あなたの体にとってはそのストレスがどこから来るかは関係ありません。
> 　カレブが乳児として経験した，次々と起こった困難さは，一種のアロスタティック負荷の蓄積とも言えるものでした。私は**総合負荷**という言葉を用いますが，それは，これらのストレッサーすべてが蓄積して，細胞，臓器，脳に困難な状況をもたらし，人をより脆弱に，傷つきやすくしてしまうからです。

リー［訳注：他の栄養素をほとんど含有しない，カロリーのみの食品］でいっぱいです。これは誰にとっても不幸なことですが，自閉症の子どもにとってはなおさらです。例えば，ポップタルト［訳注：薄いタルト生地に甘いフィリングが詰まったアメリカの定番のおやつ］です。製造しているケロッグ社によると，約20億個が毎年食べられているそうです。一個のストローベリー味のポップタルトは，ラベルによると254キロカロリーありますが，ほんのわずかな量の鉄とカルシウムを含むだけで，ビタミンAやC，その他の栄養素は全く入っていません。食物繊維は一日に摂るべ

き25グラムに対して1グラムしか、またタンパク質は3グラム以下しか含まれていないのです。カロリーのあるものを食べればエネルギーを噴出させますが、その食品に十分な量の食物繊維とタンパク質が含まれていなかったら、噴出のすぐ後にエネルギーの急落が起こるのです。習慣的に高カロリー、低栄養の食べ物を摂り続けると、肥満、糖尿病、そして癌にさえなってしまいます。この先の章で私は、こういった食品が自閉症をもっと難しいものにするということを示していくつもりです。

食事療法と代謝の脆弱性

　私たちはなぜ、ビタミンやミネラル、そして総合的なよい栄養素を必要とするのでしょうか？　それらは私たちの新陳代謝のために、体をうまく働かすために必要な成分だからです。多くの栄養分が手に入るときには、どんな挑戦的な出来事がやってきても、私たちはそれに対処する多くの資源（リソース）を利用することができます。

　しかし、私たちが困難な状況にあるときに栄養が不足していると、より一層困難な事態になってしまいます。お子さんが一日を過ごすのに（多くの場合、夜の間でさえも）大変な困難を経験していることは容易に推測できます。学習の問題というレベルでこれをとらえることもできるでしょう。しかし、お子さんの化学物質や細胞の状態としてこれを考えてください。こういった側面でもお子さんたちは相当な苦労をしているはずです。とりわけ、お子さんが脆弱性や傷つきやすさのグレーゾー

ンにいる場合は、あなたの選択がお子さんの状態の良し悪しに大きな影響を与えてしまうのです。

　自閉症の子どもたちは、こだわりのある食事の摂り方をするため、特にリスクが高くなります。彼らの多くが好むベージュ色の食事（パン、チーズ、マカロニのような食事）には、多様な栄養素が欠けています。彼らは砂糖や精製された小麦粉を多く摂りますが、食物繊維やオメガ3脂肪酸や他の不可欠な栄養素は不足しているのです。「平均的」な食事は、健康な子どもにはそれなりに十分なものかもしれませんが、困難を抱えている自閉症スペクトラムの子どもにとっては決して十分ではありません。自閉症の子どもはほとんどの時間、ストレスにさらされているはずです。そして、ストレスは栄養面での必要性を増大させます。消化の問題が状況をさらに悪くする可能性があります。ですから、お子さん（の健康状態）を強化するためにも、皆さんはより一層の努力をしなくてはならないのです。

食品が遺伝子に語りかけ、遺伝子が応答する

　前世紀まで、ビタミンの主な効果は、ビタミンDの欠乏によって引き起こされる「くる病」や、ビタミンC不足が引き金となる壊血病などのいわゆる欠乏症を避けることにあると思われていました。今日、多くの人々は、政府による一日あたりの推奨摂取量（現在は食事摂取基準と呼ばれている）の最低基準に達していれば、栄養に富んだ食事ができていると考えます。しかし、この政府の基準は最低ラインであって、くる病や壊血病

を避けるために誰にとっても必要な最小限の量なのです。これらの基準は，遺伝子や年齢（2歳と82歳ではさまざまなビタミンへの必要性が異なっています）の違いによって生じる個人差に対応して作られてはいません。また，どれくらい睡眠をとっているか，病気に罹っているかどうか，どの程度ストレスを感じているかによる体内状態の差異も考慮されていないのです。

「ニュートリゲノミクス」（遺伝子栄養学）という新しい科学が，食品と遺伝子との関係という非常に大きな領域を扱うために登場してきました[32]。食品は，ゲノムを苦しみで泣かせることも，楽しく歌わせることもできます。ニュートリゲノミクスを用いて，精密に個別化された食養法を処方できるようになるにはまだしばらくかかるでしょう。しかし，私たちが皆，できる限り多くの食品関連情報を必要としていることは確かです。そういった情報は，絶えず変化する必要性に私たちの体が対処するための，多数のメニュー選択を与えてくれます。

ラベルを読むことからスタートし，そこでストップしないこと

食品パッケージの裏に付いているラベルを見れば，カロリーや炭水化物，脂肪，繊維などの重要なものはチェックできますが，現在私たちが重要な栄養素だと考えているものには全く触れられていません。含有されていない多くのビタミンやミネラルがあります。また，非常にたくさんの「ファイトニュートリエント：植物（性）栄養素」に関しては全く記述されていませ

ん。ファイトニュートリエントは,果物や野菜に含まれる何千ものさまざまな化学物質で,その色や香り,そして健康を増進する特性をもたらすものです。これらの化学物質には,フラボノイド(色の濃い果物や野菜,ダークチョコレート,茶,コーヒーに含まれる),レスベラトロール(ブドウに含まれる),カロチノイド(人参に含まれる),リコピン(トマトに含まれる)などがあります。こういった物質は,自閉症によくある身体化学や免疫過程の問題に対して,その改善を助け,後押ししてくれる可能性があるのです。

高栄養素密度 vs. ジャンクフード

お子さんに十分な栄養を与える最善の方法は,健康的な食事を準備することです。多くの科学者たちが,何を食べるべきか決めるうえでの最善のアプローチとして,「高栄養素密度(high nutrient density)」への移行を求めています[33]。これは,消費するすべてのカロリーにおいて可能な限り多くの栄養素を取り入れることを意味します。これは皆さんのお子さんにとって特に重要なことです。

植物を成分にした食品,特に野菜や果物が高栄養素密度の最善の供給源です。

パッケージされた加工食品の大部分は,新鮮な食べ物ほど栄養素が豊かではありません。多くのエネルギー(カロリー)を供給してくれますが,栄養素はあまり含まれていません。保存期間を延ばすために,多くの優良物質が犠牲にされています。

加工処理された食品は時間を節約させてくれます。しかし，節約したその1分間が，健康や行動の問題を扱うために費やす何時間，何日間，あるいはそれ以上の時間に変わってしまうかもしれないのです。食事のあり方を是正するのは確かに大変なことです。しかし，食事のあり方によって困難に陥った人（子ども）と生活することの方がずっとずっと大変なはずです。

ハーバード大学の栄養学および公衆衛生学の教授で，*Eat, Drink, and Be Healthy*（邦訳：『太らない，病気にならない，おいしいダイエット』光文社，2003）の著者でもあるウォルター・ウィレットの言葉を引用させてください。彼は成人の疾患について述べているのですが，私が皆さんにこれから説明するように，これらの慢性的な成人の疾患に対するリスクは，同時に自閉症に見られる問題でもあるのです。

　　果物や野菜を豊富に含む食事療法は，心臓発作や梗塞になる危険を減らし，さまざまな癌を防ぎ，血圧を下げる。また，憩室炎［訳注：結腸に起こる病気］と呼ばれる圧痛を伴う腸の病気を避け，2つの一般的な加齢性の眼疾患を予防し，……食事に変化を加え，味覚を活性化させる……1つ，2つ，あるいは10個の植物由来の物質を含む錠剤ではそんな働きはできない。どうしてできないのか？　植物は人間の体内で，生物学的活性をもった豊富な化合物を連続的に合成したり抑制したりする。これらのファイトケミカル（植物性化学物質）のほとんどはまだ発見されていないし，名前も付けられていない。化学的特性が明らかにされてい

ないし、生物学的に評価もされていない。……植物から発見されるさまざまな物質から、また特にそういった物質の相互作用から、先ほど挙げたような恩恵が発生してくる確率は高いはずだ[34]。

食品：どのように始めるか

次のいくつかの章で私は、ここで提示した食べ物と栄養の情報についてさらに詳しい説明を加えるつもりです。ここではまず、お子さんの現状について認識を深めることと、何を変える必要があるかを考えることから始めましょう。

1. 家の食品棚と冷蔵庫を見渡して、次のことについて調べてください。
    a. どれだけの食品がパッケージされた加工食品か。
    b. どれだけの食品が新鮮なものか。
    c. どれだけの果物と野菜が家にあるか。
2. お子さんの好きな食べ物と、食べたがらないものを書きとめます。文献を参考にするなどして、好き嫌いが激しい子どもの助けとなる方法を見つけてください。第7章では、皆さんが使える行動療法の技法を紹介する予定です。
3. 食事日記をつけるか、日記に食品の記録を加えましょう。お子さんが食べたもの、お子さんの日中や夜の活動状況（学習、行動、集中、健康状態）、そして睡眠の状態を書きとめます。後の章で、日記に書くべきもっと多くのことにつ

いて紹介します。

4. お子さんや家族の食事に，加工処理されていない（新鮮な）食品を取り入れるための工夫をしましょう。果物や野菜には，ビタミン，ミネラル，植物（性）栄養素が豊富に含まれています。サツマイモ，人参，緑色野菜，トウガラシやイチゴ類など，さまざまに異なった自然色の食品を用いた「レインボー・ダイエット」（虹色の食事）が特によいでしょう。

5. スーパーの真ん中の通路に陳列してあるような高カロリー低栄養素のジャンクフードは避けましょう。これは，砂糖，精製された小麦粉，トランス脂肪酸や着色料が多く使われている食品や，加工処理された（あるいは調理済みの）肉は避けるという意味です。また，「ナチュラル」とか「代替食材」などと銘打って包装されたジャンクフードも避けましょう。

6. お子さんが高栄養素密度食品を食べられるように，ゆっくり丁寧に進めてください。ごく小さなことからスタートするとよいでしょう。お子さんの食感や味に対する抵抗に対処する必要があるかもしれません。この先の章で，食品と消化器，アレルギー，感覚，脳，行動との関連や問題について多くのヒントを紹介するつもりです。

7. バイタミックス［訳注：VitaMix。アメリカ製のミキサーの商品名］やその他の強力な高速のミキサーを買いましょう。スムージーやピューレの作り方を覚えてください。これらは栄養価が高く，かつ多くの食物繊維が含まれているので，お子

さんの消化にとてもよいのです。
8. お子さんになじみのあるレシピにして,一回の食事につきスプーン一口あるいはもっと少ない量から始めて,段階的に増やしていきます。ほんの少しでも口にしようとするまでには,お子さんは十回以上もその新しい食べ物を目にする必要があるかもしれません。少しくらいなら,お子さんにその食べ物で遊ばせてみても構いません。それも子どもが食べ物に慣れるためのひとつの方法だからです。
9. 多くの保護者たちが,亜鉛のサプリメントで子どもの新しい食べ物への興味が増すことを経験しています。亜鉛は味覚を強化してくれます[35]。
10. ビタミン不足を防止するために,特に食が細く敏感な子どもの場合には,日常的にマルチビタミンとマルチミネラルのサプリメントを与えて,ビタミンやミネラルのレベル低下に対処してもよいでしょう。

毒素（トキシン）

誰も毒素から免れることはできません。私はここでは,**毒素（トキシン）** という言葉をより広い意味で使っており,自然界の物質や化学的な物質だけでなく,放射能のように遺伝子や新陳代謝に有害な影響を与えうる,人工的な汚染物質も含めています。すべての化学物質や汚染物質が必ずしも有害というわけではありません。しかし,過去2世紀の間に人類が加速度的に創造してきた化学物質などの総量を考えると,これらの物質が

スムージー,ピューレ,そしてブロス

野菜,豆,あるいは果物の高栄養素密度ピューレを作り,お子さんに与えるか,それをお子さんの他の食べ物に混ぜるとよいでしょう。一度に,スプーンの4分の1程度のわずかな量から始めます。それから徐々に増やしていきます。

バイタミックスや同じような高速ミキサーを使えば,人参,セロリ,ブロッコリーのような固い生野菜でも,水や他の飲料を加えることで飲み物やピューレに変えることができます。

混ぜ合わせ,裏漉しされた食物は栄養分が吸収されやすいので,消化しやすくなります。スムージーは,手早く簡単に作ることができます。

スムージー(凍らせた果物または野菜等を使ったシャーベット状の飲み物)

フルーツ・スムージーはとてもおいしくできます。野菜と組み合わせてもおいしいかもしれません。生か冷凍の材料から始めましょう。

グリーン・スムージー

グリーン・スムージーは,お子さんの健康や回復力を大幅に高めてくれるビタミン,ミネラル,植物栄養素が特に多く含まれています。生の緑色の葉野菜と果物を組み合わせ,水や他の飲料と混ぜてもいいでしょう。例えば,ホウレンソウと洋ナシ,ケールとマンゴー,スイスチャード(不断草)とコリアンダー葉とブルーベリーなどです。ウェブサイトで多くのレシピを見つけることができますし,あなたの想像力を使ってもいいでしょう。

ピューレ

野菜ピューレ,豆ピューレ,ソース,スプレッド,ディップはさまざまな材料で作ることができますし,いろいろな方法で使うこともできます。

> ### ブロス(肉・魚・野菜などを煮出したスープ)
> 野菜ブロスは数時間野菜をゆでて,固形物を濾すことによって作ることができます。ボーンブロスは,多くの伝統文化や高級フランス料理の定番ですが,骨と野菜を 24 時間かけてグツグツと煮込み,それから濾して作ります。これらのブロスを混ぜ合わせたり,濾してピューレにしたりして食べ物のベースとして使うことで,栄養素密度をさらに高くすることができます。余分に作って容器や製氷皿に入れて冷凍庫に保存しましょう。そうしておけば,何か料理を作っているときに簡単に加えることができます。料理本の *Nourishing Traditions*(栄養の伝統[言い伝え])には,ブロスを作るための詳しいレシピが載っています。

健康に与える影響についての私たちの知識がどんなに穴だらけかということに驚かされます。

医療雑誌ランセットで 2006 年に発表された研究によると,これまで 8 万 5 千以上の化学物質が生産されたにもかかわらず,私たちの健康に及ぼす影響についてのデータはほとんどないし,子どもたちの健康に関するデータはさらに少ないとのことです[36]。現在,発達途上の脳に与える影響に関連して化学物質をスクリーニングすることは必要事項とされていません。その結果,たった 20 から 30 の化学物質だけが,商品が棚に並ぶまでにそのような検査をされているにすぎません。つまり,私たちはこれらの物質が赤ちゃんや子どもたちにどんな悪影響を与えるかについては,何もわからないままやりすごしているということです。しかし,発達神経毒性学という科学領域全体が,発達途上の脳は毒素(トキシン)の影響に非常に弱いという考

えを支持しています。

　これまで知らなかったかもしれませんが，以下は皆さんが特に知っておくべきことです[37]。

1. ある化学物質がそれ以下なら誰にとっても「安全」と考えられるような影響の最低レベルというものは存在しないかもしれません。汚染物質は私たちの遺伝子や細胞内の分子に対し，非常に低いレベルでも影響を与えているかもしれないのです。以前は毒性閾値と考えられていた，1万分の1あるいはそれより低いレベルでもです。
2. たとえ低いレベルでの毒性であっても，遺伝子スイッチのオン・オフを変化させることがあります。
3. 毒素は遺伝子にダメージを与えます。
4. 毒素はあなたの体自身の化学的信号分子に似ている可能性があるので，あなたの体はどちらのどういった信号なのかで混乱してしまう可能性があります。
5. 非常に低いレベルの毒性物質にさらされることでも，早期の胎児期からよちよち歩きの幼児期まで，あるいはもっと上の年齢まで，脳の発達プロセスが変化させられてしまう可能性があります。
6. 毒素は組み合わさることによって，それぞれの毒素単独では予測できないような影響を及ぼします。しかし，検査は一度にひとつの化学物質について行われるだけで，物質の組み合わせについて調べる安全検査はほとんどありません。

7. 赤ちゃんの臍帯血には,微量ながら何百もの化学物質の痕跡が含まれていますが,それは赤ちゃんが子宮にいる間,そういった物質にさらされていたことを意味します。この期間の低レベルの曝露でさえも,エピジェネティック(後成的)な変化,つまり遺伝子発現の変化を起こしやすくすることを示す多くの科学研究があります。長期的な影響についてはまだ何もわかっていません。

毒素は日々困難をつけ加える

　毒素は,発達初期だけに影響を与えるわけではありません。それらは新陳代謝の妨害をすることによって,日々の機能に影響を与えます。酵素の活動を鈍化させたり妨害したりして,細胞を不活発にしてしまいます。栄養の吸収を妨げて,栄養供給を不十分にしてしまいます。毒素は多くの,さまざまなタイプの細胞活動を妨害します。低下させられた機能はストレスを高め,またそのストレスによって栄養へのニーズがさらにいっそう高まります。これが,多くの自閉症の子どもたちや,慢性疾患を抱える多数の人々を苦しめている罠,危険なサイクルなのです。

　さらに,毒素は混乱を招くような分子信号を送ることがあります[38]。私たち自身の自然なホルモンと同じ形をした化学物質は内分泌攪乱物質と呼ばれますが,体がそれを脳から送られたホルモン信号と混同してしまうのです。内分泌攪乱物質であるいくつかの一般的な化学物質には,難炎剤(子どものパジャ

マからリビングルームのソファまで、あらゆるものにスプレーすることができる）からのDDT, PCBs, PBDEs（ポリ臭化ジフェニルエーテル）、ある種のプラスチックボトルに含まれるビスフェノールA、さまざまな身近な生産物の中にあるフタル酸塩などがあります。内分泌攪乱物質が、女の子1人に対して男の子4人が自閉症と診断されるという明白な性差の要因ではないかと考えて研究を行っている科学者たちもいます。

毒素目録：用心深さと予防を目的として

まだ完全には理解できていないこのリスクを目の前にして、皆さんは何をするべきでしょうか？　まずは**予防原則**[39]について学んでおくのもよいと思います。これは、毒素にさらされることに関する対策は、害が明らかになるまで待つのではなく、早め早めに安全性の確認を要求すべきだという考え方です。有害性を証明するには長い時間がかかります。タバコを規制したり、ガソリンから鉛を取り除いたりするのにどのくらい時間がかかったことでしょうか。

皆さんも用心深さと予防的アプローチを自分たちの生活に取り入れることができます。私は、予防的アプローチをお子さんのために（そしてあなたと家族全体のために）行うのは正しい方法だと考えます。皆さんが余裕をもって管理できる範囲で、曝露を最低限にすることを目指しましょう。以下に挙げたのは、これを行うためのいくつかの提案です。

> ### 子どもたちは曝露に対してより高いリスクを負っている
>
> 　子どもたちは，一般的に大人よりも多くの毒素にさらされます[40]。子どもは大人よりも長く床の上で時間を費やし，ほこりを立て，呼吸をし，そこに集まるちりやほこりを吸い込んだりします。大人が決して曝露しないようなあらゆるものを，子どもたちは口に入れてしまうのです。子どもは，大人がすでに免疫をもっているような細菌でも病気になります。それらを治すために多くの薬を飲むことになりますが，その中には悪い細菌とともに役に立つ微生物を殺してしまう抗生物質も含まれます。そしてもちろん，これらの曝露はすべて同時に起こります。彼らの体はより小さく，その解毒システムは完全に成熟していません。そして，体重1ポンド（約2kg）あたりの肌の表面積は大人よりも広いので，皮膚から入ってくる物質にさらされる危険性もより高くなるのです。
>
> 　こういったことのすべてが，例えば自閉症の子どもたちのように，遺伝子によって，あるいは体調の悪さによって特別に傷つきやすくなっている（脆弱な）子どもたちにはより一層当てはまるのです。自閉症ではない子どもと比べると，自閉症の子どもではずっと少ない量の曝露でも問題が生じるのかもしれません。遺伝的に弱い部分が毒素や細菌の標的にされたときには，遺伝と環境の相互作用が，より大きな形でインパクトを与えることになるのでしょう。

1. 家の中や周りを歩いて，あなたが化学物質を使っている場所をすべて調べてみましょう。見た方がよい場所は，シンクの下，トイレの中，化粧品まわり，ガレージ，用具室，洗濯機置き場などです。少し余分にお金を出して植物由来の製品を買うか，自分で重曹やレモンのような自然の物質から家庭用品を作った方がずっとよいと私は確信していま

す。(より危険の少ない製品については，環境活動グループのウェブサイト，ewg.org. で調べることができます。清掃製品の作り方に関しては，私は EarthEasy.com が気に入っています)

2. 学校や遊び場など，お子さんの生活の中にある他の曝露の源についても考えてみましょう。家に持ち込まれるほこりや汚染された物質を最小限に抑えるひとつの方法は，靴をドアのところで脱ぐことです。

3. 一部の地域や学校区では殺虫剤の使用を禁止しています。あなたの地域における方針を調べてみましょう。

4. 地域の水道や井戸水の状態について調べてみましょう。水道管に鉛が含まれていないかどうかを確かめます。質の高い浄水フィルターの使用を考えましょう。いろいろなフィルターがあり，シンク用，シャワーヘッド用など，家のあちこちで使うことができます。

5. 食べ物の中の毒素を避けましょう。これには，防腐剤，添加物，農薬などが含まれます。

6. 自分のコミュニティの中の，毒素曝露の源について調べましょう。

7. もし，あなたがお子さんのデトックス（解毒）について考えているのなら，少し待ってください。次の章で，私たちの体がどのように自然に解毒するのか，そしてどのようにこのプロセスが滞ってしまうのかについて説明します。また，皆さんに何ができるかについても，もっとお話しするつもりです。

予防原則

予防原則は，1998年に科学と環境的健康ネットワーク（Science and Environmental Health Network）によって招集された科学者，学者，活動家たちによる，3日間の画期的な学術会議で採択されたウィングスプレッド宣言において定義されました。ヨーロッパではこの原則を彼らの化学物質政策の基礎として用いています。

「何らかの活動が人間の健康や環境に対して害や脅威を増加させる場合には，確かな因果関係が科学的に立証されていなくても，予防的手段をとるべきである」というのが予防原則です。

微生物

感染源——バクテリア，ウイルス，菌類，寄生虫（または「微生物」）——は私たちの環境の一部です。あるものは私たちを病気にするし，他のものは私たちの健康に不可欠です。私たちと同じように，これらの微生物も環境によって影響を受けます。バクテリアやウイルスが化学物質や抗生物質によって困難な状況に直面したときに彼らが示す反応のひとつに，遺伝子を置き換え，混ぜ合わせ，一致させたりして，生き残るために「適合」するということがあります。私たちはこれを抗生物質や駆虫薬への抵抗力ととらえますが，そういった過程で微生物が治療に対して耐性をもつようになり，薬の効果をなくしてしまうのです。

お子さんの微生物に対する脆弱性は，微生物やばい菌にどれだけ感染力があるかだけでなく，子ども自身のシステムがどの

くらい強いか弱いかにも関連します[41]。これが、お子さんのシステムを、健康的な食物の供給と毒素の曝露を最小限に抑えることで、できる限り丈夫にすべきもうひとつの理由です。

この手助けとするために、お子さんの感染についてのリストを作り、以下の経過を調べるのもよいでしょう。

a. お子さんはこれまでどれくらい感染症に罹ったか、そして何回くらい抗生物質や他の薬品による治療を受けたか。
b. 感染症がお子さんの食事、睡眠、行動にどのような影響を与えたか。
c. この章や前の章を読んだ後での新しい角度で見直してみて、感染症の前、その間やその後で、何か他のことが起こっていなかったか。

ストレスは大人だけのことではない

対処するためのリソース（資源）を超える問題が存在するときに、ストレスが発生します。ストレスは情緒的な過負荷によるものだけではありません。生物学的な過負荷によるものもそうです。ストレスは、適切な睡眠をとっていないこと、不安、病気、毒素、あるいはこの4つすべての組み合わせも原因となりえます。失業した人が、家族やコミュニティのサポートがなければより多くのストレスを抱えることになってしまうのと同じように、不健康な食生活を送り、十分な睡眠をとらず、あるいはいつも心配ばかりしているなら、毒素や病気があなたの体

により多くのストレスを引き起こすことになるでしょう。こういった不安傾向は，遺伝子によってだけでなく，浅い呼吸，過剰なカフェイン，質の悪い食事，リラックスできないことによっても影響を受けるのですが，人々をストレスに対してより脆弱にしてしまうのです。

　自閉症のお子さんについて，その子がどれだけ多くのストレス源を抱えているのか考えてみましょう。もし，その子どもがコミュニケーションの問題を抱えているとしたら，自分のニーズを伝えることができないので，ストレスが加わることになります。もし，良質な睡眠をとれていなかったら，疲労や消耗が免疫の問題を悪化させるでしょう。偏食が激しいならば，子どもは十分な栄養を摂ることができないし，また，消化器官の問題があれば，その子はほんのわずかであっても食べたものを吸収できないということです。これらの事柄すべてがあなたの子どものストレス——総合負荷——として積み重なり，あらゆるレベルでのサポートの必要性を増大させるのです。

　次の数章にかけて，生物学的および環境的ストレスによって引き起こされるこれらすべての問題がどのように重なりあって，より大きな生物学的，あるいは脳へのストレスとなるかを皆さんと一緒に見ていくつもりです。しかし今のところは，質の悪い食物と毒素がいかにこれらの問題を悪化させ，よい食物と安全な製品がどれだけ問題を改善させてくれるのかを皆さんに理解しておいていただければと思います。

覚えておいてください

- 遺伝子は自閉症のリスク（危険因子）を生み出します。時にはハイリスクになります。
- 環境は自閉症のリスクを生み出します。時にはハイリスクになります。
- 遺伝子と環境は自閉症のリスクを下げることもあります。
- 「環境」には，食事，有害物質，微生物，ストレスなど，日常生活で私たちに起こるすべてのことについてのすべての経験が含まれます。
- 私たちの日々の選択が，遺伝子発現に影響を与える可能性があります。
- 私たちの日々の選択が，遺伝子損傷の原因となったり，逆に防御となったりします。
- 遺伝子の脆弱性と有害環境からの曝露の総合負荷が，おそらくリスクを自閉症へと変えるものなのです。
- 環境が健康を促進するようなときには，問題の発生にはより多くのリスクと総合負荷が必要となります。
- 環境がリスクを生み出すようなときには，問題の発生にはより少ない総合負荷や遺伝的脆弱性で十分になります。

これも覚えておいてください

- 単一の環境要因が自閉症の原因となることはありません。
- 特定の毒素やワクチン接種のような干渉要因が自閉症の原因になると証明されたことはありません。
- 遺伝子の方が環境よりも重要ということはありませんし，環境が遺伝子より重要ということもありません。

パート2

体全体を守り養おう：
悪循環から治癒力へ

第3章

細胞と回路を修復し，サポートしよう

　アナ・トッドがよりよい状態になるためには，まずは悪くなる必要がありました。それも，とても悪く，です。26歳の時にアナは，自閉症に加えて慢性疲労症候群の診断を受けました。彼女はベッドから出ることができず，仕事も休まなければならなくなり，どうやって生きていけばよいのかわかりませんでした。あまりにもみじめで，よくなるためなら何だってする，という気持ちだったそうです。

　アナが自閉症の診断を受けたのは3歳の時でした。それは彼女の行動の繰り返しや言葉の障害やぎこちなさのためで，そのことで周囲の子どもたちからも変わった子だと思われていました。彼女自身も，彼らがそう思うのはもっともだとごく小さい頃からわかっていました。

　子どもの頃のアナはずっとぎこちない動きで，学校ではいつも仲間外れになり，しょっちゅう物にぶつかっていました。下痢と胃痛と病気が彼女を苦しめました。百日咳に罹ったのはわずか生後4カ月の時で，それが病気の始まりでした。自閉症の

診断を受ける前に猩紅熱と中耳感染に罹り，9歳になるまでの間にさらに多くの感染症と水疱瘡に罹りました。その後，彼女の身体的問題の大半は20代の初めまでに治ったように見えました。

子どもの頃の彼女は読み書きがよくできましたが，会話についていくのにはとても苦労しました。彼女は人と交わりたかったのに，それにはいつでも大変な努力が必要でした。「人と話すことは，しょっちゅう断線する電話で会話するのに似ていました」と彼女は言います。「一生懸命に人の話を寄せ集めては，意味がつながりますように，聞き落としがありませんように，意味を取り違えていませんように，と祈っていました。もちろん，それはものすごく疲れることで，とても不安になりました」

しゃべることも同じようにストレスでした。アナには自分の言いたいことがはっきりとわかっていたのに，口を開けば飛び出してくるのはちぐはぐな言葉でした。「こんにちは（How are you today?）」のような単純な言葉が，代わりに「きょうの日は…（Today are…）」になってしまうのでした。そうすると自分の間違いに気づき，それを正そうとして口ごもり，「うー」とか「ああ」とか「んー」とつぶやきながら，もがくのでした。

アナはとても不安になり，社会的に引きこもるようになりました。10代の頃，ひどく落ち込み，精神科病院で過ごしたこともあります。その時に，誰にも彼女がよくなるのを助けることはできない，自分自身で何とかしなければならない，と悟ったのです。

10年ほど後に急速に悪化し，日常活動の力がどんどん失わ

れていったときにも,その自助努力の感覚は残っていました。その頃,再び彼女は,まるで常に病気を抱えているかのような状態になりました。9カ月ほどの間,医者から医者をめぐった末に,アナは慢性疲労症候群と診断されました。何かが彼女の体を不調から本物の障害へと押しやったのです。

その押しやった力が何であったにせよ,それがアナの体のあらゆるレベルでの脆弱性の上に築かれたものであることを,この章では説明したいと思います。アナは幼い頃に自閉症と診断されたのですが,彼女の子ども時代はさまざまな内科的疾患にも彩られていました。子どもの頃から続く体全体の問題は,青年期の慢性疲労として再び姿を現したのです。

「気のせいです」と言う以上のことをしてくれる医師に出会うまでには1年かかりました。その医師は,彼女の問題が体中の細胞に由来するものだと考えました。アナの慢性疲労症候群が細胞レベルで治療されたとき,彼女の自閉症も消え去ったのです。そして彼女は,ぎこちなく,こだわりが強く,不器用で不安の強い人間から,人生に満足し,未来を見据える,落ち着いた女性へと変貌を遂げました。

アナは単に,疲労をもたらす心の問題や,自閉症を生じさせる脳の問題を抱えていただけではありません。彼女はその両方を引き起こす,体全体の健康問題を抱えていたのです。自閉症とは脳を含む体全体の状態であり,その最小単位である細胞から始まるものです。細胞は,私たちの心や脳や体の働きすべての基礎となるものです。これから皆さんを体の細胞への旅にお連れしたいと思います。そして,アナの中で何が悪くなってい

たのか，あなたのお子さんの中で何が悪くなろうとしているのか，アナが自分の細胞を――人生を――うまく機能させるために何をしたのか，見ていくことにしましょう。

細胞の中に入る

自閉症の子どもをもつと，細胞について知り，それがどんな働きをしているかを知る必要に迫られます。細胞と化学についてあなたが初めて学んだのは高校の生物の授業の時かもしれません。その当時そこで習うのは，ひたすら暗記しなければならない言葉だったり，輪っかの中にいろいろなものが書きこまれたマンガみたいな絵にすぎなかったことでしょう。しかし今では，細胞があなたのお子さんの健康を改善する鍵を握っているかもしれないのです。ではこれから，細胞と友達になって，その世界の内側に入ってみることにしましょう。

細胞は家のようなものです。家に壁があるのと同じように，それは膜によって外界から隔てられた安全な空間です。細胞の中には，外で起こっていることを見張る窓のような情報探知機と，来客や侵入者に備えて内部の皆に警報を発する精密な内部信号系があります。食料を必要とするときやウイルス（侵入者）が家の中でトラブルを起こしているときには，異なった信号が出されます。細胞が生き続けるために，その内部では多くのことが行われています。これらの仕事は，部屋のように膜に囲まれた別々の領域で行われます。細胞にはごみ処理の仕組みも，細胞を温かく保ち，エネルギーを生み出す小さな（ミトコンド

リアと呼ばれる）かまども備わっています。あなたのお子さんの細胞の健康は，これらすべての部分（とその他）が互いに連携を保ちながらそれぞれの仕事をうまくこなせるかどうかにかかっているのです。

細胞の健康は，遺伝子の突然変異によって悪影響を受けることがあります。また，供給に関わる2つの基本的な問題，すなわち**供給不足**と**供給過剰**によって細胞の健康が脅かされることもあります。

供給不足：食物や栄養を十分に取り込まないと，細胞の反応は鈍くなるでしょう。酵素が働くための十分な栄養を細胞が取り込まなかったら，ゴミを廃棄したり，信号を送ったり，食物を活用したりといった活動がうまくできなくなります。もし細胞が正しく十分な供給を受けることができなければ，パイプは水漏れし，玄関前には穴があき，壁はぼろぼろに崩れ始めるでしょう。

供給過剰：もし細胞が過剰な食物を受け取ったら，何が必要かを判別するためのスイッチや信号に混乱をきたすでしょう。栄養の質が悪ければ，物事はうまく進まず，すぐに消耗してしまいます。もし細胞が毒素を取り込みすぎたり，過剰なストレスを受けたりすれば，ゴミ処理機能は行き詰まり，不快なガラクタが蓄積し，細胞の健康を損なってしまうでしょう。

この章では，細胞の鍵となる2つの機能に焦点を絞ってお伝えしたいと思います。その2つとは，エネルギーの産生と老廃物の除去です。これらの機能は誰にとっても壊れやすいものな

のですが、自閉症の人の一部あるいは多くでは、これらの機能がより壊れやすいかもしれないということを示す遺伝学的なデータがあります。一方で、簡単で実践的なやり方でこれらの問題を軽くすることができるという研究もあります。

発電所の中のトラブルメーカー

どの細胞にもミトコンドリアがありますが、多量のエネルギーを使って働く細胞の方が、より少ない仕事量の細胞よりも多くのミトコンドリアをもっています。この小さなかまどは糖を取り入れ、それを段階的に小さな単位のエネルギーに変換します。その他の細胞の活動はすべてこれを燃料としているのです。ミトコンドリアに問題があれば、細胞全体に、そして体全体に問題が出てきます。それは特に脳において顕著です。脳は大量のエネルギーを必要とするからです。

私たちの大切なミトコンドリアの発電装置にいったいどんな不都合が生じるのでしょうか。先ほどその引き金について論じましたが、やはりここでも食事や有害物質、微生物そしてストレスが犯人なのです。そして先ほどと同じように、遺伝子がある一定の役割を演じています。

遺伝子：エネルギー産生過程のあらゆる段階で酵素が必要とされます。酵素はタンパク質であり、アミノ酸から作られています。そのアミノ酸の配列はDNAによって決まります。DNAに突然変異が起こるとアミノ酸の配列が変わり、酵素の化学的な性質も変わってしまうことがあります。この配列に大きな変

ミトコンドリアはどのように働くのか

　ミトコンドリアは熱を産生しますが，それ自身は高い熱に耐えることができません。ミトコンドリアは高いエネルギーをもつ糖分子から燃料を作り出しますが，熱を制御するためにその細かくコントロールされた段階の中で少しずつエネルギーが引き出されます。そのエネルギーは次に ATP と呼ばれる分子の形で蓄えられ，細胞周辺の仕事に使われます。細胞のエネルギー産生の仕組みは 3 つの基本的な部分から成り立っています。

　最初の部分はこの仕組みの中でも最も古くからあるもので，酸素を必要としません。これを「嫌気性」と言います。エクササイズのあとで痛みを感じることがありますが，その痛みの一部は，この最初の段階の最終産物である乳酸から生じるものです。実際，「体調を崩す」のは，このエネルギー機構が弱っていることを示している場合もあり，また「健康になる」という言葉の中には，ミトコンドリアを立て直してもっともっと多くのエクササイズを続けられるようになるという意味も含まれています。

　エネルギー産生の次のステップはクエン酸回路です。これを発見した学者の名にちなんでクレブス回路とも呼ばれます。これは循環する 8 つの段階から成る経路で，おそらくあなたも高校の生物の時間に習ったことがあるでしょう。それぞれの段階で分子からより多くのエネルギーが引き出され，それは NAD や FAD と呼ばれる担体分子に蓄えられます。

　最後の段階は電子伝達系と呼ばれます。この過程では担体分子が 5 つのエネルギー放出状態を通過し，それぞれの段階で放出されたエネルギーがとらえられます。

化が起こると、「ミトコンドリア病」につながることがあります。それは深刻で、時には死に至るような問題となるのです。そこまで行かなくとも、突然変異がもっとわかりにくい形で物事の進行を遅らせたり速めたりして、システムがさらに対応を迫られる事態になるまで気づかれないこともあります。

食事：ミトコンドリアはあなたが健康的でバランスの取れた食事を摂ることを必要としています。それによって、ミトコンドリアは酵素からエネルギーを生み出すための材料を得るのです。エネルギー産生過程で働く酵素の多くは、ビタミンやミネラルの助けを必要としています。その中でも大きな役割を果たしているのは、ビタミンB群（NADとFADはビタミンB群を用いて作られます）やマグネシウム、亜鉛などです。需要に対して供給が追いつかないと、これらの材料が不足することになります。

有害物質：化学物質や重金属などの何千もの毒素が、この過程のさまざまな段階で干渉してきます[42]。毒素によってエネルギー産生クレブス回路のステップは遅延し、電子伝達系はさまざまな場所で急停止します。何千もの医薬品もまた、ミトコンドリアのエネルギー産生過程を遅延させます。薬の副作用の一部は、ミトコンドリアに対する影響から来ているのです。

微生物：細菌やウイルスは、ミトコンドリアに対する負荷を増やします。感染と闘うためにはエネルギーを必要とするからです。微生物はまた、私たちの細胞と争ってエネルギーを奪ったり、ミトコンドリアに直接干渉したりもします。なかには毒素を産生して、エネルギー産生などの生化学的過程を妨害する

ものもあります。そして、私たちが感染と闘うために用いる抗生物質の中には、細菌のエネルギー系を標的として、侵入者を弱らせたり殺そうとしたりするものがありますが、それが時に行きすぎて、私たち自身のエネルギー機構を傷害することもあるのです。

ストレス：ストレスを受けるということは、エネルギーを取られるものです。それは電車に乗り遅れた場合でも、やるべきことが多すぎる場合でも、風邪と闘うときでも同じです。そうなると、分子から細胞、器官、脳、そしてシステム全体に至るまで、体のあらゆるレベルでシステムに負荷がかかってきます。細胞がその処理能力を超えた要求にさらされると、細胞は防衛ないしは保護モードに移行する必要に迫られ、日常の正常な活動のための資源がそちらに奪われます。それが続くと、あなたの細胞の健康は損なわれ、ミトコンドリアはこうした要求についていくことができなくなるかもしれません。

自閉症におけるミトコンドリアの問題

ミトコンドリアの病気ないしは機能不全と自閉症とを明確に関連づける研究はまだ始まったばかりです。しかし、少なくとも自閉症の人の一部はミトコンドリアの問題を抱えていることが明らかになっています。権威ある *Journal of the American Medical Association*（アメリカ医師会雑誌）に 2010 年に掲載された研究によると、これらの問題の一部は遺伝子によるもの（「原発性」ミトコンドリア病）かもしれませんが、多くは環境

によって引き起こされている（「二次性」ミトコンドリア病）可能性があります[43]。その他の研究では、ミトコンドリアは環境からの損傷を非常に受けやすいことが示されています[44]。環境からの影響によって、明らかな中毒や死に至るのではなく、病気ではないが健康とも言えない「グレーゾーン」にあなたの細胞が引きずり込まれる可能性があるのです。同じことは、遺伝子の軽度の突然変異についても言えます。

では、アナ・トッドのぎこちなさやエネルギー不足、コミュニケーションの難しさは、ミトコンドリアの問題と関連があると言えるのでしょうか？　これが彼女の場合にも当てはまると証明することはできませんが、そうではないかと推測することはできます。なぜなら彼女は、もがき苦しんでいた彼女のミトコンドリアを元気づけたであろう治療にとてもよく反応したからです。

ゴミを一掃する

およそ35億年前に細胞がクレブス回路を「発明」したとき、そこで新たに生み出されたエネルギーによって、細胞は成長し大きくなることが可能になりました。クレブス回路が新しい生命形態の爆発を引き起こしたのです。しかしそれと引き換えになったものもあります。その回路に燃料を供給するのは酸素ですが、それは安定していません。この不安定な分子の副産物は「フリーラジカル」［訳注：遊離基とも呼ばれ、他の分子から電子を奪い取ろうとする分子］として知られており、細胞の周囲を漂い、あ

注目の研究：ミトコンドリアと自閉症

ミトコンドリアの専門家，ジェイ・ガーガスによると，多くの自閉症の人たちがミトコンドリアに関する軽度だけれどもやっかいな「グレーゾーン」の問題を抱えていることを多数の研究が示しているそうです[45]。

研究者のダニエル・ロシニョールとリチャード・フライは最近，自閉症とミトコンドリア病が関連する可能性について調査した112件の研究を系統的に調べています。彼らは，自閉症者の20人に1人にミトコンドリア病があり，それに対して一般人口では1万人に1人しかいないことを見出しました[46]。

さらに，自閉症者の3人に1人に，「病気」とは言えないレベルのミトコンドリアの機能不全があることを示す生物学的な証拠が見つかりました。そして，ミトコンドリア病と診断可能な人の80％近くには，遺伝子の異常を示すものが全くありませんでした。

このことを裏付けるためにはさらに多くの研究が必要ですが，ここで示唆されているのは，自閉症者が一般人口に比べてはるかに多くのミトコンドリアの問題を抱えており，たとえ深刻な病気のレベルに至らなくても，それは影響を及ぼすのだということです。大部分の例で明らかな遺伝的原因が見つからないということは，個人の環境が引き金を引いているのかもしれません。

たりのものにくっついてダメージを与えるのです。細胞はこの危険な酸素をコントロール下に置く方法を発達させました。いわゆる抗酸化物質で，これはフリーラジカルを吸収します。

抗酸化物質はハエ取り紙のような働きをするもので，これにフリーラジカルがくっつき，まとめて体の外に排泄されます。もし，ビタミンCやE，グルタチオンのような主要な抗酸化

物質が不足すると、そのぶんフリーラジカルが除去されずに残ることになります。貧しい食事や喫煙、汚染、毒素、薬物、ストレス、放射線、トラウマ、加齢、感染などの悪い生活習慣や悪い環境はどれもみな、あなたの抗酸化物質を枯渇させてしまう可能性があるのです。そして、ビタミン B_6 や B_{12}、葉酸、亜鉛、マグネシウムなどが不足すると、生体にとって最も強力な抗酸化物質であるグルタチオンのような物質をあなたの体が作ることは難しくなります。ビタミンCのような抗酸化物質は色とりどりの果物や野菜の中にふんだんに含まれていますが、ほとんどのアメリカ人は、私たちの体が生み出すフリーラジカルに対応できるほど、こうした健康的な食品を十分に食べてはいません。

フリーラジカルが除去されないと、いわゆる「酸化ストレス」と呼ばれる状態となり、DNAや細胞が損傷されます。2008年にマサチューセッツ総合病院の研究者たちが酸化ストレスに関する最近の研究について調査を行ったところ、このストレスとさまざまな精神科的状態との間につながりがあることが示されました[47]。さらに、酸化ストレスは喘息、糖尿病、癌、肥満、アルツハイマー病、パーキンソン病などの多くの慢性疾患や変性疾患の中にも存在しています[48]。ですから、自閉症の中に酸化ストレスがあることを見出しても驚くべきことではありません。

ニューヨーク州発達障害基礎研究所のアーバ・チョーハン、ヴェド・チョーハン、およびテッド・ブラウンは、自閉症における酸化ストレスを研究する大規模調査プログラムを始

> **抗酸化物質を含む食品**
>
> - ベリー類：ブルーベリー，ブラックベリー，ラズベリー，ストロベリー，クランベリーなど
> - 豆類：インゲン豆，うずら豆，黒豆など
> - 果物：さまざまな（皮つきの）リンゴ，アボカド類，チェリー類，（緑や赤の）西洋ナシ，（生のあるいは干した）プラム，パイナップル，キウイなど
> - 野菜：アーティチョーク，ホウレンソウ，赤キャベツ，（皮つきの）赤ポテト・ジャガイモ，サツマイモ，ブロッコリーなど
> - 飲み物：緑茶，コーヒー，赤ワイン，色の濃いフルーツジュースなど
> - ナッツ：クルミ，ピスタチオ，ピーカンナッツ，ヘーゼルナッツ，アーモンドなど
> - ハーブ：クローブ，シナモン，ショウガ，乾燥オレガノ，ターメリックパウダーなど
> - ダークチョコレート
>
> 資料：メイヨー・クリニック

めました[49]。これまでのところ，多くの自閉症の子どもたちの中や，自閉症の人たちの脳組織の中に酸化ストレスが存在することを，彼らや他の研究者たちが見出しています。彼らの研究では，言葉を失った人が最も酸化ストレスの証拠を示しやすいことがわかっています。

酸化ストレスは，ミトコンドリアへの損傷も引き起こします。自閉症の人の尿中には，ミトコンドリアの傷つきやすい細胞膜に対する，酸化ストレスによる損傷の指標が見られることが，多くの研究から明らかになっています[50]。ここにもまた，悪

循環が見られます。ミトコンドリアの膜が損傷されればされるほど、ミトコンドリアはそのダメージを修復できなくなってしまうのです。

ゴミを取り除く

毒素などのゴミは細胞から取り除かなければなりません。細胞が働くことにより毒性の副産物が作られます。また、体が周囲の環境にさらされることで押しつけられた毒素にも細胞は対応しなければなりません。けれども、ゴミを袋に詰めて道路に出すのにも多少の努力がいるのと同じように、細胞にとってもそれは一仕事なのです。この汚れ仕事をしばしば引き受けるのが硫黄です。硫黄は「粘着性」で、老廃物や重金属をしっかりつかんで体の外に洗い流してくれます。

硫黄を含む2種類のアミノ酸、システインとメチオニンもまた、抗酸化作用と解毒作用をもつ分子であるグルタチオンの産生にとって重要です。グルタチオンが使い果たされたり、その産生に問題があったりすると、多くの仕事がうまくいかなくなります。

肝臓は体の主要なゴミ処理機構であり、たくさんのグルタチオンを産生します。肝臓はまた、その他のたくさんの化学物質を備えていて、毒素を細胞や体から除去しやすい形に変えます。油で汚れたお皿を想像してみてください。水で洗っただけではこれをきれいにすることはできません。しかし石鹸を加えると、油を洗い流すことができる形に変えてくれます。肝臓はこのよ

うにして包み込んだ毒素の多くを胆汁に流し,それはやがて便の形で体から排泄されます(便の色のほとんどは,この胆汁に由来します)。

> ### 注目の研究：メチル化
>
> アーカンソー大学のS・ジル・ジェイムスは,グルタチオンの生産ライン(経路)上にたくさんの遺伝子変異があると自閉症のリスクが高まることを見出しました[51]。この経路はメチル化をサポートするものでもあります。メチル化は,神経伝達物質の産生や,細胞膜の生成の補助,遺伝子発現の制御など,さまざまな場で重要な役割を果たしています。
>
> メチル化経路は,体が毒素や免疫の問題に対処するのを助けます。しかし,毒素がこの経路を減速させたり止めてしまったりすることがあります。一種の悪循環です。
>
> この経路はアミノ酸であるメチオニンから始まります。メチオニンは,メチル化を行うために食べ物から摂取することが重要です。メチルコバラミン(ビタミンB_{12}の一種)やビタミンB_6,葉酸(ビタミンBの一種)などの多くの栄養素がこの経路には重要であり,それらはシステムの障害を取り除くのを助けます。自閉症やその他の病気の研究からは,これらの栄養素を補給することでメチル化経路の問題を軽減できるかもしれないという考えを支持するいくつかの結果が得られています。さらに多くの研究が現在進められています。また,メチル化が低調だと癌やその他の病気のリスクが高まりますが,野菜や果物が豊富な食事によってそれを避けられる可能性があることも研究によって示されています[52]。

悪循環にはまる

 遺伝子のトラブルや酸化ストレス,ミトコンドリアの機能不全,修復システムの不全などは,みな相互に強め合い,問題を悪化させます。例えば,酸化ストレスは,グルタチオンの産生を助ける鍵となる酵素であるメチオニンシンターゼの産生に干渉します。グルタチオンは細胞の修復や老廃物の除去,そして酸化ストレスからの回復には不可欠なものなので,いったん損傷が始まると悪循環が悪循環を呼ぶ状況になってしまいます。

 アナ・トッドの症状は,こうした悪循環が彼女の体にはびこっていたことを示しています。彼女が幼い子どもだった頃や,その後,慢性疲労症候群で倒れる直前に免疫系が弱っていたことを覚えていますか? 酸化ストレスは免疫系を弱めてしまいます。そして,疲れた免疫系はさらなる酸化ストレスを引き起こすのです。

 また,アナは足を重く引きずりながら歩き,彼女の夫はその足音の大きさをからかったものでした。彼女によると,そんな歩き方をしていたのは,足を床から持ち上げるのにものすごい努力が必要だったからだそうです。こうした足取りの重さはエネルギー低下のサインと考えることができます。それは彼女をベッドに縛りつけていた疲労の表れであると同時に,ミトコンドリアの機能不全の症状なのかもしれません。もしもあなたが,床から足を持ち上げることもできないほど疲れた一日を経験したことがあれば,その時どれほど気持ちが落ち込んでいたかも

忘れていないことでしょう。

　毒素がアナにとって悪い方向に働いたのはほぼ確実です。アナはとある商業都市で育ち，子どもの頃の家は地域の空港に隣接していました。そこの空気はしばしば製鋼所のような臭いがした，とアナは語っています。20代の半ばに受けた検査では，アナの血液にはジェット燃料や産業領域でしか見られない重金属などに由来する高レベルの汚染物質が含まれていることが明らかになりました。

　おそらく彼女の食事も関係していたことでしょう。彼女はずっと極端な偏食家でした。牛乳とポテトとパスタが彼女の主食でした。彼女は人生の大半を胃痛に悩まされてきましたが，グルテンフリー・ダイエットに切り替えてはじめて，それがなくなりました。自閉症へのグルテンフリー・ダイエットについて彼女が初めて耳にしたのは19歳頃でしたが，その時は馬鹿げていると思ったそうです。「母にこう言ったのを覚えています。『自閉症みたいに複雑な状態が，いったいどうして食事で解決できるの？』って」。今や彼女は，グルテンを食べたときのハイテンションで体調のすぐれない自分は嫌だ，と言っています。本当にそれは割に合わない，と彼女は言います。最近になって，彼女は砂糖を避けることも試してみました。「驚きでした。私は神経過敏でもなければ，ボンヤリ頭でもありませんでした」

　アナの物語は，他の多くの自閉症の人たちと同様，彼女の体が時に人並み以上にうまく対応できることを示しています。彼女は調子がよい日を過ごし，その時にはなめらかにしゃべることができ，言い間違えもわずかでしたが，「でも，悪い日には，

ひとつの文をしゃべるたびに必ずとちっていました」。

病気ではなく健康に取り組むこと

アナのように深刻な病気だった人の回復について知るためには，彼女が何をやったのかを吟味する必要があります。彼女の病気の程度と比較すれば大したことではないように見えますが，些細なことで大きな変化を起こすことができるのです。

助けてくれる医師を1年間探し続け，アナはついに一般的な医療と補完的な方法を併用する統合内科医のロビン・コスフォード医師に出会うことができました。コスフォード医師のアプローチは基本的に私がお勧めしているものと同じでした。毒性のあるものや，感染性，アレルギー性のものとの新たな接触を避けるか最小限にすること，そしてアナの体自身がもつ能力を強化して甦らせ，体から酸化ストレスや毒素を取り除くことです。言い換えると，目標は病気を治療することよりも，健康を促進することでした。

これを達成するために，コスフォード医師はアナに次のことを勧めました。

- 特別に調合されたマルチビタミンを摂ること
- それに加えて，タラの肝油，葉酸，セントジョンズワートなどのサプリメントを摂ること
- 極めて高濃度の抗酸化物質と植物栄養素を含むジュースを毎朝・毎晩飲むこと

- 彼女を悩ませていたと考えられる電磁波への曝露に対処する製品を使用すること
- グルテンとカゼインを含まない食事をすること
- ホメオパシーのレメディを取り入れること

これらの勧めの理論的根拠についてはこれから説明したいと思いますが，まずは，アナがこの治療計画を実行し始めたときに何が起こったのかを説明させてください。

変　貌

はじめに慢性の疲労症状がやわらいだ，とアナは言います。そしてエネルギーを取り戻すにつれて，この治療が自閉症にも影響を与えていることに彼女は気づきました。もしも今，自閉症の検査を受けたならば診断基準に当てはまらないだろうという確信がアナにはあります。最初に食事を変え始めてから3年ほど経ちますが，29歳の今，体はなおよい方向に変化し続けていると彼女は言います。

20代半ばのうちに，アナは自閉症の症状の多くを隠すことができるようになり，とある場所で働き始めました。彼女の言葉によると，その場所とは，オタクか，たぶん自閉症傾向がある人々を引き寄せるところ，だそうです。そのような場では，彼女の振る舞いはさほど変わっているようには感じられなかったそうです。そこで働いているうちに彼女は今の夫と出会い，結婚しました。

ある日,慢性疲労からの回復の初期に,アナは自分が壁にぶつかったり,ものをこぼしたり,さらにおかしなことに,何かに手を伸ばしてあと数センチのところでつかみ損ねることに気がつきました。これは2週間ほど続きました。やがてそれが去ると,彼女はそれ以前よりもずっとなめらかに動けるようになっていました。

一時的にぎこちない動きになったのは,新しいレベルのなめらかさに体が慣れるためだったのだと彼女は考えています。彼女の体は基本的な動作をプログラミングしなおすまでの間,とても混乱していたのです。今やそれは修正されたので,なめらかさは改善されてより速く反応できるようになり,前よりはましな運転手になったと彼女は言います(でも最高の運転手になったとはまだ言えない,と笑いますが)。重く引きずる足取りも,今では姿を消しました。

しゃべることが以前ほど苦痛ではなくなったことにアナが気づいたのは,治療を始めて数カ月経った頃でした。彼女のぎこちないしゃべり方は,「気づかないうちに溶けてなくなったみたいな感じ」だそうです。今や人と比べて言葉に詰まりやすいということは全くない,と彼女は言います。(私と2時間話したときに彼女が言い間違えたのは「ディスプラキシア」という言葉だけでした。これは彼女を悩ませていたぎこちないしゃべり方のパターンを示す医学用語で,この皮肉を彼女は面白がり,クスクス笑いました)

しゃべり方がはっきりすることで,彼女の不安と強迫性も改善しました。今では,ぎこちなく,間違えた言い方をするので

はと恐れることがないので、他のことについてもリラックスできるのです。次のように彼女は言っています。「私の不安は溶けてなくなりつつあります……。物事をやりすごすことができるんです。もう頭の中で何度も何度も繰り返したりしません」。以前は、洗濯物を紐に干すときに使う洗濯ばさみがきちんと揃っていないと、彼女はストレスでいっぱいになったものでした。でも今では気にも留めません。

アナはあまり嬉しくない変化にも気づきました。それはある種の技能や才能の喪失でしたが、改善の途上でそれも元に戻ってきました。アナは自分の文章力に常に誇りをもっていましたが、治療を始めて18カ月ほど経った頃、明解に書くことができなくなっていることに気がつきました。その時の彼女の書き方は、一番混乱していた頃の彼女のしゃべり方に似ていました。「その時は、オーマイゴッド、何てことなの、元に戻らなかったらどうしよう、って感じでした」。それから1年半後には文章力はそれ以前よりましになりましたが、彼女の免疫系が乱れた数カ月の間に、数に関する能力も低下してしまいました。2週間の休暇で彼女の免疫系は復活し、計算能力も一緒に改善しました。彼女は再びすっきりした朝を迎えており、分析的能力も上向いているようだ、と言います。

自閉症者に特有の記憶力はたいていは彼女の役に立っていて、その雑学的知識はいつも人々を感心させましたが、自閉症の症状が薄れるにつれて定型発達に近づき、今では忘れやすくなった、と彼女は言います。自分自身を定義しなおし、新しい自己イメージを作り上げることも彼女には必要でした。「私がいつ

もやっていたおかしなことの全部，それが私だったんです。でも今では，これは喪失ではないということがわかってきました。だって，私が私であり続けるための別のやり方があるからです」

あなたにできること

治療の選択肢を評価する

アナの経験はどのように説明できるでしょうか？　一般的には，人は慢性疲労を乗り越えることはできませんし，20代後半で自閉症の症状がなくなることなど普通はまずありません。

アナの物語を，ひとつひとつの手順に従うマニュアルのように扱うべきではないと私は思います。なぜなら，ひとりひとりがみなユニークな存在だからです。しかし，彼女の試みについて語ることで，さまざまな方法の長所や短所，そしてその根拠として確かめられている点やそうでない点を議論する手がかりにはなります。そのさまざまな方法の中には，試してみる価値があると私が思うことも含まれますし，またインターネットで目にすることがあるかもしれないけれどもしっかりと調べた方がよいと思われる方法もあります。

覚えておいていただきたいのは，一般的でない医学的治療を勧められた場合でも，あなたのお子さんの主治医に相談してその方法の妥当性を評価することはできる，ということです。

アナが行った方法は自閉症ではなく慢性疲労を治療するためのものだったということを忘れないでください。それでもその

過程で自閉症はひとりでになくなったのです。アナの主治医のコスフォード医師のように、多くの医師が、自閉症や慢性疲労、その他のさまざまな慢性疾患では、いずれも環境への対応を助ける生物学的システムが弱っているのだと考えています。コスフォード医師らにとって自閉症は、「物事」でも「特定の病気」でもなく、脳細胞が困難に遭ったときの脳と体の振る舞い方なのです。ですから、彼らの治療の対象は、特定の病気ではなく、根本にある生物学的な細胞の異常なのです。すなわち、**これらの医師たちは細胞がもっとうまく働くことを目標にしているのです**。彼らも自閉症やその他の慢性疾患が変化することを期待してはいるのですが、主な目標は健康を総合的に再建することにあるのです。

あなたが耳にした治療法を評価するために使えるチェックリストを以下に示します（*Pediatrics*［小児科学］に掲載されたある論文を参考にしました）[53]。

1. その効果を示す確かな生物学的根拠がありますか？
    a. 自閉症に対して根拠がある
    b. 同じような生物学的状況に対して根拠がある
    c. 動物実験での根拠がある
    d. 生物学的に意味がありそうだが、まだ試験はされていない
    e. 全く根拠がない
2. それが安全かどうかわかっていますか？
    a. 安全が証明されている

b. 一般的に安全だと見なされている
　　c. 危険性は低そう
　　d. 危険性がある
　　e. 危険が報告されている
3. 費用はどれだけかかりますか？
　　a. 無料かほとんど無料
　　b. 高価ではない
　　c. 比較的高価
　　d. 極めて高価

　効果が証明されているものや効果がありそうなもので、リスクがなく費用が安価ならば、それは大いに試してみる価値があります。そのひとつの例として、エプソム塩入浴があります(アスリートがトレーニングの後で痛みを感じたときに使用するのと同種のお風呂です)。エプソム・ソルトは入浴中に皮膚から吸収されるもので、マグネシウムと硫酸塩からできています。この2つの物質は細胞と解毒の生物学においてとても重要なものです。その効果は生物学的に理にかなったもので、一般に安全だと見なされており、とても安価でどこの薬局のカウンターでも手に入れることができます。子どもたちを落ち着かせ、よく眠らせ、目の下のクマを消すために、多くの親たちがこのエプソム・ソルトに絶大な信頼を寄せています。この入浴法はとてもよい夜の習慣となり、不都合な点もほとんどありません。

　一方で、危険性があって、根拠がないか、あっても乏しくて、多くの費用がかかる治療法は、よほど強力でよく調査された理

由を示すことができ，危険性を十分に理解し，経験豊富で真摯で有能な医師の指導のもとでなければ，あるいは信頼のおける施設で承認された臨床研究の一部としてでなければ，やるべきではありません。幹細胞療法は，自閉症に対しては生物学的に意味がないと私が考える治療法のひとつです。これは恐ろしく高価で（それはアメリカで法的に承認されていないからでもありますが），私が知っている何人かの子どもたちはこのために悪化しており，大きな危険をはらんでいます。私ならこの方法は選びません。

これらの両極端の方法の間には，判断の難しいたくさんの選択肢があります。それらの中の最もシンプルな治療法でさえ，系統的に試験をするには何年もかかることを思えば，科学が手を貸してくれるまで何もせずに待っていなさい，というのは無理な注文です。また，期待をもたせるような新しい治療法について，友人やインターネットから情報が入ってくるのを避けるのも難しいことです。ここで私がお勧めしたいのは，最も単純で，安価で，安全な方法から始めること，特に，植物由来の高栄養素密度の食品でしっかりとした土台を築くことです。もしもあなたが，よりリスクのある領域を探求する必要を感じたならば，どうぞ真剣に考え，たくさん調査をし，批判的に分析し，やっていることを最高に注意深く観察してください。

アナのたどった道

アナの治療戦略について吟味してみましょう。（食事とホメ

オパシーのレメディについては次の章で扱いますので，ここではその他のことを見ていきます）

マルチビタミン：アナの毎日のビタミン剤の中には，ミトコンドリアやその他の基本的な細胞機能をサポートするために，ビタミンB群全般が含まれています。また，肝臓の解毒作用とグルタチオン産生をサポートするために，グルタミンとグリシン，N‐アセチルシステイン（NAC）も含まれています。マグネシウム，亜鉛，セレン，モリブデンなど，多くのミネラルも含まれています。これらはいずれも細胞の代謝にとってとても重要なもので，一般の人ではしばしば不足しがちなのですが，自閉症の人の損なわれた細胞過程にとってはとりわけ重要です。これらの栄養素は慢性疾患ではたいがい損なわれていて，これらを補うことで細胞の回復力を立て直すことができます。

総合ビタミン剤の多くは安全で低リスクなのですが，高価な場合があり，また一錠ですべてを満たすのも困難です。ある総合ビタミン剤に含まれる栄養素のいくつかが，ある人にとっては多すぎたり，また少なすぎたり，という可能性は常にあります。個々のサプリメントを組み合わせるという別の方法もあり，その場合には一種類ずつ足していくことで，個々の成分の副作用を評価できるという利点があります。しかしこれは費用がとても高くつきますし，子どもに山ほどの錠剤を飲ませなければならず，しかも薬の量が不正確になってしまうというリスクを本当の意味で乗り越えることはできません。また，他の選択肢として，主治医にオーダーメイドの調合を処方してもらい，調剤薬局で作ってもらうという方法もありますが，これは高価で

すし,一般的には他の方法では達成できない特殊なニーズが患者の側にあるときにのみなされるものです。

サプリメントによっては,特定の栄養素が,推奨される一日量の何倍も含まれていることがあります。ミトコンドリア病の専門家の中には,ビタミン B_1, B_2, コエンザイム Q10, カルニチンのような,ミトコンドリア経路における共同因子［訳注：タンパク以外の物質で酵素の活性に必要なもの］のビタミンのカクテルを処方する人もいます。この方法は賛否両論で,従来のミトコンドリア病の専門家たちの間にもさまざまな意見があります。

サプリメントを始めるときには,一回に一種類だけにして,次に何かを変えるまでに3日間から7日間は待って反応を観察した方がよいでしょう。そうすれば,何らかの反応があったときに,それがよいものであっても悪いものであっても,どこからきている可能性があるのかを知ることができるでしょう。サプリメントと医薬品,そしてその反応について日記に記録しましょう（巻末の資料付録にある書式の例をご覧ください）。

それぞれの栄養素がどれだけの量必要なのかを正確に判断することは可能なのでしょうか？　一般的にはそれは不可能です。私たちは栄養素について十分に知っているわけではないのです。そのうえ,栄養素の必要量は日によって違っているのかもしれません。ですから,どんな量であってもそれはおおよその値でしかなく,このことは当分の間変わらないでしょう。

アナのマルチビタミン／マルチミネラル・サプリメントの中には,市販の総合ビタミン剤に常に含まれているわけではない成分もいくつかありますので,その目的について特に解説した

栄養素の検査

　検査をすることが、あなたのお子さんの必要とするサプリメントや避けるべきサプリメントを見分ける手助けになるでしょうか？新しい学問である遺伝子栄養学は、将来こうした検査に対する要望に応えることを目標にしています。今のところは、鉄欠乏のように特定の基本的な栄養素の不足については知ることができますが、栄養素の過剰が見つかると、それは時にやっかいです。自閉症の子どもの多くは亜鉛のレベルが非常に低いのですが、もしも亜鉛をサプリメントで摂った後で摂りすぎであることが血液検査でわかったら、その時は深刻に受けとめて引き返すべきです。過剰な亜鉛は害を及ぼすことがあるからです。

　時に検査の値が高く見えることがあっても、それは栄養素が細胞内に吸収されずに、血液中に溜まっているだけなのかもしれません。検査値の高さが本当に意味することを見極めるためには、相当の訓練が必要です。「正常」が何かを定義することさえ難しいのです。なぜなら、一般の人の中にも不足や「不十分」があるのが当たり前ですし、栄養に関する研究は長期にわたり、費用もかかり、資金を得ることも困難だからです。栄養素は食物の中に含まれていて、人々の食事はさまざまなので、こうした研究を厳密に統制するのは難しいのです。

　統合代替医療の医師は、標準的なやり方をする小児科医やプライマリケア医が勧める方法よりもはるかに複雑な栄養学的評価の検査をあなたに勧めるかもしれません。主流派の医師の多くは、こうした評価法を苦々しく感じ、エセ科学であると見なし、それらはみな非認可の検査施設で信頼のおけない方法で測定されていると思っています。（こうした民間の検査施設の中には、臨床検査室改善法による厳しい審査を通過して、米国政府の認証を得ているものもあります）。もしもこうした臨床検査を選択するのならば、数百ドルから数千ドルの費用がかかる可能性がありますが、主流派の小児科医

> が勧める典型的な方法とは拠って立つ哲学も前提も違うということ
> を理解しておく必要があります。その意図するところは,特定の病
> 気を診断することよりも,栄養や代謝の働きが脆弱になっている「グ
> レーゾーン」を描き出し,それぞれの個人の必要量に対する過剰や
> 不足を見極めることにあるのです(それは必ずしも公式の栄養摂取
> 基準[以前は推奨一日所要量と呼ばれていました]に照らして不足
> しているということではありません)。
>
> 　これらの臨床検査の価値は,それを解釈する人の知識量に大きく
> 左右されると私は考えます。深い知識と経験をもつ人を見つけるの
> は必ずしも容易ではありません。*
>
> *この種の臨床検査に関する最も包括的な情報源は次の書籍です。*Laboratory Evaluations for Integrative and Functional Medicine*, second edition, published in Duluth, Georgia, by Metametrix Institute (2008) and edited by Richard Lord and J. Alexander Bralley.

いと思います。

- NAC(N‐アセチルシステイン)は含硫アミノ酸であるシ
  ステインの一形態で,グルタチオンを作るのに必要なもの
  です。これは今のところムコミストと呼ばれる吸入薬の形
  でRSウイルス(呼吸器感染症を起こすウイルスの一種)
  の治療に使われています。NACはまた,Tylenol／アセト
  アミノフェン[訳注:解熱鎮痛薬の一種で,Tylenolは商品名,ア
  セトアミノフェンは一般名。日本での商品名はカロナール]の過剰摂
  取に対しても使われます。NACが自閉症の人に有効であ
  ることを示唆するいくつかの研究があります[54]。これは
  強迫性障害やその他の精神疾患についても同様で,これら

には自閉症スペクトラムと共通する症状が見られます。
- マグネシウムは生体内の何百もの過程を助け，鎮静効果もあります。
- セレンは解毒経路において重要です。
- モリブデンは解毒経路において重要です。
- 亜鉛は，少なくとも生体内の200もの化学反応に関わっており，自閉症ではしばしば異常に低下しています。
- ビタミン B_1, B_2, B_3, B_6 を含むビタミンB類は，生化学反応を促進しており，特にミトコンドリアのエネルギー産生に関わっています。
- タラの肝油は，必須脂肪酸やビタミンAおよびDの供給源として評価が確立されています。不純物が除去されているかどうか，製品のラベルを注意深く読んでください。
- 脂溶性ビタミンAおよびEは，消化管の問題のため吸収不良がある小児では低下していることがあります。
- ビタミンAは感染症と闘ったり，色覚を感じたりするのに重要です。
- ビタミンDは（ビタミンではなく，ホルモンと呼ぶべきだと考える人もいますが）骨の健康に関わるだけでなく，DNAの修復や，免疫系のサポート，グルタチオン産生の強化など，多数の役割があることを示す研究が増えています。アメリカ政府のガイドラインは骨の健康についての研究に基づいたもので，ビタミンDのその他の役割についてはあまり考慮されていません。現時点では，その他の機能についてはまだ研究が必要だからです。

- ホリニン酸は葉酸の一種で，DNA とメチル化に関わる経路において重要です。

栄養源としての食物

アナはモナヴィー（MonaVie）という名のジュースを飲んでいます。これはあらゆる色どりの果物から作られたもので，広範囲の抗酸化物質と植物栄養素が含まれるようにデザインされています。彼女はもっと安価に抗酸化物質を摂取できる方法に切り替えようと試みましたが（4～6週間分のモナヴィーはアメリカでは約 130 ドルかかります），うまくいかなかったそうです。モナヴィーなしではエネルギーのレベルが「崖から墜落してしまう」と彼女は言います。この治療は生物学的に理にかなっていてリスクも低いように見えますが，高価です。他に多種類の植物栄養素を摂取する方法としては果物と野菜のスムージーがありますが，このひとつの飲み物に含まれる植物の種類の幅広さを再現するのに十分な生の農産物を購入するのは困難（であり，もっと高価）です。粉末も手に入れることができますが，どれがよりよいかを判断できる調査結果はすぐには出そうもありません。

あらゆる色の多種類の果物や野菜を摂るレインボー・ダイエットは理想的ですが，先に挙げたような製品を飲んでいてもいなくても，これは相当の努力を要することです。サプリメントではなく食品でビタミンやミネラルを大量に摂取するのはかなり困難なのです。

植物栄養素の豊富なレインボー・ダイエットには他の利点もあります。これらの果物や野菜を選んで取り扱う作業にあなたの子どもを巻き込むと，それは長い目で見て，彼らの認知やスキル，対人関係の発達を助けることになります。

　体内でグルタチオンを産生するのに特に役に立つのがアブラナ科の野菜です。ブロッコリーやケール，コラードの若葉，カリフラワーなどがこれにあたります。これらの野菜が子どもに人気がないことは誰でも知っていますが，バイタミックスのようなミキサーを使えば，より口当たりのよい野菜や他の食品とミックスして，少量ずつ，子どもに摂らせることができます。そうすることで，これらの野菜を好きになる子どももいます。ブロッコリースプラウト（ブロッコリーの新芽）は，アブラナ科の野菜の成分でグルタチオン産生を助けるスルフォラファンが特に豊富です。

　できるだけ多くの抗酸化物質を摂取する方法を知ろうとすると，ORAC（Oxygen Radical Absorbance Capacity，酸素ラジカル吸収能）のことを耳にすることがあるかもしれません。これは検査によって食品の抗酸化能力を数値化したものです。これはひとつのよい目安ではありますが，健康に役立つことが証明されているわけではなく，生産者は食物の包装にこれを記すこともできません。

電　磁　波

　アナは電磁波にさらされて具合が悪くなる経験をし，彼女と

主治医は今の環境で最も害になるのは職場でコンピュータからの電磁波を受けることだと感じました。これは否定的な意見が根強い領域なのですが，携帯電話などの電子機器にさらされることの有害作用の証拠が，特に子どもに関していくつかあります。こうした技術が細胞の電気的・磁気的な性質を変えてしまうのではないかという懸念がもたれています[55]。そのような性質は，細胞の信号伝達や細胞膜の内外の化学的な差異を維持するうえで重要なものなのです。

アナは電子機器が発するプラスイオンに対抗するために，マイナスイオン発生装置を使っています。彼女はまた，磁石が埋め込まれたオフィスチェアに座って，電磁波の影響を和らげようとしています。どちらも気分をよくして，より元気になるのに役立っているとのことです。「これがなければ大きなオフィスビルで事務仕事をするのは無理です」と彼女は言います。

これらの製品を評価する確かな根拠を私は持ち合わせていないので，あなたにお勧めすることはできません。しかし，電磁波への曝露に関して今後現れる研究に注意を払うべきだと私は強く感じています。

デトックス（解毒）

私が細胞と解毒について語っているのに，アナがキレート療法のような明らかな解毒のための処方を何も受けていないことにあなたは気づいているかもしれません。どうしてでしょうか。それは，体には自然の解毒能力が備わっていて，毒素を取り除

く最良の方法はその体の解毒装置を強化することだと,アナの主治医が信じているからです。私も基本的にそれに同意しますが,誰もがそう思っているわけではありません。

　ここには3つの疑問があります。1) そもそも毒素による生体への負荷が本当に存在するのか? もしそうだとしたら,それは問題にすべきことなのか? 2) 生体にもともと備わっている解毒機構に対して,本当に助けが必要なのか? 3) もしそうだとすると,適切な栄養とその他の自然のサポートだけで十分なのか? これらの点について,医学的な根拠は少なく,議論は対立しています。

1. **自閉症では本当に過剰な毒素が体に負荷をかけているのか?** 血液検査の結果は,自閉症の人の中に過剰なレベルの毒素があることを必ずしも支持していません。しかし,血中のレベルは最近の曝露について語っているにすぎないのです。それは骨や脂肪などの組織の中に隠れてしまった毒素については多くを語ってはくれません。自閉症スペクトラムの人にとって,毒素の問題がどこまで及んでいるのかを本当に理解するためには,評価の指標を注意深く選択したうえで,大規模な体系的調査を行う必要があると思います。
2. **解毒機構に本当に助けが必要なのか?** 私たちの解毒機構は,それ自体でうまく働いているので心配する必要はない,と医学の権威はしばしば言います。私には,確信をもってそう言いきれるだけの十分な研究がなされているとは思え

ません。とりわけ、自閉症をもつ人のように、遺伝的・免疫学的・栄養学的・代謝的な脆弱性や曝露の既往がもともとあるかもしれない場合はなおさらです。医学はもっと徹底的にこの問題を調査する必要があると私は考えます。当面は私がこの本でお勧めするように、毒素への曝露を避け、生体の健康と回復力を最大にするような栄養価の高い食物を食べることが賢明だと思います。

3. **適切な栄養とその他の自然のサポートで解毒機構を助けるだけで十分なのか？** 適切な栄養に取って代わるものはないと私は考えます。さらにその先に進みたいと考える親御さんには2つの選択肢があります。a) 体の中の毒素と結合して洗い流してくれるさまざまな自然素材の製品か、b) 体を解毒化する化学的な手法を試すかです。毒素を減らすための医学的アプローチの効果に関する研究はおどろくほど少ししかありません[56]。ほとんどの研究は治療よりも予防に焦点を当てているからです。

さまざまな自然素材の製品が毒素や重金属と結合して、それらを効果的に体から排出してくれることを示すいくつかの研究があります。その中にはクロレラ（藻の一種）や、調整シトラスペクチン（柑橘類から抽出される）、アルギン酸ナトリウム（海草から作られる一般的な食品添加物で、サプリメントとしても販売されている）、コリアンダーの葉（スーパーマーケットにあるハーブの一種でエキスの形でも購入可能）などが含まれます。これらは、毒素が腸から再吸収されるのを防ぐ目的で、グ

ランド・サイリューム・シード（甘みをつけたものはほとんどのドラッグストアで入手でき，甘みのないものは専門店にあります）のような食物繊維製品や活性炭と一緒に使うことがしばしば推奨されています。私の知る限りでは，これらの製品は自閉症に特化した試験はされていませんし，どれもさまざまなリスクがあります。

1. 毒素と結合するときに，それらは生命維持に必要なミネラルとも結合して体外に排出し，重要な栄養素を枯渇させてしまいます。
2. それらは毒素に対する化学的親和性があるので，製造過程で毒性物質を吸着してしまう恐れがあります。そうするとこれらの製品はすでに体内にある毒素を除去するのではなく，新たな毒素をあなたのお子さんに与えることになるかもしれません。
3. あなたのお子さんが優れたコミュニケーション能力をもっているとしても，何か不具合や問題があったときにすぐに伝えてもらえるとは限りません。非常に神経過敏な子どもの場合（自閉症ではそうであることが多いのですが），ストレス反応が強くなるような形で問題が現れることがあり，それがデトックスに関連しているとは気づかれないかもしれません。

極めて優秀で修練を積んだ医学の専門家から密に医学的チェックとサポートを受け，同時に，使っている製品の品質に

関する検査データから,それが汚染されていないことが確実にわかるのでない限り,私はこの方法はお勧めしません。仮に十分に修練を積んだ,資格のある臨床家に相談する場合でも,この方法を選ぶかどうかについてはとても注意深くあるべきだと私は強く主張したいと思います。

この件について,さらに先に進もうとするのならば,次の事柄について極めて慎重に考慮すべきです。

1. キレート療法による複数の死亡例が報告されています。アメリカ疾病予防管理センターによると,これらの死は薬物治療の誤りによるものです[57]。極めて豊富な修練を積んだ実践家の援助がなければ,あなたのお子さんを治療ミスによる深刻な事態にさらすことになるかもしれないのです。
2. はじめにあらゆるシステムをよい状態にしたうえでデトックスを試みるのでなければ,あなたのお子さんの状態をさらに悪くすることにもなりかねません。とりわけ栄養と消化管機能は,デトックスの前に極めてよい状態にしておく必要があります。キレート療法は,生命と健康に深く関わるミネラルを除去するので,治療のあいだ,ミネラルの状態を厳しくチェックし,これを正常に保つ必要があります。もしあなたのお子さんが栄養の吸収に問題を抱えているのだとしたら,大切なミネラル補給をこれ以上悪化させる危険にさらすべきではありません。
3. キレート剤は自然療法に比べ,より積極的に毒素を「隠れ

ている」場所から引っ張り出します。もしそのような毒素が完全に速やかに体から排泄されるのでなければ、どこか別の場所にたどり着いて、脳や腎臓、心臓などの他の臓器を傷つけてしまうという大きな危険性があります。あなたのお子さんの消化器系が最適に機能しているのでなければ、これは特にリスクとなります。例えば、お子さんが便秘をしていて、毒素でいっぱいの便が腸内に留まったとしたら、毒素は再び吸収されて新たな損傷を引き起こす可能性があるのです。

4. 標準的な医療では、極めて重度の中毒に対してキレート療法を用いますが、それはより重症度の低い慢性のレベルの毒性に対して用いることを正当化するものではありません[58]。

ここでの要点は、現時点で自閉症スペクトラムに毒素がどう関わっているのかを確かめる研究は極めて少なく、キレート療法の安全性と効果にはなお疑問がもたれているということです。

癌に対する化学療法のように、救命治療のために医学的リスクをとることには意味がありますが、自閉症に対する毒素の影響とその治療については、もっと確かな研究が揃うまで、毒素への曝露を避け、自然の解毒システムのための栄養面でのサポートを最大にし、不必要で危険な医学的治療を避けることを私はお勧めします。

次の章では、遺伝子や食事、微生物、有害物質、ストレスな

ど，この章で扱った要素が自閉症の人の器官システムにどのように影響を与え，さらなる悪循環を生み出し，問題を悪化させているのかについて，順にお話ししていきたいと思います。

覚えておいてください

- 細胞は私たちが行うことすべての基本です。
- 細胞のエネルギーも同様に，私たちが行うことすべてにおいてとても重要です。
- 自閉症における問題のほとんどは自閉症だけに特有のものではありません。すべての問題が重なり合って相互作用を起こし，それに問題が始まったときの年齢が加わって，自閉症が生み出されるのです。
- ミトコンドリアやその他の細胞の機能の中には，悪化する恐れがあるものがたくさんあります。
- 細胞の問題が起こる原因は違っていても，それによって同じ健康障害が起こることがあります。
- 細胞に対するケアと栄養補給がよければ，細胞はよりよく働きます。
- 計画的に行動しましょう。そして，自分がやったことと，その結果として起こっていることをしっかりと見届けましょう。

これも覚えておいてください

- 細胞の問題が常に連鎖の始まりであるとは限りません。
- 自閉症の人が皆，ミトコンドリアの問題をもっているわけではありません。
- 細胞の問題は隠れていてわかりにくいことがあります。はっきり目に見えるとは限りません。
- 自閉症の人すべてに共通する一般的な細胞の問題があるわけではありません。
- キレート療法にはリスクがあり，自閉症に対する効果は証明されていません。
- 細胞の健康状態は時間とともに変化します。ですから，細胞への援助の仕方も変える必要があるかもしれません。

第4章

腸と免疫システムを味方につけよう

　下痢は，自閉症の診断を受け，遺伝子の問題やセリアック病［訳注：グルテンに対する免疫反応が引き金になって起こる自己免疫疾患］が発見されるはるか以前からありました。ネル・キュービックと夫のエリックが覚えている限り，娘のクリスタルには一日におよそ6回もの水様便があったのです。彼女のうんちはいつも恐ろしく臭く，しかも酸性だったので，すぐにオムツを換えないと痛々しい水ぶくれができてしまうほどでした。

　ある専門家の勧めで，彼らはクリスタルの大好きな果物や野菜を控えてみることにしました。医師は，繊維が多すぎるのが問題だと言いました。そのことで少しは回数が減ったものの，臭くて酸性でゆるい便の状態には何の変わりもなかったとネルは言います。

　彼女の娘の自閉症と消化管の問題には何の関連もない，と医師たちは繰り返しました。それでも彼女はその関係を確信していました。もしそうでなかったとしたら，娘の消化器系について，消化器科医からよりも特別支援幼稚園の親たちから多くの

ことを彼女が教わることもなかったでしょう。

　他の親たちに説得されて, 結局ネルはクリスタルをオハイオ州のオステオパシー小児科認定医であるアリ・カリーヌ医師のもとへ連れていくことになりました。何度か通院して検査をした結果, カリーヌ医師はクリスタルをセリアック病と診断しました。これは, パンやパスタ, ほとんどのシリアル, その他の小麦製品に含まれるグルテンタンパクに対して, 体がまるで軍隊に攻撃されたかのように反応してしまう病気です。クリスタルは3歳半を過ぎて間もない7月の初めに, グルテンフリー・ダイエットを始めました。その間に彼女は「だんだん言葉が増えてきて, 感情的に不安定でなくなってきた」とネルは言います。彼女は手の羽ばたきをやめ, 全体的により落ち着いてきた, とのことです。

　それでも, 現在4歳のクリスタルが生まれてはじめてちゃんと形のある便をするまでには, まる5カ月かかりました。この間, あえて他のことは変えないようにしていたので, この違いはグルテンのせいに違いない, とネルは言います。

　クリスタルには自分の体の感覚がよくわかりません。うんちをしたいという感覚や, 実際にうんちをすることがどういう感じなのかさえわからないのです。ですから, 最近になってクリスタルが「うんち出る」と言い, 実際にうんちが出たときには, ネルはびっくりしました。今では5歳までにオムツがとれることが両親の願いになっています。

　また, ここ数カ月の間に, おそらくは食事療法かあるいは幼稚園での感覚訓練のおかげで, クリスタルはうまく咀嚼するこ

とが身についてきたようです。以前はホットドッグを一口かみちぎった後で，残りを口の中に押し込もうとして，たびたび喉を詰まらせていました。クリスタルは今では，次の一口を食べる前に規則正しく咀嚼するやり方を身につけた，とネルは言います。

自閉症とセリアック病に加え，クリスタルにはisodicentric chromosome 15（二動原体同腕染色体15）と呼ばれる遺伝子の異常があります。ダウン症の人が3本の21番遺伝子をもっているのと同じように，彼女は15番遺伝子を1本多くもっているのです。Idic(15)とも呼ばれるこの病気の人の多くに自閉症があるので，時にこれは「自閉症遺伝子」と見なされることがあります。とはいうものの，自閉症の人のほとんどは15番遺伝子に異常はありませんし，idic(15)の人がみな自閉症というわけでもありません。

クリスタルの遺伝子を変える方法はありません。彼女には余分な遺伝物質がくっついたままなのです。それは精神遅滞や発達の遅れや，筋力の弱さからくる歩行障害などを引き起こすことがあります。クリスタルの症状は比較的軽いとはいえ，彼女の母親が言うように，これからもずっと何らかの問題はついてまわることでしょう。

それでもクリスタルは以前よりもずっとうまくやれるようになっています。すべての医学的症状を自閉症のせいにしてしまうわけにはいかないのと同じで，遺伝子病の診断を受けたからといって，それが生涯を決定づけるわけではありません。それは織物全体の一部でしかないのです。

ネルは，自分は「証拠を見せて」というタイプの人間で，「代替医療」の医師の診察室に足を踏み入れようなどと思ったことは一度もなかった，と言います。しかし今では，食事の改善と生物医学的治療のパワーを確信しています。「カリーヌ先生は私のことを『ホントに？』ママって呼ぶんですよ」と笑いながらネルは言います。「先生が私に何かをするように言うたびに，私は眉を吊り上げて，『ホントに？』って言うんです。面と向かって，『先生おかしい』ってね。でも先生が私に勧めたやり方は全部正しかったんです。しかもそれはただのプラセボ効果じゃなくて，私たちがそれを試していることを知らない人でも違いに気がつくほどなんです。親の欲目だけじゃなくてね」

自閉症は芯の部分で消化器と免疫につながっている

　自閉症では消化器と免疫の問題が見られることがとても多いので，両者に関係があると考えるのは理にかなっています。科学ではまだ結論が出ていませんが，私たちはそこに近づきつつあります。

　クリスタルのセリアック病の場合と同じように，多くの親御さんや臨床家たちは，消化管やアレルギーの問題が悪化すると自閉症の症状もより重くなることに気づいています。おそらく脳と免疫と消化器の問題が，互いに引き金を引き合っているのです。摂食や消化・吸収に問題があると，体と脳が成長し，回復し，代謝するのに必要な栄養の供給が妨げられます。アレルギーと自己免疫はすでに傷つきやすくなっている脳を刺激して

しまう可能性があり，本当は危険ではない「敵」を攻撃することでエネルギーや資源を浪費してしまいます。体が栄養不足で免疫系が混乱していると，より感染しやすくなり，さらに資源を枯渇させてしまいます。最悪の場合には，これが別の悪循環となってしまうのです。

しかし幸い，他の悪循環と同様に，いったんそれに気づくことができれば，介入して抜け出すチャンスを得ることができます。そのためには，織物全体のどこに介入するかを見極める必要があります。それを見つける旅に，これから皆さんをお連れしたいと思います。

消 化 器 系

胃腸の問題

自閉症の人の中で消化管の問題を抱えた人がどれだけいるのか，正確には誰も知りません。その推定の幅は，低い方が9％，高い方が91％になります。数年前，ある医師が自閉症と消化器系の問題には何の関係もないとラジオで発言したところ，彼のメールボックスは事実を知れとばかりに送られてきた，下痢オムツに関するメールでいっぱいになってしまいました。

最近まで，こうした消化器の問題はほとんどの場合，自閉症とは無関係で重要ではないものとして片づけられるか，あるいは「自閉症」に起因し，したがって生涯続く絶望的で治療不可能なものと見なされるかのどちらかでした。2009年の末に，

マサチューセッツ総合病院で私の同僚であるティモシー・ブイエ医師が率いる，小児消化器科医，アレルギー科医，自閉症専門家などからなる委員会が，自閉症には実際に消化器の問題があり，他の患者と同様に治療されるべき，と結論づけました[59]。この委員会の知見は権威ある小児科学会雑誌 *Pediatrics* に掲載され，自閉症の人の行動上の問題はしばしば胃腸の痛みの結果である，とも結論づけています。しかし，委員会によると，多くの場合，自閉症の人の胃の痛みを診断するのは困難です。それは彼ら／彼女らにどこが悪いのかを説明する十分な語彙がなかったり，またクリスタルと同様に，どこが痛むのかを理解するための自己への気づきが欠けていたりするからです。

食物アレルギーもまた胃腸の不調の主な原因となるもので，痛みや下痢，嘔吐，行動上の問題，ガス，口内炎，その他の問題を引き起こす可能性があることを委員会は見出しました。同様に，皮膚と呼吸の問題も胃腸に関連している可能性があります。

胃腸の問題の多くも，それがたとえ悩ましいものであっても，病気の正式な診断基準を満たさない「グレーゾーン」に留まっている可能性があります。こうした軽い病気の評価もまた難しいことがあります。

入口から出口まで

消化器系は，基本的には食物を処理するための一本の長い管です。その道のりでそれぞれの器官が完全な仕事をするときに，

> ### 注目の研究：消化管と自閉症の関連
>
> ヴァンダービルト大学とマサチューセッツ総合病院の研究者たちは，自閉症の子どもとその親，同胞を含む214家族，918人の消化器の健康状態を調査しました。
>
> 小児科学会雑誌 *Pediatrics* に掲載された結果によると，自閉症スペクトラムの子どもの41%に消化管の問題があるのに対し，その親では24%，自閉症のない同胞では9%でした[60]。
>
> 統計的分析によると，この数字の組み合わせが偶然に起きる確率は1兆分の1.5しかありません。つまり，自閉症と消化管の問題との関連は現実のものだということです。もし数字にズレがあったとしても，わが子の不運を心に描いて親が数字を多めに報告するのではなく，むしろ何人かの親が問題を少なめに報告する程度でしょう。

消化器系は最もよく働きます。自閉症の人ではそのあらゆる段階でひっかかりがあり，その先の過程へと進むうちに問題が雪だるま式に大きく膨れ上がってしまうことがあります。では，この消化器系をめぐる旅に出かけましょう。

口

口は単に食べ物を入れて味わうだけの場所ではなく，消化のための重要な最初のワークステーションでもあります。噛んで食べ物を砕き，しっかりと唾液と混ぜ合わせます。そうすることで，大きな分子を小さく吸収できる形にするための化学的分解が始まります。自閉症の人の多くは極端な偏食家で，ある種の食感や味を嫌って食べ物を拒絶したり，また別の食べ物に強

くこだわったりします。このことのいくらかは感覚の問題のためであり、いくらかはアレルギーと食物過敏性のためかもしれません。口の中の解剖学的な問題も消化の問題に関わっているかもしれません。歯並びが悪いと、咀嚼や飲み込みに問題が生じて、消化器系に余分な負担がかかります。自閉症の子どもは、多くの場合、歯の適切なクリーニングや歯列矯正や詰め物をするために、歯科の椅子に座っていることが困難です。歯が痛むと、子どもたちは食べることを避けるようになります。幼いクリスタルが食べ物を乱暴に食いちぎり、ちゃんと噛み砕いていなかった頃には、食べ物は次の消化のステップへの備えもなく、大きな塊のまま呑み下されていたことになります。

　口は、もちろん私たちが言葉を発するための器官として、二重の役割を果たしています。噛んで咀嚼して飲み込むことがうまくできない赤ちゃんは、よちよち歩きになる頃にははっきり発語をすることに問題を抱えているかもしれません。カリフォルニアのオークランド研究所小児病院の医師で研究者のクラウディア・モリスは、言語協調障害（発音・言葉の使い方・わかりやすい話し方などに問題がある言葉の障害）を抱えるケースの多くには、背後に栄養の問題があることを見出しました[61]。彼女は、協調障害をもつ187人の子どもにビタミンEと多価不飽和脂肪酸サプリメントを与えた調査結果を発表しました。それによると、調査に応じた家族のうち97％が、発語・模倣行動・協調運動・アイコンタクト・行動・感覚・痛覚の発達において劇的な改善があったと報告していたのです。モリスは欠乏の影響について、その中でも特に脂溶性ビタミン A, D, E, K,

そしてオメガ3，亜鉛，鉄，ビタミンB群，アミノ酸の欠乏が発語の問題に影響しているかどうかについて確かめたいと考えています。

食道

消化管をめぐる旅を再開して，今度は食道に降りていきましょう。これは入り口である口と主要な作業場である胃を結ぶ通路のような管です。自閉症では，食物や胃酸が食道に戻ってくる逆流の頻度が驚くほど多いように思われます。メリーランド大学の研究者たちによる36人の自閉症児を対象とした研究では，70％に逆流が見られたのに対し，定型発達の子どもでは2％にしか見られませんでした。逆流は苦痛を伴い，眠りの問題を引き起こし，そして行動上の爆発につながります。メリーランド大学の研究では，ほとんどの子どもにそれが見られました。アレルギーは食道の過敏性を引き起こし，同時に食べ物の咀嚼を不十分なものにします。いったん食道内の粘膜が傷つくと，より炎症を起こしやすくなり，痛みと悪化の悪循環に拍車がかかります。食道の傷の痛みで子どもは食べることを嫌がるようになり，そのことが攻撃性や，あるいは頭を打ちつけたり自分の体を噛んだりするなどの自傷行動の大きな引き金になるかもしれません。

胃

胃の中では酵素が食べ物を分解し，胃酸が食べ物に含まれる危険な細菌を殺したり抑制したりします。また胃は，今取り入

れている栄養に関する情報を脳に送り、必要なものを体が確実に摂取できるようにします。この段階では次のようなさまざまな不具合が起こりえます。すなわち、酵素が食べ物を完全に分解することができない（多くの子どもは食前に消化酵素を飲むとうまくいくようです）、胃酸が弱く、量が不足しているため危険な細菌が生き残ってしまう、咀嚼が不十分であるために食べ物の塊が酵素や酸に触れないまま残ってしまう、などです。

小 腸

　小腸の役割は大きな分子を小さく砕いて、栄養を腸から血流へと取り込むことです。食物は絨毛(じゅうもう)を通して吸収されます。これは小さな指のような形をして小腸の内壁を覆っているもので、消化器系と血流と免疫系をつなぐものとして働いています。なぜ口と胃の作業場でできる限り最高の仕事をするべきなのか、その理由がこれでおわかりでしょう。適切に処理されないまま小腸に到達した食べ物は、絨毛で吸収するには大きすぎるのです。

　4歳のクリスタルの家族が発見したように、セリアックのような病気が絨毛に損傷を与え、小腸からの栄養吸収が難しくなるか、あるいはほとんど不可能になってしまうことがあります。メリーランド大学のアレッシオ・ファサーノの大規模な研究によると、グルテンはタンパク質のゾヌリンを放出させ、それによって腸壁内面の細胞の間隙が開き、物が通過する空間が大きくなります[62]。それは誰にでも起こることなのですが、自己免疫疾患がない人の場合はその間隙がすぐに閉じます。一方、

自己免疫疾患がある人（セリアックや糖尿病，多発性硬化症，リウマチ性関節炎，多くの精神疾患，そしておそらく自閉症もこれに含まれます）では，この間隙がしばらくのあいだ開いたままになり，閉じるのもとてもゆっくりになります。これが開いている間にグルテンや他の外来の物質（細菌やウイルスを含む）が血流に入り込み，免疫反応の引き金を引くことがあるのです。免疫反応は雪だるま式に大きくなるので，腸壁の絨毛は消耗し，脳など他の体の部分にもストレスがかかります。食事からグルテンを取り除くことで，この一連の過程を止めることができます。自閉症の子どもでグルテンによって絨毛が損傷を受けている場合には，食事からグルテンを取り除くことでしばしば劇的な改善が見られます。しかし，クリスタルがそうだったように，絨毛が修復されるには通常，何カ月もかかります。

　牛乳の主要なタンパクであるカゼインを止めている人も多くいますが，それは消化器症状と感情的な症状を取り除くためです。

　グルテンフリー・カゼインフリー（GFCF）・ダイエットには反対意見も多いのですが，今ではその効果を支持する質の高い科学研究がたくさんあります[63]。ある入念に計画された大規模研究では，対照群に割り当てられて普段通りの食事を続けていた子どもたちが，途中でグルテンとカゼインなしの食事に切り替えられたことがありました。なぜなら，グルテン・カゼインフリーの食事をしていた子どもたちの方がとても経過がよかったからです。このような研究の実施には困難が伴います。なぜなら，自分で食べ物を選びながら，なおかつ皆で同じ食べ

方をするというのはとても難しく，その上，グルテンフリー，カゼインフリーの代替食品の中には質の低いものがあり，それ自身が問題を起こすことがあるからです。後述の「あなたにできること」の節を参照してください。

腸の内面の別の部位も問題を起こすことがあります。粘膜は食物の旅をなめらかにする役割があり，腸管の保護に役立っています。しかし，粘液を産生する細胞が適切に機能していないと，食物が腸の内面をうまくすべらず，腸壁がちゃんと保護されないかもしれません。硫黄は粘膜を作るのに必要であり，もし硫黄に問題があると，腸の内面を弱くすることになるかもしれません[64]。

小腸の最後の部位である回腸は，脳と血液と代謝にとって極めて重要なビタミン B_{12} を吸収することができる唯一の部位です。もし回腸で炎症が起きたり，細菌が過剰に繁殖したりすると，食物からビタミン B_{12} を吸収することが困難になります。菜食主義の食事の場合，サプリメントを使わない限りこのビタミンを摂取することはできません。

大　腸

腸の旅も終わりに近づき，私たちは大腸（結腸）に到着しました。ここでは水分が吸収されますが，数種のビタミンとカリウムなどのミネラルを除けば，食物はあまり吸収されません。未消化の食物繊維や食物の断片は腸内微生物の助けを借りてここで発酵します。もしも発酵がうまくいかないと，つまり微生物の状態がよくない場合や食物が適切に処理されないままここ

まで来てしまった場合，その結果は嫌なガスや臭い便となって現れます。この便のことをある自閉症の親たちのグループは「プープスらス（Poops-R-Us）」［訳注：「うんち（poop）」と「トイザらス（Toys"R"Us）」を組み合わせた造語と思われる］と名づけました。

時には十分に消化された食物がこの地点で行き詰まってしまうこともあります。固い便がシステムをふさいでしまい，痛みを伴った便秘となります。便が詰まったときに，水様の下痢が固い便の周辺を通過して，便秘という問題を覆い隠してしまうこともあります。繊維の少ない食事は便秘につながりますし，自閉症の人によく見られる牛乳に偏った食事も同様です。クリスタルのように感覚の問題がある子どもの場合は，いつトイレに行ったらよいのかを知るのも難しくなります。

場合によっては，ウイルスによる消化機能の低下や，甲状腺の機能低下，医薬品の副作用や慢性ストレスなどが問題となることもあります。通過時間が遅延するのは「蠕動」（腸壁の筋肉の活動による波で，食物を消化管の下方に送る）が弱いためかもしれず，それもまたミトコンドリアのエネルギー低下に関連して起こっている可能性があります。

微生物の影響？

消化器系の研究における最大の科学的革命のひとつが，腸内微生物です。あなたの腸内にあるこの何十億もの小さな有機体の世界は，今や 10 〜 15 年前の遺伝子研究に匹敵するほど科学的にエキサイティングな領域です。腸内微生物は腸の中で極め

て大きな役割を演じているのです。「善玉」菌は私たちが食物を分解し代謝するのを助けてくれますが，現代の生活はしばしばこれらの役立つ微生物を駆逐しようとします。抗生物質は感染症の引き金を引いた悪玉菌を一掃してくれますが，同時に消化を助ける善玉菌も殺してしまいます。いったん善玉菌が壊されてしまうと，日和見菌［訳注：条件次第で善玉にも悪玉にもなる菌］に置き換えられてしまいます。それはまるで，あなたが植えた花より早く庭を覆ってしまう雑草のようなものです。これらの日和見菌はさらに腸壁の「バイオフィルム」層に根を下ろし，免疫系から巧みに身を隠すかもしれません。

　腸内微生物はその人の住む地域や食べるものや罹っている病気によって異なるということを示す研究がたくさんあります。病気が「腸内毒素症（dysbiosis）」に関連していることもあります。腸内毒素症とは，腸内微生物による問題の一種です。小腸内過剰増殖（小腸に悪い菌がたくさんいる状態）は重要な栄養素の吸収を妨げます。人が世界のある地域から別の地域へと移住すると，腸内微生物は入れ替わり，新たな居住地の腸内微生物が住みつきます。セントルイスにあるワシントン大学のジェフ・ゴードンは，一部の肥満は代謝を変化させる腸内微生物が腸内に住み着いたときに起こる可能性があることを示しました[65]。それは過剰なカロリーを生み出し，体重の増加につながるのです。食べ物を変えることによって，わずか一日で腸内微生物を変えることができます。

　腸内細菌は脳にも影響を与えます[66]。腸内微生物が気分の変動やその他の精神科的な問題につながっていることを示す研

究はますます増えています。うつ病の人に果糖や多量の炭水化物を摂取させると症状が悪化することがあるのは，腸内微生物の変化によるのかもしれません。

異常な腸内微生物が自閉症において一定の役割を演じている可能性を示す研究はいくつかありますが，さらなる研究が必要です。これには，クロストリジウムのような異常な型の細菌と，細菌が生み出す異常な化学物質なども含まれます。腸内微生物から生じる化学物質は脳に影響を与えます。腸内微生物は私たちから栄養分を奪って食べ，毒性の廃棄物を吐き出し，それが脳に上ってトラブルを起こします。2011年にアントニオ・M・ペルシコたちは，幼い自閉症の子どもたちの尿にp‐クレゾールと呼ばれる化合物が含まれていることを報告しました[67]。P‐クレゾールが多いほど，自閉症の症状も重いことを彼らは見出しました。この化合物は人間の代謝によって作られることはなく，腸内微生物によって産生されるものです。それは血流の中に取り込まれ，腎臓から排泄されます。子どもたちの体に取り込まれて，重要な代謝をサポートすべき硫黄を腸内微生物は消費してしまいます。遺伝学的な脆弱性や毒素への曝露によって，自閉症の子どもがしばしば硫黄の代謝に問題を抱えることを私たちはすでに学びましたが，腸内微生物が作り出す化学物質がさらに事態を悪くします。さらに困ったことに，この化学物質は，細胞のエネルギー源であるATPの産生に干渉して，ミトコンドリアの機能を阻害します。

自閉症の人の食習慣が，異常な微生物の問題をさらに複雑なものにします。低栄養高カロリーの食事（言い換えると，デン

プンと砂糖のジャンクフード）は，やっかいな細菌にたっぷり燃料を補給しますが，人間にはあまり栄養を与えません。食生活を改善した自閉症（やその他）の人が報告する劇的な変化の中には，やっかいな細菌への燃料を絶って，健康を促進する細菌をサポートすることで起きた腸内微生物の組織変化によるものがあるのかもしれません。

注目の研究：自閉症における腸内微生物の研究

ロンドンのインペリアル・カレッジのジェレミィ・ニコルソンの研究グループは，自閉症の子どもたちの尿から，他の子どもたちとは違う複数の化学物質を発見しました[68]。これらの物質は，異常な腸内細菌の一種であるクロストリジウムによって作られたものです。

UCLAのデヴィッド・ゲフィン医学部およびアメリカ退役軍人省のシドニー・ファインゴールドは，クロストリジウム菌の異常な変異株が自閉症の子どもたちの便中にあることを発見した後に，彼らが抗生物質のバンコマイシンを服用すると短期間改善し，それを止めるとまた悪くなることを見出しました[69]。マウスにこの高力価の抗生物質を投与すると，吸収はされずに腸内のクロストリジウム菌を殺しますが，クロストリジウムの芽胞は残ります。抗生物質を止めた後で，この芽胞から菌が増殖したのかもしれません。

ウェスタン・オンタリオ大学のデリック・マックフェイブは，マウスを用いた研究で，腸内細菌によって生み出された化学物質が脳や行動に与える影響を測定しました[70]。その症状は，自閉症で見られるものと似通っていました。

免 疫 系

境界を防衛する

　消化器系の始めから終わりまでを旅行にたとえるとすると，免疫系は連邦移民局のようなものです。それは国中に支局をもっていますが，特に国境付近，すなわち腸，肺，皮膚などの内部と外部の境界線に集中しています。しかし，免疫系は単に外敵に対する防御をするだけではありません。それは情報の感知，コミュニケーション，制御においても極めて重要な役割を果たしているのです。

　免疫系は特に消化管において活発に働いています。腸管関連リンパ組織（GALT：gut-associated lymphoid tissue）には，腸や虫垂のリンパ組織と共に扁桃も含まれていて，体のリンパ組織の中で最大の部位を形成しています。その他のリンパ組織の中枢としては，肺，皮膚，鼻，扁桃腺，唾液腺，喉頭，眼などがありますが，いずれも外界と直接に接触する部位です。そして免疫細胞を産生し，教育し，調整するのは骨髄，脾臓，胸腺です。

　免疫系は絶えず環境との間で影響を及ぼし合っています。そして，腸や腸内の微生物とも。この相互作用から多くを得て，免疫系に情報が蓄えられます。赤ん坊が健康な免疫系を形成するには経験が必要なのです。

　人間の免疫系は，もはや私たちの大部分が知らない世界に適

応するために進化を遂げました。現代人はあまりにも衛生的で、もはや私たちの祖先のようには汚れや微生物に曝露されていないと「衛生仮説」は主張します。この曝露が私たちの免疫系を教育してきたものなのです。他方で、私たちの免疫系は今や、以前ならばしなかったようなあらゆる種類の経験（新しい食べ物、新しい化学物質、新しい病原菌、新しい放射線源、新しい形の社会環境、そして腸内微生物の新しい組み合わせも）を通して、学ぶと同時に間違った学習もしているのです。

免疫戦士を教育する

自閉症の免疫系がいつ「正常」のコースをはずれ始めるのか、その手がかりはたくさんありますが、いまだにはっきりしていません。それは人によって違うのかもしれません。確かにわかっているのは、誰もが免疫系の学習を、誕生以前どころか妊娠以前にもすでに始めているということです[71]。両親、とりわけ母親の健康状態と免疫の状態が子どもの免疫系の教育に影響を及ぼしているのです。糖尿病や関節リウマチ、セリアックなどの自己免疫疾患の親から自閉症の子どもが生まれるリスクは平均以上です[72]。そして、妊娠中の（あるいは妊娠直前の）女性のアレルギーや感染や毒素への曝露はどれも胎児に影響を与えますが、それがどのように起こるのかを私たちは理解し始めたばかりです。

妊娠中の免疫や感染の状態によって、免疫系の基準となる設定が変化し、体は自閉症や統合失調症のような神経精神医学的

状態になりやすくなることを，数人の研究者が見出しています[73]。また，自閉症の兆しがある子どもの母親の多くに，妊娠中に免疫系の問題があったことの指標が見られたということがいくつかの研究で示されています[74]。しかし，こうした免疫の問題がどれだけ強い影響を及ぼすのか，それが単独で自閉症の「原因」となるほどのものなのか，もしそうでないとしたら，ひとりの乳幼児を自閉症にするのにどれだけたくさんの遺伝的な脆弱性や環境因子が必要なのかについては，まだわかっていません。

誕生とともに人はあらゆる種類の新たな曝露を受けます。呼吸，食事，医薬品，ワクチン，腸内微生物，ストレスなど，これらはすべて免疫系の教育に関係します。誕生の瞬間も極めて重要かもしれません。子宮は無菌状態なので，出産で曝露を受けるまで，乳児は腸内細菌をもたないからです。帝王切開で生まれたために産道を通過しなかった赤ん坊は，経膣分娩の乳児と比べて異なった腸内細菌をもつことを，プエルトリコ大学の研究者が2010年の研究で見出しました[75]。10人の新生児のうち，経膣分娩の4人は産道で見られるのと同じ種類の腸内細菌をもち，帝王切開で生まれた6人は，通常は母親の皮膚（腸ではなく）で見られる細菌をもっていたのです。この違いが健康にどのような意味をもつのか，実際に調べようと科学者たちは準備を進めています。

人生の最早期に赤ん坊の腸内に存在する微生物は，それがどんな種類であっても，その体にとってはそれが正常と見なされるような立場を獲得します[76]。この（特定の菌に対する）親

和性と志向性の土台は生涯続くもので，抗生物質や病気のために菌が入れ替わったとしても，また元に戻ろうとする傾向があります。どうやらこの土台が定まるための特定の短い時期があるらしく，それはおそらく最初のわずか1カ月間か，最初の1年間よりはずっと短い期間のようです。この親和性の土台が健全なものであれば，それはその子どもにおそらく一生涯の利益をもたらすことでしょう。乳児や産婦に抗生物質を必要とするような問題があると，腸内細菌のバランスが大きく崩れ，それがこの早期の間に修復されないと，この土台がアレルギーや他の免疫の問題をもつ体質を生み出してしまうかもしれません。妊娠中あるいは授乳中の母親と，生後1カ月内の赤ん坊にプロバイオティクスを与えると，その後にアレルギー疾患になるのを減らすことができるかもしれないということが，予備的な研究で示唆されています[77]。しかし，最も役に立つ特定の細菌の種類や組み合わせがあるのかどうかを研究者が明らかにするには，まだ時間が必要です。

　自閉症ではない多くの人々も，おそらくは同じ環境的な要因によって，同様のアレルギーや免疫の不均衡に苦しんでいます。どうしてある人は自閉症になり，他の人は喘息や糖尿病になり，それでもなお残りの人は健康に留まっているのか，私たちにはまだわかっていません。

多すぎる，少なすぎる，それとも？

　自閉症における免疫の問題はひとりひとり違っているのかも

しれません。それは大きく3つの領域に分けることができます。過剰反応，反応不足，そして混乱した反応です。アレルギーとは，ブタクサやピーナッツのような，通常は無害な物質に対する過剰反応です。感染症との闘いにおけるトラブルが，反応不足です。そして慢性炎症や自己免疫の問題が，私が混乱した反応と呼ぶものです。

　健康な人では免疫系の2本の腕の間でバランスが取れています。一方の腕はTh1と呼ばれ，細胞を攻撃する感染症に対応します。Th2と呼ばれるもう片方の腕はアレルギー反応を引き起こすとともに，細胞の外にある細菌やその他の侵略者に対処します。この免疫バランスが崩れると健康が損なわれます。自閉症の人の場合は，危険性がある感染への反応が減少していて（Th1の低下），実際には害がないかもしれないことに対する過剰反応（Th2の亢進）が起きているのが普通です。それはまるで，アレルギーが免疫系を攪乱させたために，感染性の侵略者と闘うための兵士が不足しているようなものです。

　アレルギーは，グルタチオンのみならずミトコンドリアの重要な栄養素であるコエンザイムQ10も激減させます[78]。これはミトコンドリアにとってよくないことで，低エネルギーの問題や酸化ストレスを引き起こしてしまうかもしれません。

　慢性的な炎症もまた自閉症ではもっと一般的なことかもしれません。炎症は外傷や感染に対する正常な反応で，直接の危険と闘ったり，組織を修復したりするために体が必要とする特別な資源を動員するものです。しかし，私たちの多くにとっては，炎症がひとつの生き方になってしまっています。それを止める

方法はわかりません。慢性炎症は細胞を混乱させるもので、肥満や心疾患、癌、糖尿病、自己免疫の問題などの引き金となります。それは腸や鼻、皮膚、肺、エウスタキオ管（中耳から喉へと分泌物を排出する）やその他の部位のリンパ組織の腫脹を引き起こします。そうなると体調がすぐれず、流れが淀んで感染がはびこる場所を作り出すことにもなります。

　例として、炎症によって耳の中で何が起こるのかを見てみましょう。エウスタキオ管の内面を被う組織が腫れると、液体が中耳の中に閉じ込められてしまいます。夏の水たまりが蚊の繁殖場所になるのと同じように、この液体プールは感染を引き起こすウイルスや細菌のたまり場になってしまいます。（今度、赤ちゃんが横になって瓶からミルクを飲んでいるのを見たときには、それが排出管からミルクが逆流する原因になるということを思い出してください）。健康な子どもならばおそらく援助なしに感染を撃退することができるでしょう。耳の感染のおよそ90％は薬物療法なしに自力で治ってしまいます。しかし、Th1の機能が弱っている子どもは闘うために助けが必要です。感染に打ち勝つのに抗生物質が役に立つかもしれませんが（それがウイルスではなく細菌によって引き起こされたものならば）、抗生物質は腸内のよい細菌までをも殺してしまい、リンパ組織の腫脹のもともとの原因は治療しないので、感染がぶり返すことになりがちです。これはもうひとつの悪循環です。

> **注目の研究：炎症刺激**
>
> 自閉症の子どもでは「炎症促進性」サイトカインと呼ばれる免疫物質が過剰で，「抗炎症性」サイトカインは少なすぎるようです[79]。カリフォルニア大学デイビス校 MIND 研究所のポール・アシュウッドが率いる研究で，自閉症の子どもではサイトカインの全体像が定型発達の子とは違い，より多様な炎症促進性をもつことが示唆されています。最も多くの炎症促進性のサイトカインをもつ子どもは最も退行性自閉症［訳注：正常に発達したのちに自閉症の症状が現れるもの］になりやすく，最も行動上の問題をもちやすいことを彼らの研究は見出しました。もし彼らの見解が正しければ，それは 2 つの重要なことを示唆しています。すなわち，免疫の問題が直接に行動上の問題につながりうるということと，退行性自閉症は免疫の障害のサインかもしれないということです。2008 年の調査でカリフォルニア大学デイビス校の研究者たちは，自閉症の子どもの血中免疫グロブリン（細菌やウイルスの感染を防御する抗体）が発育遅延や定型発達の子どもに比べて低値であることを見出しました。また，子どもの血中の免疫グロブリンが低いほど，行動上の問題が多いということも見出しました。

クリスタルの炎症の変化

最近，クリスタルはひどい風邪をひき，咳で眠ることができませんでした。カリーヌ医師はクリスタルに抗生剤を使いたくなかったので，代わりに短期間のプレドニゾン（炎症を治療するのに使われるステロイド）を処方しました。

ネルが言うには，その 5 日間はまるで別の子どもになったかのようでした。クリスタルはしゃべり続けました。あまりにも

しゃべるので,「彼女の頭が爆発してしまうのではないか」とネルが心配したほどです。クリスタルはダイニングの窓に飾る冬がテーマのジェルについておしゃべりしていました。北極グマのジェルはとても白くて,まるで雪のようだ,ということについて。その他のジェルがどんなに明るい色をしているかについて……。そして彼女は,誰からも教わっていないことを話し出しました。それは今までには決してなかったことでした。「その内容は,意味が通っていて,自然でした。彼女は周囲のことをとても詳しく語りました。アイコンタクトと関わりがいつもよりたくさんありました。まるで彼女が世界の一部になったみたいでした」とネルは言います。

　残念なことに,そこで起きたことはプレドニゾンの服用が終わると消え去ってしまいました。それはカリーヌ医師があらかじめ説明した通りでした。プレドニゾンは,このような時間を引き延ばすために飲むような薬では決してありません。それでもカリーヌ医師とネルは,炎症がないときにクリスタルの脳にはどんなことができるのかを垣間見ることができたのです。これは,高い機能の脳が「そこに」あるのに機能が妨害されているということを示す,もうひとつの逸話です。最近,カリーヌ医師はクリスタルが飲むクルクミンの一日量を3倍にしました。プレドニゾンの時に見られたのと同じ抗炎症効果をプレドニゾンのようなリスクなしに生み出すのを狙ってのことです。クルクミンはターメリック(ウコン)から作られる明るい黄色のスパイスで,ショウガと関連があり,何世紀にもわたって生薬として用いられてきました。クルクミンは現在,癌やアル

ツハイマー病の治療法としての可能性が研究されています[80]。というのも,クルクミンには今後に期待できそうな抗酸化作用や抗炎症作用があるからです。現時点ではまだ,クリスタルがこれにどのように反応するかを判断することはできません。

あなたにできること

 胃腸や免疫の問題は日常の選択に多くの影響を与えます。免疫系や消化器系をより健康にするために,食事や有害物質,微生物,ストレスに関してあなたにできることを次に紹介します。

食　品

質の高い食品にこだわりましょう
 第1章で紹介したカレブは,母親が家族の食事をすべてオーガニック食品に変え,加工食品や食品添加物をすべて除去したときに大きな変化を遂げました。あなたが他のどんな方法を試みるとしても,たくさんの果物や野菜からなる高栄養素密度の食品を中心に据え,白いパンやクラッカーのような単純糖質や,多くの,あるいはほとんどの包装された食品やお菓子などのジャンクフードは避けることが重要です。あなたのお子さんの免疫系は,摂取可能なあらゆる質の高い抗酸化物質や植物栄養素を本当に必要としているのです。

食事日記に腸と免疫の症状を書き加えましょう

いま、食品のことを話題にしているので、第2章で紹介した食事日記に戻って、腸と免疫の問題についてもっと詳細に、他の観察結果とともに書き加えましょう。パターンを探してみましょう。お子さんが特定の食品を食べたとき、かんしゃくやイライラや睡眠の問題が増えているでしょうか？ お子さんがとても欲しがる食品についてはどうでしょうか？ 食品中毒のようになり、異常に欲しがるのは、隠れたアレルギーのサインであることがよくあります。異常に欲しがる様子が現れたときに見られる行動はあるでしょうか？

たとえはっきりと目に見えなくても、胃腸に問題があるのかもしれません。時には、イライラや、夜間の覚醒、説明のつかないかんしゃく、拒食、頭を打ちつけるしぐさ、自傷行動、繰り返しお腹を押さえる仕草などが、胃腸の問題を示す唯一のサインである場合もあります。

医師と相談して行う検査

栄養学的評価

基本的な栄養状態の評価として、年齢に応じた体重や身長、頭囲の成長曲線を見て、基礎的な栄養必要量を調べるのもよい考えです。

アレルギー・テスト

皮膚テストが最も鋭敏ですが、いつでも実施可能とは限りま

せん。いわゆる RAST（radioallergosorbent，放射線アレルゲン吸着）検査は感度では劣りますが，食物を食べるのではなく血液を分析するものなので，危険なアレルギーが疑われるときには意義があります。しかし，RAST テストはすべてをとらえるものではありません。もしもあなたのお子さんのテスト結果が陰性で，それでもなお消化器の問題が疑われるときには，血清免疫グロブリン G_4 の値を測定すると役に立つかもしれません。

アレルギーのための除去食と食物負荷試験

除去食と食物負荷試験は，おそらく食物アレルギーを明らかにする最良の方法です。たとえほんの 1，2 種類の食品について調べたいだけで，自分でできそうであっても，これは一般的には医学的指導のもとで行われるものです。数種類以上の食品を同時に除去しようとするなら，医師か栄養士に加わってもらい，試験中に栄養不足にならないようにしてください。試験の期間中は疑わしい食物を完全に除去することが重要です。隠れた成分が紛れ込んでいないか確かめるために，食品のラベルをよく読み，レストランでは質問をする必要があります。また，はっきりとした情報がない成分にも疑いの目を向ける必要があります。例えば，「加工野菜タンパク（modified vegetable protein）」という言葉が多くの包装された食品に記されていますが，そのタンパクが何に由来するのかはわかりませんし，その原料はしばしばグルテンや大豆などのようにアレルギー性です。

セリアック・テスト

セリアック病のスクリーニングの中に，栄養や免疫，遺伝のリスクの指標を見る血液検査を含めてもよいかもしれません。侵襲的な検査［訳注：小腸生検のこと］をしてセリアック病であることがはっきりと確かめられない限り，多くの医師はグルテンフリー・ダイエットを勧めないかもしれませんが，私個人としては，たとえ違っていても用心する方を選びますし，症状がそこまで悪くならないうちにリスクを減らすよう試みます。（もし子どもにセリアック病があったら，親や他の家族も同じ病気であることが多いので，検査を受けることを考えた方がよいかもしれません）

腸透過性試験

ラクツロース・マンニトール・テストは腸の透過性，すなわち消化が不完全な食物に対して腸壁が（細菌やウイルスに対するのと同様に）バリアとして働く能力をチェックするものです。「腸管壁浸漏（leaky gut）」という語は，大きく誤解されていて，これを深刻に受け止めない人が多いのですが，自閉症の人は一般の人と比べて腸の透過性の問題がはるかに多いことを示す証拠が出されています。ある最近の研究によると，定型発達の子どもでは腸の透過性の亢進が見られたのは5％にも満たなかったのに対し，自閉症の子どもでは37％近くも見られました[81]。これらの子どもたちはグルテンフリー・ダイエットをすることで腸の透過性が正常レベルに近づきました。

興味深いことに，自閉症の子どもの親の20％以上にも，腸

の透過性の問題が見られました。

消化管の精密検査

　最後にとても重要なことですが，もしもお子さんの消化管の問題が通常のやり方ではすっきり解決しなかったら，あるいは最初から問題が深刻だったならば，消化管の精密検査を求めることもできます。問題がありふれていて，食事の改善で解消する場合もありますが，時には子どもが潰瘍や感染，あるいは寄生虫さえももっていて，見つけ出して直接治療することが必要な場合もあります。自閉症治療ネットワークや，最近になってアメリカ小児科学会が発表した自閉症における消化管問題に対する指針のおかげで，自閉症の子どもにこうした検査をしてくれる小児消化器科医を探すことはより容易になりつつあります[82]。

食　　事

自己制限的な食事パターンに注意しましょう

　自閉症の子の多くは，ある食物を拒絶したり，またある食物を強く求めたりします。「ベージュ・ダイエット」と呼ばれる，小麦と乳製品だけで作られているような食事がよく好まれます。私のある友人の息子は，塩味のクラッカーとサワークリームだけで何年も生活していました。両親が彼のレパートリーにフィッシュスティック（切り身魚のフライ）を加えさせることができたときには彼らも感激しましたが，もちろんこれも主に

パンと脂肪から成るものです。健康的な食事とは言えません。

食事のこと

クリスタルの話からわかるように，そしてまた，カレブやアナ・トッドやその他の何千何万もの人々の話からもわかるように，子どもの食事を変えることは自閉症の症状に強い影響を及ぼします。これがすべての人に有効なわけではありませんが，自閉症に関しては，すべての人に有効な方法などありません。このやり方を真剣に考慮するに足る確かな研究と科学的な理由がいくつかあります。これがうまくいくと，確かに成果が促進されるのです。

もしも食事療法を試みてうまくいかなかった場合，考えられる理由は4つあります。

1. その食事法があなたのお子さんに合ったものではない
2. やり方が不正確で不十分
3. 実行した期間が足りない
4. よいやり方だけれども，その効果を打ち消してしまうような他のアレルゲンや有害な食物を取り除けていない

同じことが調査研究に関しても言えるということを覚えておいてください。食事の厳密さや一貫性が少しでも損なわれれば，研究結果は信頼のおけない，意味のないものになる恐れがあるのです。グルテンとカゼインの影響を調べるためのよい研究とは，これらのタンパクをどのような形でも一切含まない食事を，

少なくとも3カ月から6カ月は（長ければ長いほどよい）食べさせるもので，摂取を再開するのはそのあとでなくてはなりません。

　食事療法はまだ自閉症では否定的な意見の多い話題ですが，その状況は今後変わっていくと私は予言しておきます。注意欠如多動性障害（ADHD：attention deficit/hyperactivity disorder）では，食事療法は今や主流となっています。ランセット誌の最近の論文では，制限除去食で子どもたちの行動が改善されたことが示されていて，著者たちは「厳密な指導を受けた制限除去食は，ADHDが食事から引き起こされているかどうかを評価する有効な方法である」と述べています[83]。そして，当然のことですが，ある特定の食事法が与える影響は人によって異なっている可能性があります。

　カレブの場合と同様に，多くの家族は食事療法の最中に劇的な変化を目撃することはなく，除去していた食品を再開して悪化するのを見てはじめて，変化が起きていたことを知ります。そこで彼らは振り返り，わが子が何週間も何カ月もかけてゆっくり改善していたことに気づくのです。もし，あなたもしばらくの間，本格的な食事の変更を試してみたならば，お子さんのこだわりが減り，すぐに切れたりしなくなっていることに気がつくかもしれません。このふたつは，まさに生活や学習をずっと楽にしてくれるものなのです。

砂糖を避けましょう

　このことは何度言っても言いすぎではありません。砂糖は

ジャンクフードです[84]。砂糖は悪玉菌にエサをやるだけでなく，不注意や衝動性，不適切で思慮のない行動を助長し，炎症を促進し，感染への抵抗力を弱め，その他のあらゆる行動上の，学習上の，そして健康上の問題を悪化させるという証拠があります。細胞の健康にとっては明らかな悪でしかありません。

小麦と乳製品，グルテンとカゼイン（そしてデンプン！）

グルテンフリー・カゼインフリー（GFCF）・ダイエットは，自閉症の症状の減少を助ける方法としては，最も有名なものです。GFCFSF（SFとはソイ［大豆］フリーのこと）もまたよく知られています。すでに述べたように，これらの食事に伴って起こる可能性のある神経学的な問題，免疫学的な問題，その他の健康上の問題に関しては，科学的な研究が存在します。カロリーの大部分を小麦と乳製品から摂っている人がこれらの食物を食べるのを止めたときには，まるで薬を止めた中毒患者のように，離脱症状が起こることがあります。ある2歳の男の子は，私が会う前に両親が食事療法を開始しました。2週間，GFCFをうまくやり遂げたところで，彼はアイコンタクトをとり始め，それまでしゃべらなかったのが片言を話し始め，皮膚の湿疹がなくなりました。しかし，その後で彼は突然に逆戻りしてしまいました。家族は食事法を厳密に守っていたので，なぜそうなってしまったのかが全くわかりませんでした。しかし彼が床をはって猫のエサを食べているのを見てわかりました。エサには小麦と乳製品が含まれていたのです。

一度にすべてをやろうとして「いきなり断つ（cold turkey）」

方法をとる家族もあります。彼らは準備をして家族全体で食事療法に取り組むのですが，そうすれば子どもが家の中で禁止された食品に誘惑されることがないので取り組みやすくなりますし，しばしば他の皆もより健康になります。また，ゆっくりと一回の食事（例えば毎日の朝食）からグルテンとカゼインを取り除き，数日待って昼食からもそれを除去し，その後で夕食，という具合にやっていくことでうまくいく家族もあります。

お子さんが食べる食物が多様でバランスの取れたものであるならば，この食事法は安全です。高栄養素密度のレインボー・ダイエットやケイブマン（石器時代人）・ダイエット（加工されていない肉，野菜，果物，魚など，石器時代人が入手できたであろう食べ物を食べることで，畑で採れた穀物や砂糖や加工食品は含まない）の方向に食事を向けることは，あなたが目標を達成し，加工されたジャンクフードを遠ざけるうえで役に立つでしょう。そうすれば，以前の不健康な食物をまた欲しがって振り返るのではなくて，あなたにとってよい食物を探すことが楽しみにもなるでしょう。GFCFについては，知識の豊富な専門家（医師や栄養士）や書籍，サポートグループなどから助けを得ることができますが，高栄養素密度，野菜中心で加工されていない肉類を含む食事法についてもしっかりとした指導を求めてください。

どんな方法をとるにせよ，グルテンをやめる代わりに，「グルテンフリー」でジャンクな食べ物を摂るのだけはやめてください。もし代わりに食べるのが，砂糖と精製された低栄養価のデンプンがたっぷりで，しっかり加工されているものであるな

ら，それもやはりジャンクフードなのです。そのような食物はお子さんの腸内微生物の問題を悪化させることさえあります。グルテンフリーの製品を時々食べるのは悪くないかもしれませんが，それよりもクッキーやサンドイッチを食べる習慣自体をやめた方がよいのです。その方が，お子さんが隠れ食いの誘惑を感じることもないでしょうし，クリスタルの祖母が誤ってグルテンフリーのものだと思い込み，パンを与えてしまったときのような問題を避けることもできるでしょう。（クリスタルは3切れのパンをガツガツ食べて発作を起こし，その夜を病院の救急室で過ごすことになりました。グルテンがその引き金を引いたのかもしれません）

　グルテンとカゼインを取り除いた食事を一定期間続けてみましょう。グルテンの場合は，システムからグルテンがなくなって腸壁が修復されるまでに，3，4カ月かかります。明らかな改善が見られたならば（あるいはお子さんが隠れ食いをしてひどく具合が悪くなったならば，悪くなる前に何かが作用していたというサインなので）あわててグルテンの再開を試してみる理由は何もありません。もしも食べることを試してみたいのなら，特定の食物を少量だけ再開して，何が起こるかを見てください。日記で注意深く経過を追ってください。お子さんの行動や睡眠パターン，そして消化器系に関するあらゆる変化に注意を払ってください。時に悪化はすぐに起こるのではなく，何週間もかけて起こることがあります。

　牛乳となると，また話は別です。牛乳の問題点に関する簡単なまとめは，*Oski's Pediatrics*（オスキー小児科学）の著者で

ある故フランク・オスキー医師の *Don't Drink Your Milk*（邦訳:『牛乳には危険がいっぱい？』東洋経済新報社, 2003）という短い本に記されています[85]。ほとんどの人の体は小児早期以降にミルクを飲むようにはできていない、と彼は主張しています。さらにオスキーは、牛がみな同じように育てられているわけではないという事実を論じています。50～60年前、アメリカ人が飲む牛乳は小型で茶色のガンジー牛かジャージー牛のものでした。その後、酪農家たちは、ミルクを絞りやすい大きな乳房をもっているという理由で、より体の大きい白と黒のホルスタイン牛へと移行します。しかし、フリージアン（ホルスタイン）の乳は化学的に異なっていて、タンパクやカルシウムやオメガ3脂肪酸がガンジーやジャージーのものに比べて少ないのです。そのうえ、アレルギーを起こしやすい別のタイプのカゼインを高濃度に含んでいます。

さらに、牛は抗生物質を与えられていますし、牧草中心でない穀物中心のエサはミルクの中のビタミンを激減させるかもしれませんし、また、食物への過敏性を引き起こすかもしれません。おまけに、ミルクが低温殺菌されると、悪い細菌と一緒によい細菌までもが一掃されてしまいます。

食事療法：特定炭水化物ダイエット

これはグルテンのみならず、デンプンも除去する食事法です。その標的となるのは、糖質を好む腸内微生物です。GFCFダイエットに失敗した人の中には、このさらに進んだやり方でかなりうまくいく人がいます。（詳しくはこのあとの「微生物」の

節をご覧ください)

その他の食物過敏性

お子さんが全く予想外のものや奇妙なものに対して過敏性やアレルギーをもっている可能性を見過ごさないようにしましょう[86]。私が知っているある母親は,グルテンフリー,カゼインフリー・ダイエットを数カ月続けた後で,はじめて息子がコーン不耐性ももっていることに気がつきました。コーンを除去したら,子どもの便をなすりつける行動がやんだ,と報告した親御さんも何人かいます。また,大豆の消化に問題がある子どももいます。そして,ホウレンソウやケール,アーモンドなどの食品に自然に含まれているシュウ酸を処理できない子どももいます。彼らの体はこの酸を分解することができないらしく,その結晶は腸を刺激して透過性の亢進をもたらします。

コーン不耐性の息子をもつ私の友人が言うには,彼女自身が訓練を受けた科学者であっても,問題の食物を探し出すときにはシャーロック・ホームズにならなければ,と感じるそうです。それはまさに試行錯誤であり,本気で観察することだ,と彼女は言います。息子の空手の先生が,練習中に集中していたと褒めてくれたとき,彼女はその2,3日の間に彼が何を食べていただろうかと考えました。彼の行動が逆戻りしたときも,同じことをしました。頬や耳が赤くなっていたり,瞳孔が開いていたり,眼の下にクマができていたりしたら,彼が何か食べてはいけないものを食べていたことがわかりました。そのような食べ物のうちの何を食べたかに関わりなく,彼の顔と皮膚は同じ

反応を示しました。しかし興味深いことに、食べ物が違えば、それによって起こる行動は違っていました。コーンを食べると彼はベッドを濡らしたそうです。「そんな時、彼は一晩に2, 3回、大量のオネショをしました。青の食用色素でも同じことが起こりました。それに対して、赤の食用色素は小麦に似ていました」

特定の食事療法を何年か続けていると、食物過敏性がなくなる場合もあるので、その食物を再開できるかどうか、数年ごとに再テストすることを考えてもよいかもしれません。

牧草で肥育された牛の肉

牛は、穀物ではなく、草を食べるように進化しました。牛に（コーンなどの）穀物を与えると、人間で言うところの「胸やけ」を起こし、ガスが発生します。この状態は「牛の成長を助けるために」抗生物質で治療されますが、おそらく穀物が牛の腸内の微生物を混乱させるので、それが必要になるのでしょう。アメリカで製造される抗生物質の約4分の3は畜産で使用されていて、動物がそれを排泄すると、私たちが使用する水の中にそれが入り込みます。こうした行いはヨーロッパの多くの国々で禁じられています。穀物による家畜の肥育は、石油を原料とする大量の農薬と化学肥料を必要とします。それは現在の経済における問題のひとつとなっていますし、汚染を引き起こし、土壌から重要なミネラル分を奪ってしまいます。穀物育ちの肉は、通常、大量の抗生物質とホルモンを与えられた動物のものです。行きつけのスーパーマーケットで牧草育ちの肉を注文すること

はできますし、地域の農家の直売店に行って、地域産の牧草育ちの肉を定期購入する契約を結ぶこともできます。お金はかかりますが、一般的にずっと質のよいものが手に入ります。

偏食への対応

もしもお子さんが極度の偏食家で、ごく限られたものしか食べないのであれば、次のことを疑ってみてください。そのような強度な食物嗜好の陰には、腸に関する問題やアレルギー、あるいは歯科的な問題が隠れていることが多いのです。そうなると、あなたがシャーロック・ホームズの帽子をかぶる番です。あらゆるデータを集めてください。お子さんが気難しくなるのは栄養面での問題のサインかもしれませんし、アレルギーや、食物への嗜癖を示しているのかもしれません。お子さんの食事の幅を広げてみてください。食感が問題なのであれば、栄養価の高い食物をいろいろと試してみて、合うものを探してください。肉や乳製品、豆類、カボチャの種などに含まれ、処方箋不要のサプリメントとしても手に入る亜鉛は、味蕾(みらい)の機能の改善を助け、子どもたちに新しい食物への興味をもっともってもらうようにすることができます。行動訓練も子どもたちが新しい食物を受け入れる助けになります（これは第7章で扱います）。

消化酵素

食事の始めに消化酵素のカプセルを飲むとうまくいく子どもたちが多いようです。この観察結果が科学的に正しいかどうかを確かめる臨床試験が現在行われています。子どもによってど

の酵素の補給が必要なのかが違っている可能性があるので、その結果は複雑なものになるかもしれません。

もしもあなたがGFCFのような除去食を実践しているのだとしたら、消化酵素はそれを厳格に行うことの代わりになるものではありません。問題となる食物を標的とした酵素を摂取するからという理由だけで、除去している食品を結果も確かめずに再開してもよいとは考えないでください。

免疫を支えるサプリメント

多くの炎症経路を落ち着かせるのを助けるクルクミンのほか、免疫の健康に重要なサプリメントとしては、魚油(オメガ3脂肪酸)、ビタミンD、ビタミンA、亜鉛などがあります。これらはどれも量的に少なすぎたり多すぎたりしがちなので、経験豊富な専門家からの指導を受けてください。

つまるところ、子どもの食事を変えることの中には、多くの推測や実験や不便さが含まれているのですが、しかしそこには明白な基本原理があり、それと引き換えにとても大きなものを得られる可能性があります。

小麦を取り除くことでクリスタルが大きな成果を得たあとの乳製品を除こうとする試みは、いばらの道のようでした。彼女にはまだ多くの自閉症症状があるので、主治医は乳製品抜きでやってみることを勧めたのですが、カゼインフリーを始めて1、2カ月後に、彼女の行動と健康状態は急激に悪化しました。彼女は一時肺炎になり、時間が経つにつれもっともっと「自閉的」

になったようだった, と母親のネルは言います。約3カ月後に, クリスタルの両親は乳製品を再開しました。

毒　素

あなたのお子さんは「平均的」な人よりも毒素にずっと反応しやすくなっている可能性が高いので, これはとりわけ慎重に取り扱う必要があります。ある人にいったん過敏性と脆弱性があらわれると, それ以降の曝露は, サン・アントニオのテキサス大学健康科学センターのクラウディア・ミラーが言うところの「TILT」(Toxicant-Induced Loss of Tolerance, 毒物因性耐性喪失) になるリスクを高めることになります[87]。簡単に言うと, 免疫系がより多く反応すればするほど, ますます反応性が高まるということです。次に, あなたにもできそうなことを紹介します。

可能な限り有機栽培のものを食べ, 農薬を避けましょう

もし購入することが可能ならば, 普通に栽培されたものよりも有機食品の方が望ましいでしょう。皮も食べる果物や野菜ならばなおさらです。残留農薬はあなたのお子さんの健康や行動, 脳のためによくありません[88]。

ホルモンと抗生物質を含んだ肉を避けましょう

あなたのお子さんは, 一般的な方法で肥育された家畜に与えられた, ホルモンや抗生物質に影響を受けたシステムの中で,

微妙にバランスを取っているのかもしれません。これらのものを含まない生産物を探した方がよいでしょう。有機生産物を売っている食料品店ならそうしたものを扱っているかもしれません。有機農場産の牧草育ちの食肉ならば，一般的にホルモンや抗生物質を含んでいないでしょう。

ダーティ 12（農薬の濃度が最も高い。可能ならば有機食品を買いましょう）

リンゴ類	ブドウ類（輸入品）
セロリ	ピーマン類
イチゴ類	ジャガイモ類
モモ類	ブルーベリー類（米国産）
ホウレンソウ	レタス
ネクタリン類（輸入品）	ケール／コラードの若葉類

クリーン 15（農薬の濃度が最も低い）

タマネギ類	マスクメロン類（米国産）
スイート・コーン	キウイ類
パイナップル類	キャベツ類
アボカド類	スイカ類
アスパラガス	サツマイモ類
スイートピー類	

［訳注：スイートピーのマメには毒性があり，注意が必要］

グレープフルーツ類	マンゴー類
マッシュルーム類	ナス類

出典：環境ワーキンググループ www.foodnews.org/executive.php

グルタミン酸ナトリウムや，ニュートラスイートやイコールで使われているアスパルテームなどの興奮性毒素を避けましょう

[訳注：ニュートラスイート，イコールはいずれも人工甘味料の商品名]

食品に含まれる興奮性毒素，その中でも特にアスパルテームとグルタミン酸ナトリウムを避けることが賢明であり，重要であると私は考えます。これらの化学的食品添加物は，あなたのお子さんがとりわけ悪影響を受けやすい酸化ストレス・サイクルを増悪させます。これらは，特に次章で説明するような脳の問題を引き起こしうるものなのです。

人工的な成分，食品添加物，食用色素を避けましょう

長年，食用色素は安全であると保証されてきましたが，信頼できる研究によると，今では発達的な脆弱性をもった子どもが食用色素にさらされると，明らかな影響があることがわかっています[89]。ヨーロッパでは厳格にラベルに記載する政策に向かっており，米国でもその議論がなされています。食事日記に記されたお子さんの行動を注意深く追跡しましょう。そして，つい日記に書くのを忘れてしまいそうな，銀行で配られる無料のペロペロキャンディの中の食用色素が与える影響のように，細かなことまでしっかりと観察しましょう。カリスマ的な食の指導者，マイケル・ポランの基本的なルールは，自分では調理に使わないような材料が入った食料は避ける，というものです[90]。例えば，あなたの台所の棚にキサンタンガム［訳注：食品添加物の一種］がない以上，夕食の中にもそれが含まれていてはならない，ということです。もうひとつの実行可能な大まかな

ルールは,「自分が発音できないものは食べない」ということです。もしもそれが長くて複雑な化学名をもつのなら,それを食べるには本当に正当な理由が必要ですし,そうでなければ食べるのはやめましょう。

大きな魚を避けましょう

大きな魚はより小さな魚を食べるので,体の中に毒素が蓄積されます。マグロなどの大型の魚は,食物連鎖の最上位に位置しており,水銀やその他の毒素の濃度が特に高いのです。水銀は免疫毒素のひとつで,存在する可能性のあるあらゆる自己免疫傾向を悪化させます。ジョンズ・ホプキンス大学のエレン・シルバーゲルドらは,マウスを使った実験で,一週間にわずか一缶に相当する量のツナ(マグロ)を摂取しただけで,ループス(狼瘡)の症状を悪化させるには十分であることを見出しました[91]。低い濃度の水銀であっても,サイトカイン・シグナル伝達経路を混乱させて免疫系に影響を及ぼし,感染症や自己免疫疾患により罹りやすくする恐れがあると彼らは述べています。

食料品店で魚を買うときの簡単な目安を言うと,その魚に口と尾がついていたら,それは小さい魚だということです。もしも,丸い切り身の上方に背骨があって,左右にステーキのような形の分厚い身がついていたら,それは大きくて長い魚の輪切りです。

微生物

「悪玉菌」を兵糧攻めにしましょう

単糖類やデンプンを避けましょう。これらは不健康な微生物にとってのエサとなり，持続的で異常な腸内微生物の生態系に貢献するものです。大体において，それらは重要な栄養素や繊維にも乏しいのです。ひよこ豆のように，デンプン質の多い豆類も避けましょう。

特定炭水化物ダイエットは，すべてのデンプン質炭水化物を避けるもので，もともと潰瘍性大腸炎とクローン病の人のために考案されました[92]。そこでは穀物の代わりにナッツの粉が用いられます。この食事法では，自家製のヨーグルトやハチミツが許可されていますが，自閉症の人の中には乳製品に不耐性の人や，ハチミツを好む「悪玉腸内菌」をもっている人もいます。このダイエットのレシピのいくつかは，ケイブマン・ダイエットやレインボー・ダイエットにうまく取り入れることができるかもしれません。

「善玉菌」をサポートしましょう

不消化性の繊維は野菜や豆類に豊富に含まれています。私たちの腸は繊維分の多い食事に合わせてつくられています。こうした繊維は発酵して健康な免疫機能を支える物質に変わります。一方で，健康的な繊維が少ない食事は，クロストリジウムのような不健康な細菌の繁殖を促進します。

発酵食品について学びましょう

ザウアークラウトやケフィール，リンゴ酒，多くのチーズ類，そして「本物」のサワードゥ・ブレッドなどのような自然発酵食品は，腸内微生物のバランスを健康に保つプロバイオティックな有機物質のすぐれた供給源です[93]。ほとんどすべての文化に発酵食品を食べる伝統があります。工場生産の食品の大部分は発酵なしに作られますが，それはこの過程にコストがかかるからです。

プロバイオティクス

研究結果が完全に一致しているわけではないのですが，プロバイオティクスが健康な免疫系を築くのを助けるというデータが蓄積されつつあります。これらは食品の中に含まれるものを食べるのが理想的ですが，粉末を食品や飲み物に混ぜたり，カプセルに詰めたりしたものを摂取しても，丈夫な消化器系を築く助けになります。ただ，子ども向けに売られているような甘味をつけたヨーグルトには注意してください。ヨーグルトに添加された砂糖が悪玉菌にエサをやり，プロバイオティクスの効果を打ち消して役に立たないものにしてしまいます。プレーンヨーグルトを生のベリーと合わせたり，スムージーに入れたりして食べた方がずっとよいのです。

抗生物質などの腸内微生物を殺す治療を受けている最中やその直後に，プロバイオティクスのサプリメントを摂ることも役に立ちます。プロバイオティクスは，それ自身の力だけで腸内環境を永続的に改善することが示されているわけではありませ

ん[94]。それはおそらく、食品の一部として摂取されたときに一緒にある成分がそこには含まれていないからでしょう。プロバイオティクスは高栄養・高繊維食の支えがあることで、より効果的に働くのです。アメリカ小児科学会のプロバイオティクスに関する2010年12月の報告によると、プロバイオティクスは重症の免疫不全や慢性疾患を除くすべての子どもにとって安全なものです。さらなる研究が必要ですが、プロバイオティクスは少なくとも健康な子どもの胃内のウイルス治療や、抗生物質に関連する下痢の予防には中程度に効果的である、とこの報告は結論づけています。この報告によると、プロバイオティクスは過敏性腸症候群や慢性潰瘍性大腸炎、乳児疝痛にも効果を発揮する可能性があるけれども、癌やクローン病に対してはそうではない、ということです。

ホメオパシー

カレブやアナも含め、この本に登場する患者さんの何人かは、ホメオパシーのレメディが役に立ったと言っています。

ホメオパシーのレメディは、体を（特に免疫系を）刺激して慢性感染などの事態に反応させ、それによって適切な反応の仕方の再学習を可能にする、とされています。これは、もしも最初に少量の曝露を受けたならば、体は多くの事柄への対処を学ぶことができる、という考えに基づいています。ほとんどの科学者は、そのような極度に希釈された治療薬が何らかの影響を与えうるとは考えられない、と言ってホメオパシー医学のことを否定しています（多くのホメオパシー治療薬は極度に薄めら

れているわけではないのですが）。

　この治療を受ける前にあなたに知っておいていただきたいのは，これらのレメディはほとんどの場合リスクが低く，費用も少ないか中程度ですが，その効果がしっかりと証明されているわけではなく，それぞれの治療者の哲学も受けてきた訓練も実にさまざまである，ということです。

日記で感染の経過を追いましょう
　食事や睡眠，行動，その他のことと一緒に，感染と発熱についても必ず日記に記すようにしましょう。感染は免疫系，代謝，毒素，そしてエネルギー産生系と複雑に相互作用を起こす可能性があります。もし一定のパターンが見えたならば，それはあなたや主治医にとって，何がお子さんの自閉症を引き起こし，複雑なものにしているのか，そして何が役に立ちそうなのかを知る有力な手がかりになるかもしれません。

ワクチン接種

　ワクチン接種は，ポリオや麻疹，髄膜炎のように危険な感染症の害に対する最も強力な防御のひとつです。これは私たちがもつ防御法としてはベストのものです。その有効性は人口の大部分が参加するかどうかにかかっているので，ワクチン接種は自分の健康を守るためであり，社会の健康を守るためでもあります。

　また，感染は体に入った微生物だけではなく，その人の健康

状態にも影響を受けることがわかってきました。それが意味するのは、感染の深刻さの度合いは、遺伝子や代謝や免疫系、毒素への曝露や腸内微生物に影響を受け、同様に、どれだけちゃんと食べているか、どれだけ眠っているか、どれだけストレスを受けているかにも影響を受ける、ということです。

これに照らしてみて、子どもがワクチンに対してもろく傷つきやすいかもしれない、ワクチンを打つと大変な状態になるかもしれないという親御さんたちの心配は、どのように理解することができるでしょうか。ワクチンを打って間もなくして、子どもがしゃべるのをやめ、自閉症的行動を見せ始めた、という親御さんたちがいます。自閉症の症状が最初に現れるのは1歳から2歳の間であることが多く、それがたまたま最も頻回に注射が行われる時期に重なることを考えると、これは偶然の一致なのかもしれませんし、あるいは遺伝的、代謝的、免疫的な脆弱性のサインととらえることができるのかもしれません。

分子遺伝学と免疫学の長足の進歩により、ワクチンに対する有害反応のリスクを高める個人的な特徴がわかりつつあります。ミネソタ州ロチェスターにあるメイヨー・クリニックの研究者たちは、ワクチノミクス（vaccinomics, 個人に合わせたワクチンの開発）やアドバーソミクス（adversomics, ワクチンの有害反応における遺伝学的・免疫学的な基礎の研究）といった名前の新しい科学分野を発展させています[95]。これらの分野が生み出す知識によって、脆弱性をもった人々を彼らに最適なやり方で危険な感染症から守れるような、科学的根拠のある援助法を生み出すことが最終的には可能になるかもしれません。

それまでの間は，私たちは今得られるものでベストを尽くさなければなりません。私はワクチン接種を強くお勧めします。とは言うものの，自閉症やその他の既知の，あるいは目に見えない脆弱性をもった子どもたちが，現在のワクチンの実施法にどのように反応するのかに関するデータがもっと必要です。

　お子さんがワクチン接種を受けるときにあなたが抱く不安に対処するうえで，この本を通じてずっと私が提案し続けている方法を当てはめることができます。つまり，お子さんに力をつけ，リスクは取り除くか埋め合わせる，ということです。可能な限り最良の栄養素密度の高い食品を与え，健康を大きく損なうジャンクフードや毒素への曝露を避けましょう。それがあなたのお子さんの免疫系があるべきやり方で応答するための土台となります。アレルゲンへの曝露を避け，お子さんの腸を健康に保つこともまた重要です。

　また，もしもお子さんが病気や感染，発熱の最中でしたら，ワクチンの予約を取り直して，お子さんの状態がよくなってから接種することをお勧めします。そして，防腐剤が含まれていないワクチンを，もし可能ならば1回分のヴァイアル入りのものを頼み，一度にたくさんのワクチンを打たないようにすることが賢明だと私は考えます。病気やスケジュールのために接種の機会を逃したときには，2回分をまとめて注射するよりも，2回に分けて接種することを考えましょう。たとえ医療費の自己負担分が増えたとしても，2回分の予約を取りましょう。

　免疫系を強化するために，ワクチン接種に先立って，抗酸化物質や，N-アセチルシステイン（グルタチオンの産生を助け

る)，必須脂肪酸，プロバイオティクスなどを，いつもとは別にお子さんに与えることを考えてもよいかもしれません。もしも注射のあとで発熱したならば，アセトアミノフェン（例：Tylenol）［訳注：日本での商品名はカロナール］よりもイブプロフェン（例：Motrin, Advil）［訳注：日本での商品名はブルフェン］を使った方がよいかもしれません。というのも，アセトアミノフェンはグルタチオンのレベルを下げることが示されていて，免疫的な脆弱性や酸化ストレスを増す可能性があるからです。

もし疑問や心配があれば，どうかお子さんの主治医とそのことについて話し合ってください。ワクチンのスケジュールを厳格に守ることの重要性は理解できますが，たとえスケジュール通りにいかなかったとしても，全くワクチンを打たないよりは，ワクチンの間隔が長くなる方がはるかにましだと私は考えます。

ストレス

ストレスはあらゆることに悪影響を与えます。闘争 - 逃走反応により，消化のための血流が他に回され，腸の中で食物を送る蠕動運動の筋活動が遅くなります。ストレスは免疫系にも負担をかけ，炎症を助長し，感染への抵抗力を弱めます。あなたのお子さんにとっては，これらは大きな問題になりやすいので，ストレスにうまく対処することは免疫系の健康にとって特に重要です。

私がここで一番お勧めしたいのは，（それが，言うは易く行

うは難し，であることはわかっていますが）食べることがストレスになるのではなく，楽しみになる方法を見つけることです。私が知っているある母親は，息子さんに野菜スムージー作りの手伝いをさせました。彼はスムージーの食感に吐き気をもよおし，飲むことは拒んでいますが，触れることで野菜に興味をもつようになり，少しは野菜を食べるようになりました。今ではピーマンやキュウリ，そして以前ならば決して試そうとはしなかった種類の野菜も食べるようになっています。時間にゆとりがあり，後片付けの手間をいとわなければ，子どもと一緒に料理をすることは，子育ての，とりわけ週末の大きな楽しみのひとつになります。お子さんから，あるいはあなた自身から，この楽しみを奪わないでください。少なくとも，ともに過ごすことのできる良質な時間となります。うまくいけば，それは自立を助け，お子さんが新しい食物を試してみるのを後押しすることになります。

　次章では，遺伝子や食事，有害物質，微生物，そしてストレスがどのように脳の機能の仕方を変えるのかについてお話ししたいと思います。

> **覚えておいてください**
>
> - 免疫系と消化は自閉症において大きな役割を演じています。
> - 科学の爆発的な発展が腸・免疫・脳の関連を明らかにしています。
> - 腸内微生物は，私たちが思っていた以上に健康と病気にとって重要です。
> - 食事と栄養は，自閉症に対して本当に大きな変化をもたらすことができます。
>
> **これも覚えておいてください**
>
> - 腸と脳の関係，あるいは免疫系と脳の関係は，決して一方向の原因と結果のつながりではありません。
> - 腸や免疫の問題は，ひとりひとりみな異なっています。
> - ワクチン接種はとても危険な病気から身を守ることができます。

第5章

体が脳を修復する

　11歳になったある自閉症の少年は，熱が出ると長い文章をしゃべります。母親によれば，最近病気になったときに，「いつも3～4語しか使わないところで6～7語使った」ようなのです。ふだん彼は自分の好きな映画を見せてほしいときに，「お母さん，ティンカーベル」と言うのに，病気のときは，「お母さん，ティンカーベルが全部見たいよ」と言ったというのです。

　ボストンからやってきたある父親が，4歳の息子について同じようなことを話しています。病気になると，元気なときには使わないいくつかの複雑な文章を使うというのですが，熱が引くと，改善の多くも消えてしまいます。最近病気になったときに母親が彼に電話番号を教えました。数字は彼が元気になっても残りましたが，複雑な文章は消えてしまいました。

　同じようなことがオーレアリー家でもありました。6歳のジョーは，理解可能な言葉を何カ月もしゃべらなかったのです。発熱したときまでは。41℃の熱が出て，40℃以上が数日間続いたとき，突然『テレタビーズ』（彼女の好きなイギリスの幼児

番組)のテーマソングを口ずさみ,「ボブとはたらくブーブーズ」(原題：*Bob the Builder*) の歌らしきものを大声で歌ったのです。その熱が下がって1カ月ほどは,彼女のコミュニケーション能力は進歩し,動物を指して名前を言い,適切な言葉づかいができました。しかし,前回熱が出たあとは結局,後戻りしてまたしゃべらなくなったのです。

母親のキャサリーン・オーレアリーは,「(発熱から) わかったのは,言葉は実際 (彼女の中の) どこかにあるということです」と話してくれました。

親の話を聞くこと

何年もの間,親御さんたちが,わが子が熱を出している間は自閉症から抜け出しているようだと話したときには,その親御さんたちは頭がおかしいのではないかと思われていました。新しい言葉が出ても,それはまぐれ,偶然,もしくは親の空想とされました——結局,熱が下がるとそれが消えてしまったからです。

しかし,バルティモアのジョンズ・ホプキンズ・ブルームバーグ校公衆衛生学のローラ・K・カランと彼女の同僚は,こういった親の話を真剣に受け止めることにしました。彼女は30人の,発熱のあった自閉症の子どもたちを検査しました。小さな研究だったのですが,彼女は,子どもたちが発熱すると自閉症症状が弱まることを確認しました[96]。フェニールケトン尿症は,子どもがタンパク質を摂取すると精神遅滞となる病気なのです

が，食事が脳に劇的な影響を及ぼすことを示しています。つまり，発熱や他のきっかけによる短期間の改善が示すのは，自閉症による脳の「障害」は取り返しのつかないものではないということです。発熱などの事態によって脳の状態が変わると，自閉症がなくなってしまったかのように見えるのです。最終章でも同じような話があるのですが，小さなクリスタルがステロイド薬を飲んでいる間は，母親によれば「違う子どもになる」のです。一部の子どもたちは抗生物質でも一時的な改善を示したりします。

　私はこれらを自閉症治療に用いるべきだと提案しているわけではありません。そうするべきではないからです。しかし，それらが「自閉症」の本質的と思われている部分に変化をもたらす可能性があるというシンプルな事実は，脳は私たちが考えるように固定的に配線されたものではないのかもしれないということを示しています。

　遺伝子ではこういった素早い変化は説明できません。遺伝子配列は数時間では変わらないからです。もちろん，脳がすばやく構造変化を起こして，私たちが熱によって見たような変化を示すわけでもありません。代わりに私が提案するのは，研究の始めから私を支えてくれたものなのですが，自閉症は決まってしまって変えられない「形質（体質）」というよりは，変化しうる「状態」を示しているということです。何かで障壁が取り除かれたり，今まで働いていなかった経路がつながったりすると，変化が素早く起きます。もしも私たちが，何が障壁を生じさせ，またどうやってそれに打ち勝てばよいかを解明できたと

> ### 変化する脳
>
> 　脳が正常に働いていない場合は，医師が「脳症（encephalopathy）」と呼ぶ状態になっています。Encephalo は「脳」を意味し，pathy（症）は「病的状態」を意味します。脳症とは，「全体的な脳の機能不全」ということです。
> 　医学的には，自閉症は長らく「静的な（固定した）脳症」，つまり変わることがない脳の機能不全の一種で，生まれつきの欠陥のように考えられてきました。
> 　最近になって，より多くの脳神経科医や脳神経学者が，実際はより「動的な（変化する）脳症」だと考えるようになりました[97]。なぜなら，脳は実際に変化するからです。毎日異なっているし，最初の段階で刻印されたものではなく，時とともに創られるもので，改善もすればよくもなるのです。

したら，脳を助ける方法を見つけて，全人類がすべての潜在能力を発揮できるようになるかもしれません。

脳は体に依存している

　最近あなたが酔っぱらったとき，疲れてふらふらだったとき，もしくはひどい時差ボケだったときのことを思い出してみてください。あなたの脳はおそらくいつものようには働いていなかったでしょう。きっといつもより不器用で，物事に気づくのは遅れ，すぐに忘れてしまいます。お酒を飲む，飛行機に乗る，睡眠をとらないなど，あなたが自分の体にしたことが，脳に大きな影響を与えているのです。私は自閉症でも同じような

脳血流関門（BBB）

　脳は特別な層でできた脳血流関門（BBB：Blood Brain Barrier）によって，血液が体の他の部分から運んでくる多くの物質から守られています。感染，炎症，毒素によって細胞の機能が損なわれないようにするためです。

　脳血流関門は，血液と脳組織や脳脊髄液の間を隔てています。脳のために安定した環境を維持し，不要なものを遠ざけるのです。脳血流関門は，薄い膜，特殊な血管細胞，脳の毛細血管や血管を包む星状細胞と呼ばれる脳細胞よりできています。

　この脳血流関門は完璧ではありません。例えば，髄膜炎は，関門を通り抜けた，脳を腫脹させるような感染によって起こります。子どもが1歳になる前には脳血流関門はまだ完成しておらず，その時期には毒素や細菌が入りやすいのです。脳の底部周囲には脳血流関門の透過性が高い（物質が通り抜けやすい）部分がいくつかあります。これらが血中の化学的状態を「感知」できる窓となり，脳はそれに合わせた調整をしています。ただ，もしも有害物質が血中にあると，こういった入り口から侵入したりもするのです。

　脳血流関門が血液を脳から隔てているように，腸と血液も腸血流関門によって隔てられています。これらの関門は，病気や感染，炎症，ストレスや有害物質への曝露，マイクロ派，電磁波，外傷，精神的ショックや身体的な負担などの日常のありふれた経験によって弱められることもあります。

ことが起こっていると考えています。体に起こっている何かが，脳が適切に機能することを制限しているのです。体の細胞に影響を及ぼす何かが，脳の細胞にも影響を及ぼすのです。自閉症は確かに，ビールを飲まないとか昼寝をするとかいうようなことで簡単に治せるものではありません。しかし，全‐身体的な

観点からすれば、体の細胞を健康にすることによって脳の細胞の健康が改善するというのは、理屈に合っているのです。

ヒトの脳は膨大な仕事をしています。0.5秒の間にも1千億の脳神経細胞（ニューロン）が信号を送っているのです。これらの電気活動はすべて大量のエネルギーと栄養を必要とします。脳細胞は体にある他の細胞の2倍のカロリーを必要とするのです。成人の脳は1.2〜1.4kg程度の重さしかありませんが、体の酸素の20％を消費しています。子どもなどの若い脳はさらに多くの割合の酸素を消費します。この酸素は栄養やカロリーと同様に、正しく機能する血流によって、肺や腸から脳まで運ばれるのです。

最後に、脳細胞のミトコンドリアが健康で、これらの供給物や酸素から適切なエネルギーを産生するためにしっかり働かなくてはならないのです。もしこの供給の連鎖や構造基盤が適切に働かないと、これらの細胞には異常な負荷がかり、供給が追いつかなくなってしまいます。

脳細胞は多くのエネルギーを必要とするのと同時に、損傷を修復する抗酸化物質のレベルが低いため、とりわけ脆弱です。つまり、脳は酸化（ストレス）の高い危険性にさらされているのです。

おわかりのように、食料や酸素の不足だけでなく、生命を保つのに必要な栄養素の不足、エネルギー源の消耗、有害物質や感染によるダメージなどによって体に問題が起こると、急速に脳に問題が発生するのです。

> **注目の研究：自閉症脳における医学的問題のエビデンス**
>
> 　査読された研究報告をあちこちあたっていると，脳のエネルギーと供給ラインの医学的問題が自閉症においては中心的役割を果たしていることを示す研究が見つかります。これらの問題は，遺伝子と不健康な食事，有害物質，雑菌やストレスの多い環境との間の相互作用からくる類いのものです。いくつかの自閉症研究は，脳組織における酸化ストレスとミトコンドリアの機能障害を示しています。他の 20 あまりの自閉症研究では，血流やブドウ糖や糖代謝の問題が示されています。
>
> 　自閉症児の脳がなぜ大きいのかの検証で，細胞の代謝が低いこと，神経線維が多いはずのところで脳脊髄液が多いこと，組織の問題が起きているところでは脳の活動も低下していることなどを示す研究が多くあります[98]。脳画像研究によれば，脳を大きくしているのは細胞ではなく脳脊髄液なのです。細胞が十分に機能していないこともたびたび実証されています。
>
> 　これらの供給ラインとエネルギーの問題は，他の医学的疾患，精神および神経疾患でも見られます。これは，脳のつながり（配線）が単に（普通と）異なっているだけでなく，さまざまな医学的問題を抱えていることを示しているのです。

脳のグレーゾーン

　脳の酸素がすべて失われると数分で死に至ります。もしも脳のどこかで血流が阻害されれば脳梗塞となります。他の重篤な疾患，アルツハイマー，多発性硬化症，そして他の神経変性疾患などでは，多くの脳細胞が死滅または損傷を受けています。

　幸いにも，自閉症ではこれらの所見はありません。最新の臨

床機器，脳のスキャンでも自閉症は診断できません。しかし，明らかに脳は自閉症に関連しています。私は，自閉症の脳で見られるのは，ある種の「グレーゾーン」状態，つまり脳の働きが「病気」ではないけれど，万全でもない状態ではないかと考えています。細胞はアイドリング状態で（作業をせず），オフラインでつながらず，統制されず混乱し，ばらばらになっているのです。細胞は死んではいないけれど，健康な状態にはほど遠いのです。

他の病的状態でも，「細胞が働かない」類いのエビデンス（証拠）は増えています。3つほどの研究報告によれば，てんかんにおいて脳外科医が発作の「ホットスポット」を取り除くと，死んでいると思われていた脳の別の部位が「目覚める」ことがあるというのです[99]。発作の攻撃が止まったことで，細胞が通常の仕事に戻ることができた，ということなのかもしれません。有害物質が作用する場合には，細胞が異常なダメージを受けた状態になる前でも，細胞の電気信号が変化してしまいます。

すでにある研究報告から，自閉症でも似たようなことが起きているのではないかと私は考えています。しかし，この考えを検証するような研究はまだありません。もし機能が下がった（なくなっているのではない）「グレーゾーン」の状態が存在するならば，自閉症の人が発熱したり，何かの治療を受けたりしたときに脳がどのようにして「戻ってくる」のかを説明できるかもしれません。こういった状況は，細胞やネットワークが，より健康な環境の下ではよりよく機能することを示しているように思われます。しかし現状では，十分な突破口や，改善を維持

> ### いろいろな種類の自閉症
>
> 　今日,自閉症は単一ではなく,多くの「自閉症群」があるということに異論のある人はいないでしょう。自閉症をもつ人が皆,私がここで記したある種の脳の問題を抱えているわけではありません。一方で,大部分,あるいはすべての自閉症をもつ人には,脳のネットワーク問題があると思われますが,例外はあるかもしれません。
>
> 　これは多くの異なる生物学的経路が,それぞれ脳のネットワーク問題につながっていると考えられるからです。私は,この章でお伝えしている脳細胞の問題のタイプが,大部分の自閉症に見られる脳の差異・特徴よりも共通しているのではないかと考えています。

する供給源がないのでしょう。

　これらの考えは2つの重要な問いを提示します。

1. 一時的な改善と「グレーゾーン」は,私たちが今まで考えてこなかった自閉症の生物学について,何らかの説明をするものなのだろうか?
2. こういった短期の改善を長く継続させる,または消えないようにする方法はあるのだろうか?

　この章の後半では,脳の健康問題とこれらの問いに対する答えとなりうるものを提示したいと思います。

慢性の脳の免疫問題

エネルギーと供給の問題とは別に、脳細胞が命令を実行できない、もしくは十分に機能できない理由として考えられるのは、炎症です。第1章で述べたように、ジョンズ・ホプキンズ大学のカルロス・パルド医師とその同僚たちは、自閉症をもつ人の、より原始的で「生得的」な自然免疫システムの一部における変化に注目しました[100]。ジョンズ・ホプキンズ大学のグループはまた、同じ脳組織の標本から炎症による酸化ストレスの兆候も発見しました。

ひとたび免疫システムが活性化されると、悪循環も始まります。炎症を引き起こすサイトカインが酸化ストレスによって増加し、細胞を傷つけます。それらはまた炎症自体の増加を引き起こし、本当の「自己増幅」悪循環となってしまうのです。このように、酸化ストレスと炎症は深く関連しています。炎症は本来一時的なものですが、脳内でも、体の中のように、膠着状態で抜け出せなくなることがあります。炎症は解消されず、長期間続くのです。炎症と他の免疫の不具合が、抑うつや脳外傷からアルツハイマーやパーキンソンにまでわたるような脳関連疾患において、重要な役割を果たしているということが解明されてきました。また、免疫システムは脳の発達においてだけでなく、健康な人の日々の脳の調節や信号伝達においても重要であることがわかってきました。

第 5 章　体が脳を修復する　181

> **注目の研究：体全体の遺伝子と脳**
>
> 　イタリアの研究者，カーラ・リンタス，ロベルト・サッコ，そしてアントニオ・M・ペルシコが最近，自閉症とレット症候群，ダウン症候群における遺伝子発現の研究を概説しました[101]。この3つでは，脳の発達初期をコントロールする遺伝子の活動が多く発見されるだろうと予想されていました。
> 　驚いたことに，その代わりに彼らが発見したのは，より全体的（言うなれば全 - 身体的）な活動に関連した共通の遺伝子だったのです。彼らは，これらの状態に共通する経路は，免疫反応の不具合，酸化ストレス，そしてミトコンドリアの機能異常であると結論づけました。

脳の膠質（にかわ）

　ここまで，私は脳細胞がまるでひとつであるかのように述べてきました。しかし，脳細胞にはたくさんの種類があって，最新の研究では，それらが自閉症に大きな役割を果たしているかもしれないと言われているのです。

　神経学者というものは，神経細胞（ニューロン）について語ることを好みます。その専門性は「**神経**」科学という名前からもわかる通りです。彼らは何十年もの間，神経細胞間のシナプスと呼ばれるわずかな隙間を通る電気信号や化学信号を研究してきました。神経細胞は脳と体の中での，迅速な長距離コミュニケーションのための鍵でもあります。

　しかし，R・ダグラス・フィールズが2009年の自著 *The*

Other Brain（別の脳）で説明しているように，脳の大半を占める他の細胞，グリア細胞あるいはグリアと呼ばれるものは，私たちが考えていたよりも重要な働きをすることがわかってきました[102]。このグリアはギリシャ語の「膠（glue）」を意味する単語から来ており，「脳の結合組織」のように，主に神経細胞の隙間を埋めるものと見なされてきましたが，それだけでなく，ヘルパー細胞のように，神経細胞の環境をきれいで栄養のあるものに保ってもいるのです。このヘルパーの役割から「看護細胞（nurse cells）」というニックネームもあったほどです。しかし，看護師が患者を清潔にして栄養を供給すること（それはそれで重要なのですが）よりもはるかに多くのことを行っているように，神経学者もようやくグリア細胞の果たしている多くの重要な役割を認識するようになってきたのです。

　私たちの目的にとって重要なのは，**グリア細胞が体と脳，そして環境との接点にある**ということです。お酒を飲みすぎると血中のアルコール濃度が上がって脳に届きますが，はじめに酔っぱらうのはグリア細胞なのです。グリア細胞は終末部で小さな毛細血管に接しており，神経細胞に栄養を供給する一方で掃除もしているのです。それらはまた脳の免疫システムの最前線でもあり，血流中に運ばれてきたサイトカインによって最初に炎症を起こします。こうして神経細胞の調整を担っているのです。グリアがストレスを受けて正常に働かないと，神経細胞は発火の調整がうまくいかずオーバーヒートしてしまう可能性があります。

　グリア細胞はまた，遺伝子の問題の影響を受けやすいのです。

どちらが先か？

体の問題が脳の問題を引き起こすのでしょうか？ あるいは脳の問題が体の問題を引き起こすのでしょうか？ 体全体が，脳を含めて，同時に影響を受けるのでしょうか？ もしくは体と脳の問題は関連していないのでしょうか？ それぞれが真実でありうるという妥当な考えも浮かびます。これらのどの説も決定的な証明はされていません。もしかすると，人によっても違うのかもしれません。

例えばハンチントン病という遺伝病では，病気を引き起こす単一の欠陥遺伝子がグリア細胞に直接作用して，神経細胞を死に至らしめると考えている研究者もいるのです[103]。

私はグリア細胞によって，自閉症に対する生物医学的なアプローチが有効な場合もあることを説明できるのではないかと考えています。グリアは生物医学的なアプローチが直接的に標的とする機能を担っているのです。免疫と感染の脅威に対処し，過剰刺激となるのを防ぐために，細胞の「ゴミ」を取り除きます。また，細胞の健康を保ち酸化ストレスを制限するのに欠かせないグルタチオンを供給するなどして，生命の代謝機能を制御しています。脳血流関門を形成していることで，免疫伝達物質を運ぶ血管系とも直接つながっています。シナプス（神経細胞間隙）でもまた，グリアはとても重要な役割を果たしています。

あなたが生まれたときの神経細胞のほとんどは，あなたが死ぬまで同じです。ごく一部の神経細胞だけが再生します。一方でグリアは，再生し置き換わることができます。食事や有害物

質，微生物やストレスの状態を改善させれば，新しいグリア細胞がより健康に生成され，神経系統の機能全体の改善が期待できるのです。

グリア細胞の働きについて

グリア細胞がやっていることを正確に理解していただくために，ここでその主な3種類の働きについて説明しましょう。

- **ミクログリア細胞**は，免疫システムの防御を統括し，脆弱な脳細胞を守ります。普段は休眠しているのですが，ひとたび微生物や毒素，あるいはストレスによる問題を感知すると，「活性化」されて酸化ストレスを生じさせ，炎症を促進するサイトカインやケモカイン（炎症性細胞遊走因子）などの免疫物質を送り始めます。ミクログリアは脳を守るために感染場所まで移動し，細菌やウイルスを，そして壊れた細胞の破片をも食べてしまうのです。
- **乏突起グリア細胞**は，グリア細胞の9％を占め，神経細胞が他の神経細胞に情報を伝えるための神経線維（または軸索）をミエリン（髄鞘）と呼ばれる脂質の被覆で取り巻いています。このミエリン被覆が細胞の枝を絶縁し，信号伝達の速度を上げるのです。小さな乏突起グリアは酸化ストレスに大変弱く，簡単に傷ついて，時に死んでしまいます。ミエリンの損傷は多発性硬化症の症状を引き起こし，神経の伝達速度を落としたり，間違った情報を伝えたりします。
- **星状細胞（アストロサイト）**はグリアの90％を占め，ど

こにでもはまる差し込み口のようなものです。名前が示す通り、たくさんの「先端」や突起をもった星形の細胞で、他の多くの細胞や脳の毛細血管を支えています。星状細胞はまた、**この話のスター**でもあるのです。

星状細胞には3つの並行する機能があります。まず、すでに述べたように、今まで想定されていなかった**脳の情報処理**における役割です。自ら信号（グリア伝達物質）を送ることによって神経細胞の信号伝達の調整を手助けします。星状細胞は感覚情報も処理します。また、星状細胞同士も局所あるいは脳全体で連絡を取り合っています。数千もの星状細胞が「ギャップ結合」と呼ばれる小さな管を通して実際に相互につながっているのです。ある場所から始まった信号がカルシウムの波を発し、それが脳の遠く離れたところまで素早く伝わっていきます。星状細胞のネットワークは脳のネットワークの協調活動に影響を及ぼすことが明らかになっており、研究によれば、自閉症ではこの同じネットワークで配線の問題や「不十分な接続性」が見出されました。

次に、星状細胞は脳における**「興奮」**と**「抑制」**のバランスを維持しています。この均衡の乱れが自閉症の原因の中核かもしれません。星状細胞はここで、グルタミン酸と呼ばれる脳の化学物質で脳の「興奮」または「活性化」（アクセル）を調整し、GABAと呼ばれる化学物質を通して「抑制」（ブレーキ）の適切なレベルを保っています。シナプスにある過剰なグルタミン酸を吸い取り、グルタミン酸をGABAに変換するのを助ける

ことで均衡が保たれるのです。

3つ目に、ヴァンダービルト大学の研究者マイケル・アシュナーによれば、星状細胞は「脳のゴミ集め」をして**脳の健康を維持**しています[104]。肝臓の細胞は体のゴミ集め屋さんなので、アシュナーに言わせれば、星状細胞は「迷い込んだ肝細胞のような」ものなのです[105]。星状細胞は神経細胞の代謝を司るという重要な役割を果たし、神経細胞が電気信号を発することで生じる酸化ストレスを処理するのを助けてもいます。

この健康維持活動の一部として、星状細胞は以下のような**防御**の役割も果たしています。

- 神経細胞から供給される抗酸化物質グルタチオンを調整し、自らが作った「ゴミ」による酸化ストレスから神経細胞を守る。
- 脳血流関門の一部を構成して、体を駆けめぐるゴミ屑の大半から脳を守る。
- 脳内のネットワークを作るため、神経成長ホルモンを分泌する。
- できうる限りの有害物質を吸い取って、脳を損傷から守る。
- 星状細胞は「活性化」されて免疫の役目を果たす。カルロス・パルドは自閉症の神経炎症を発見し、その一部に活性化した星状細胞を見つけました。

ですから、もしも脳の問題が修復されるとしたら、グリアが修理作業を行うのでしょう。そしてあなたは、栄養価の高い食

脳だけではない：腸にもあるグリア

驚いたことに，グリア細胞は脳だけでなく腸の神経系にもあるのです。コロンビア大学のマイケル・ガーションは 1999 年の著書 *Second Brain*（邦訳：『セカンドブレイン―腸にも脳がある』小学館，2000）で神経系と消化管の関連を明らかにしました[106]。脳と同じく腸のグリアは神経細胞よりも 4 倍ほどの数があり，脳のグリアと大変似た機能があり，腸血流関門を構成し，免疫物質を産生し，セロトニンのような神経伝達物質の生成を助けています。10 年前にはほとんど知られていなかったことですが，グリア細胞は神経系や，自己免疫疾患や糖尿病のような免疫機能異常や変性に関与していることがわかってきました[107]。それはまた，炎症性腸疾患や便秘，そして腸の透過性亢進などで重要な役割を果たしています。現時点でわかる範囲では，自閉症においてこれらの腸のグリアを研究した人はいません。しかし私は，自閉症において腸の問題がどのように関わり，私たちはそれに対して何ができるのか，また自閉症やその他の状態にグリア細胞がどう関与しているのかなど，何か重要なことをこのグリア細胞が教えてくれるのではないかと考えています。

事を摂り，免疫機能を向上させ，有害物質を避けてストレスを減らすことで，グリアを応援することができるのです。

さらなる悪循環

さて，次に進みましょう。全身のシステムはストレスがなければうまく働いています。しかし，ストレスがあると，次々とめちゃくちゃになってしまいます。

星状細胞は，有害物質や免疫物質によって苦しくなってくる

と，膨脹して脳の細胞環境を変化させる物質を分泌し始めます。それほどグルタミン酸も吸い取れなくなります。神経終末（シナプス）であまりに多くのグルタミン酸が蓄積すると，神経細胞（ニューロン）は過度に活性化されてしまいます。発火量が多くなって，ミトコンドリアからの余分なエネルギーを必要として，酸化ストレスのリスクを増やし，機能していた細胞は機能不全となるのです。星状細胞もまた，グルタミン酸とGABAの均衡を保つ仕事ができなくなり，GABAはもはや「過度の活性化」を鎮めることができません。

さらに，供給ラインとゴミのルートが滞ります。膨脹した星状細胞は小さな毛細血管を圧迫してより小さくし，栄養，抗酸化物質，酸素を運ぶ血流を減らしてしまいます。有害物質や感染とともにやってくる酸化ストレスや炎症のせいで，血液は粘り気が増してしまいます。前にも述べたように，酸化ストレスによって細胞膜は硬くもなります。

質問：脳の毛細血管が膨脹した星状細胞によって圧迫されたとき，ネバネバした硬い血球は小さな血管をどうやって通るのでしょうか？　答え：難しい。細胞のゴミを脳から除去するために血管の中にとけ込ませるのも難しくなります。ゴミ屑がぶつかって刺激となり，細胞機能が妨げられます。

しばらくすると血流が減り，ミトコンドリアは十分な燃料や酸素を得られず，神経細胞を働かせる十分なエネルギーを作れなくなってしまいます。

マイケル・アシュナーという研究者は，これらの悪循環を**薮の火事**にたとえました。「邪魔されないままに持続する（燃え

> **注目の研究：脳内の血流**
>
> 　科学者が，何かまたはある種の刺激に反応して「光る」脳画像を手に入れるとき，彼らが追跡しているのは血流や酸素化の変化です。これらの変化は「神経細胞の活動」によるものと解釈されてきました。しかし，星状細胞と血管も血流に関連しているのです。2008年に発表された総説で，マサチューセッツ工科大学のクリストファー・ムーアは，神経細胞が血流や星状細胞をコントロールしているという考えは単純すぎると述べています[108]。代わりに，大量のエビデンスから，神経細胞，星状細胞，血管すべてが互いに関連しているという「血液神経モデル」を示しました。トップダウンの関係ではなく，3つすべてが相互に関連しているというのです。もうおわかりかもしれませんが，やはりウェブ（クモの巣）の問題なのです。

続ける）のです」と彼は私に説明してくれました[109]。いわば活性毒素とグルタチオンやGABAのような解毒剤の供給不足の悪循環によって，脳卒中やアルツハイマーのように神経細胞が殺されかねません。たとえ細胞を殺すほど悪くなくても問題は続き，それが「グレーゾーン」になるのです。

（糊を取り除いて）バラバラになる——これが自閉症の「ゼロ地点」なのか？

　自閉症では，チーム全体にトラブルがあるように見えます。ニューロン，星状細胞，そして血管のすべてが困難な状態にあるのです。

体全体の中で，どこかひとつだけではなく，すべてなのです。遺伝子，細胞，臓器，そして脳がすべて困難と闘っているのです。

第1章で，私はカレブのウェブを示して，すべては相互につながっていると述べました。ウェブの一部を引っ張ると，他のあらゆる場所に影響が出ます。私はまた，患者さんから幾百もの話を聞いた後に，自閉症は巨大な問題の堆積であり，積み重なった「総合負荷」によってウェブが伸びきって戻らなくなっているようなものだと考えるようになりました。自閉症はこの限界点を超えた向こう側にあるのです。

それでは，脳の中の限界点とはいったい何なのでしょうか？　これを見つけるため，私たちは自閉症を抱えた人たちの幅広い物語を正確に受け止める必要があります。

- 生まれながらの自閉症のような人もいます。しかし，受精の時からそうなると決まっていたのか，子宮の中で始まった脆弱性の上に積み重なった問題によって作り出されたのかは，私たちにはわかりません。
- たとえかすかな機能不全の兆候があったとしても，それ以前はほとんど正常に機能していた子どもの脳に何かが起こって，自閉症的な行動をするように変えてしまうことがあります。
- 脳が最善の状態であるのを邪魔しているのが何であるにせよ，少なくともある人々にとって，それは元に戻せるものです。多くの努力をすれば，邪魔するものをどかすこともできるのです。カレブとアナ・トッドとクリスタル，そし

て発熱時にちょっとだけ「ひょっこり現れた」子どもたちの脳は，完全に固定され行き詰まった状態にあるわけではなく，変化することもあるのです。

脳は，悪い方向に変化することもありますが，よい方に変化することもあります。自閉症をウェブとして見ると，それを変化させられる多くの場所を見つけることができるでしょう。そして，たとえ小さなものでも，大きな変化へと積み上がることがあるのです。

どのように脳内で自閉症の退行が起きるのか——私の考え

- 質の悪い食事，有害物質，微生物，そしてストレスが，遺伝的脆弱性の問題と組み合わさったりして，体全体に負担をかける。
- これが脳のサポートシステムを低下させる——抗酸化物質，必須脂肪酸，他の栄養素の不足。
- 問題が続くうちに体と脳が過敏になり，さらなる炎症や酸化ストレスという過剰反応をする。
- 星状細胞（アストロサイト）は神経細胞を十分に支え，守ることができなくなる。
- 星状細胞とミクログリアは，有害物質，微生物，ストレッサーが脳に大きな負担をかけることで「活性化」され，より一層働きが混乱し，機能しなくなる。
- このような星状細胞とミクログリアの活性化が酸化ストレスを生み，それがさらに星状細胞とミクログリアの機能を

低下させてしまう。
- 膨脹した星状細胞によって収縮させられた血管の中を、ネバネバの血液が押し分けて進むことになり、脳への血液供給が減少してしまう。
- 星状細胞は神経細胞を安定しバランスの取れた状態にできず、（神経細胞の）興奮が制御不能状態に陥る。これがさらに酸化ストレスを増やし、ミトコンドリアの効果を減弱させる。
- 星状細胞は、酸化ストレスを減らしてミトコンドリアを守る力があるグルタチオンを作ることができない。
- 「総合負荷」が多くなりすぎたある時点で、限界点がやってくる。
    ——星状細胞のネットワークがバラバラになり始める——ギャップ（細隙）結合が閉じ、伝達が減衰する。グルタミン酸が蓄積し、それによって脳が五感からの入力に過剰反応するようになる。
    ——細胞が自らを危機的状況から守るために、無秩序で散漫な「アイドリング」モードとなり、脳のネットワークが弱体化し、その範囲も狭められてしまう。
    ——脳は複雑な情報処理を調整することができなくなる。
    ——この状況下で脳は圧倒され、打ちのめされた状態となり、そこから生じる行動は「自閉症的」と映るものになる。
- 非常に多くの悪循環があり、それぞれが互いの状態を悪化させている。一度にひとつを変えるだけではこのシステム

を行き詰まりから解放することはできない。したがって，望みはないように見える。

脳全体のウェブを助ける

この章で私がここまで力を入れて脳の生理学，つまり脳血流，エネルギー源，神経細胞やグリアについてお伝えしているのは，このウェブが脳機能の改善と治癒への王道だと考えるからです。

もしも自閉症が問題をもった神経細胞に関するだけのものならば，皆さんにできることは多くありません。神経細胞が再生したり自然に治ったりすることはありません。死んでしまったら，通常は置き換えられることもありません。

もしもトラブルが神経細胞の遺伝的な問題から起こっているならば，私たちはそういった問題を標的とする特殊な薬や遺伝子治療をいつまでも待ち続けるだけで，何もできずに行き詰まったままでしょう。そしてもし，特定の遺伝問題を治療する新薬が開発されても，この薬が標的とするその特定の遺伝問題を抱えているのでなければ，あなたは運に見放されたままなのです。

それにもかかわらず自閉症の人々は，これらの精密で高度に科学的な介入がなくても，実際によくなってきているのです。さまざまな常識的で日常的なことを行うことで，よくなってきたのです。

皆さんの選択したことが，神経細胞だけでなく他の部分の脳

内ネットワークも同じように手助けすることによって、脳を助けることになるのだと認識してもらえれば、このことはずっとわかりやすくなるでしょう。

アストログリア（星状膠細胞）

星状細胞が健康になることで、神経細胞はより明確なメッセージを送ることができるようになります。有害物質の蓄積や、細胞の「活性化」や混乱につながる免疫反応の引き金から（有害物質、微生物、ストレッサーを避けることで）星状細胞を守り、そしてグルタチオンや他の生物化学物質を産生し続けるのに必要なもの（高品質の食品や栄養も！）を与えることによって、星状細胞がよりよく機能するのを助けることができます。

ミクログリア細胞

ミクログリアは感染、免疫、または有害なストレスに反応して活性化されます。これらの有害物質を避け、腸の悪玉菌を善玉菌に置き換え、酸化ストレスのような他のストレッサーを減らすことによって、脳の免疫システムが均衡を取り戻せるのです。

血液供給

血中物質の質を改善し（高品質の食品！）、血液をサラサラにすることで（抗酸化物質が豊富に含まれる高品質の食品は酸化ストレスを減らし、有害物質や微生物の問題をやっつける）、脳血流供給を助けることができます。

> ### 注目の研究：遺伝子は環境に対する脆弱性を引き起こしうる
>
> オクラホマ大学の研究者たちは（神経系の働きがわかりやすい）単純な虫を用いて，シナプスの機能を支えるシナプス接着因子を調べました[110]。そして，シナプス接着因子の遺伝子変異が酸化ストレスを引き起こすことを発見したのです。
>
> この同じ虫はまた，自閉症の人とよく似た感覚処理の問題を示しました。酸化ストレス，重金属，殺虫剤パラコートの有害作用に，より敏感だったのです。
>
> これは驚くことではありません。遺伝子変異は細胞の力を無効化させることがあるからです。すでに限界点で遺伝子的にぐらついている細胞は，ほんの少しの有害物質にさらされるだけで，機能不全へと追いやられてしまうのです。

エネルギー供給

有害物質や微生物，エネルギー産生を減らすストレスを免れることで，またはミトコンドリアを守りサポートする栄養を準備することで，エネルギー貯蓄を支えることができます。

脳が，傷つき死滅した神経細胞を置き換えるのは困難です。しかし，グリア細胞は再生し，新しい血管は育ち，ミトコンドリアは再補給されるのです。こういった脳以外の場所の健康を保つことによって，神経細胞の健康が保たれるというわけです。

脳の遺伝子と環境による脆弱性

私がこれまで脳と体について話してきたことは，根底にある

遺伝子の問題と関係しているかもしれないし，していないかもしれません。一部の人は遺伝子の異常だけでも，それが自閉症につながるかもしれません。しかし私は，増加しつつある自閉症の大半では，遺伝子は単に脆弱性を生み出しているだけで，残りの部分は環境要因が関わっていると考えています。

自閉症に関連しうる遺伝子は明らかに存在しています。一方で，脳の物理的問題もシナプスとネットワークのトラブルを悪化させる可能性があります。そして，大半の自閉症の人たち——既知の遺伝的問題がない人たち——に関しては，こういった脳と体の問題だけで自閉症が引き起こされるのか，あるいは小さな問題が自閉症につながるような遺伝的リスクが関与しているのかについて，まだデータは存在していないのです。

15番染色体の異常によってセリアック病であることがわかったクリスタルのことを思い出してください。彼女はグルテンを含まない食事によってかなりよくなり，肺炎に対するステロイド治療の間に，一時的な変化とはいえ，さらに劇的な改善を遂げました。彼女のストーリーは，科学研究と同様，特定の自閉症遺伝子が関与しているときでも，脳の物理的問題を減らすことで自閉症の重症度を軽減しうることを示しているのです。

あなたにできること

体全体を助けることで脳の機能を回復させる

もし脳が体全体を頼りとしているのなら，体が脳の機能を回

復させることはできるのでしょうか？

「脳内の身体的問題」, あるいは脳の血流ネットワークの問題を回復させるような, 科学的に証明された治療法はありません。しかし今では皆さんも, 私が自分の基本的な提案に従ってもらうことに十分な意味があると考える理由がおわかりでしょう。つまり, 常識的な介入方法が, 最適な脳の健康につながるような望ましい環境条件を作り出してくれるということです。

4つの基本——できることから変えていく

食　事

皆さんも親から,「頭がよくなるようなものを食べなさい」と言われたことがあるでしょう。それは正しいのです。食べ物は脳に大きな違いを生じさせます。脳がベストの状態で働くには, 十分な抗酸化物質, 植物性栄養素, ビタミン, ミネラルが必要です。これらの安定した供給を確実にするには, 高栄養素密度の, 野菜中心の食事を摂ることが一番です。

野菜中心の食事は, 星状細胞の問題につながりやすい酸を中和するのを助けてくれます。野菜中心の食事が, 直接的に星状細胞を守る確実な方法だと言っているわけではありません。私が言いたいのは, このような食事が, 少なくとも働きを妨げるものを作ったりしないだけでなく, おそらくはその働きを大きく助けてくれるだろうということです。

第4章で, 私はすでに興奮性毒素（通常, 複合的な興奮性毒素が含まれているグルタミン酸ナトリウムやアスパルテーム,

そして加水分解された植物性タンパクなど)を避ける方法についてお話ししました。これらの物質が安全でないと主張することには，議論の余地があると考える人もいるかもしれません。ただここまで，脳がトラブルを抱えたときにはどんなふうに「過剰な興奮」や「過剰な活性化」が広がるかについて読んできた皆さんなら，火に油を注ぐようなことはしたくないのではないでしょうか。すでに脳の問題を抱えた子どもの世話をしているのであれば，こういった化学物質を厳密に避けることが賢明でしょう。

子どもの脳がこのような重大な危機にあるときに，加工食品やジャンクフードのような低品質の食品を摂ることは，脳にうまく回復するチャンスを与えることにはなりません。着色料や他の添加物はその益に比べ，ずっと大きな害を及ぼす可能性があるので，とても傷つきやすくなっている子どもの脳では，いとも簡単に問題が大きくなってしまいます。あなたの子どもは空カロリー［訳注：高カロリーだが栄養の少ない］の食品には耐えられないのです。

脳の20%は魚油の主要構成成分であるオメガ3脂肪酸，DHAでできています。DHAは酸化ストレスに極度に弱いのです。子どもの脳が困難な状態にあるときには，この脂肪酸は酸化ストレスによって損傷する（または「過酸化」される）ので，そのために脳細胞ができることの質が下がってしまいます。脂肪酸は，抗酸化物質を多く含んだ栄養価の高い食事によってダメージから守られます。食事に含まれる豊富な脂肪酸が脳細胞やミトコンドリアを取り囲む膜の質を高め，より健康で，よ

り柔軟にし、ダメージに対する脆弱性を減らしてくれます。（食品やサプリメントにより）抗酸化物質と必須脂肪酸を摂ることで、脳細胞やミトコンドリアの膜がより健康になります。研究によれば、魚油の補充が注意力の改善に結びつくことが示されています[111]。これは脳細胞の健康状態の改善を反映しているのでしょう。

脳の中には、他より早く変化するものもありますが、すべてが重要なことに変わりはありません。血液のネバつきは最近の食事の影響かもしれません。しかし、食事中の脂肪酸を改善することで血球細胞膜の硬さを減らすには、新しい血液細胞に生まれ変わるまでの3カ月の期間を要するのです。星状細胞の炎症を治すには、どの程度、遺伝、有害物質、感染の負荷があるかに応じて、より長い時間がかかる可能性があります。

目標は、総合負荷を減らすことでなければなりません。お子さんのウェブが健康回復に向けて働くための最善の機会を得るためにです。

自閉症に対する初期の栄養療法として、高用量のビタミンB_6とマグネシウムを組み合わせたものがありました。研究結果は入り混じっていますが、相当数の研究が、この組み合わせが自閉症を抱えた人々を幅広く助けうることを示しています[112]。この治療法は生物学的にも筋が通っているところがあります。GAD_{67}という酵素がグルタミン酸をGABAに変換するのにビタミンB_6を必要とするのです。GABAが多くなるということは、よい休息となり、過剰な活性化が制限されます[113]。ビタミンB_6は（皮付き）ベイクドポテトやバナナ、ひよこ豆、鶏

や豚の赤身，栄養添加されたシリアルなどに含まれています。The Food and Nutrition Board of the Institute of Medicine（医学研究所の食品栄養委員会）は成人のビタミン B_6 の一日摂取許容量上限を 100mg としていますが，政府の委員会によれば，それを超える量は神経学的問題を引き起こす可能性があるとのことです。しかしながら，これらの神経学的な問題は，この治療を受けた子どもではほとんど報告されていません。おそらくは自閉症では脳の代謝を支えるのに通常よりも多くを必要とするためでしょう。そうだとしても，配慮と観察が必要なリスクではあります。

有害物質

脳にとっては，有害物質を避けるべき理由はたくさんあります。妊娠前から妊娠中にかけて有害物質を避けることは，とりわけ脆弱な時期の脳の発達を守ります。また，生活のあらゆる面で有害物質を避けることは，生涯を通じて脳の健康な機能を守ることにつながります。

妊娠中の有害物質は，胎児の脳細胞が成長し，脳内の適切な場所を見つけ，お互いを結びつけるやり方を変えてしまいます。有害物質によるダメージは劇的で，大きな脳の奇形を引き起こします。しかし，その影響がとらえにくい場合もあります。多くの研究によれば，妊娠中に低濃度のさまざまな有害物質にさらされた子どもの脳は，「正常そう」に見えても，健康や知能の面で問題があったりするのです。一部には知能指数が低くなる場合があり，また，ADHD や自閉症のような学習と行動の

問題を伴う可能性が高くなるのです。

　妊娠中や出産の際に使われる薬剤は，子どもの脳の問題につながるかもしれません。喘息や慢性気管支炎などの呼吸器疾患の治療で用いられ，早期陣痛を抑えるためにも使われるテルブタリンは，ラットによる実験で神経の炎症を促進し，脳の重要な神経伝達物質であるセロトニンの活性を変えることなどが示されています[114]。

　有害物質はまた，生涯のどの段階においても脳の直接的な変化を引き起こします。細胞を殺したり，わずかなダメージを与えたりすることで，「グレーゾーン」に追いやるのです。これは有害物質の直接作用でも起こりますし，免疫反応や酸化ストレスが引き起こされ，悪化させられることでの損傷によっても起こりうるのです。

　星状細胞と水銀の有害性についての専門家であるヴァンダービルト大学のマイケル・アシュナーによれば，水銀のような有害物質は星状細胞に蓄積される可能性が高いのです[115]。アシュナーが言うには，この蓄積には短期的にはよい面もあり，それは悪い物質を細胞内に隔離することで神経細胞を守るからです。しかし，「増えすぎて一定のラインを超えると」，有害物質が脳内にあふれ出てしまいます。これが酸化ストレス，炎症，細胞変化，そしてミトコンドリアの機能不全を含んだ悪循環を引き起こすのです。

高圧酸素療法について

高圧酸素療法（HBOT：hyperbaric oxygen therapy）は医師やマスコミの間で大きな話題になっています。この療法はとても高価ですが，自閉症に対する科学的裏付けは非常に限られています。子どもが変わったという人がいる一方で，効果はない，または危険だという人すらいるのです。

カレブは数年間にわたる他の集中的治療の後でこのセッションを40回受け，治療後には登校できるようになりました。これは興味深いことですが，それだけでHBOTの効果を支持する理由にはなりません。

HBOTはなぜ危険なのでしょうか？ まず，通常の空気ではなく酸素が使われた場合にはとりわけ，事故や火事の危険があります。次に，圧力が耳管やその他の繊細な組織を傷つけるかもしれません。3つ目に，高圧の酸素が投与されると，細胞の処理能力を超えてしまい，酸化ストレスを悪化させる可能性があります。しかし，いくつかの動物実験では，HBOTにより酸化ストレスが軽減されるという結果も出ています。どんな問題が（誰に）起きるのかをはっきりさせるには，さらなる研究が必要です。

全米ミトコンドリア病協会は，HBOTはミトコンドリア病を抱えた子どもには危険だと言っていますが，自閉症を抱えた子どもの中にはこの診断基準に合致する子どもがいます。自閉症の3人に1人は，遺伝的な所見なくミトコンドリアの機能異

常を示したりしますが, ミトコンドリア病と確定された子どもほどの深刻なリスクはないかもしれませんし, HBOTから損傷を受けるほど脆弱ではないかもしれません。単純に, 私たちにはそれを示すデータがないのです。

　自閉症は遺伝要因を含む脳の状態であって, ミトコンドリアの問題ではないので, HBOTは無関係だという人もいるでしょう。私はこのような考えには同意できません。細胞は問題を抱えているが, 深刻な危険状態ではない場合などの「グレーゾーン」のミトコンドリアの機能不全に対しては, 低〜中等度圧のHBOT治療は意味があると思います。しかしながら, これまでのところ自閉症においてこれを裏付ける研究はほとんどないのです。

　とはいえ, 悪魔は細部に宿る（あらゆる細部に落とし穴が潜む）のかもしれません。(HBOTは) どの子にはよいのか, どんな時は危険なのか, あるいはどの程度の圧がよいのか, 酸素を使うのかどうか, どれくらい使うのかといったことを, どうやって判断するのでしょうか。これ以上研究する必要はないと唱える人々には同意できません。私は現段階では, この治療は多くの答えの出ていない問題や潜在的な危険性をはらんでいると考えています。基本的に, 高圧酸素療法HBOTを推奨するにも, とにかく危険であるとか役に立たないと判断するにも, 十分なデータが揃っていないのです。

微生物
感染：細菌, ウイルス, そして寄生虫は, 感染を通して脳に

直接影響を与えます。脳の感染の中には髄膜炎のようにかなり重篤なものもあります。脳の重症感染症になったことがあるお子さんなら、イライラやさらなる脆弱性を引き起こすような、細胞の変化や傷ついた組織が残されているかもしれません。

例えば、トキソプラズマ感染症は猫の糞によって媒介される寄生虫感染症で、もしも妊娠中に感染すると、胎児に眼の損傷や黄疸、難聴、けいれん、そして下痢などを引き起こします。

母親の周産期感染もまた、深刻な場合には胎児の脳に直接的な影響を与えます。もし仮にインフルエンザのように軽い感染であったとしても、赤ちゃんの免疫設定が影響を受けて、自閉症や統合失調症のような神経発達の障害につながる危険性が増すという研究もあります[116]。母親がどんな感染症に罹るかには関係ないようで、感染後の免疫変化が悪い影響を及ぼすようなのです。もしも母親の体内でグルタチオンや他の保護物質が低下していると、生まれる前の子どもに対する悪影響はさらに大きくなるようです。

細菌の中には有害物質を吸収し溜め込むものもあるので、体の生物化学的または免疫機能に影響を及ぼす可能性もあります[117]。

腸内細菌：腸内細菌もまた脳の機能に影響を与えます。ひとつは、脳血流関門を通過して基本的には薬のような働きをする、「偽の神経伝達物質」と呼ばれたりするような化学物質を産生することによってです。アントニオ・プレシオが自閉症の子どもの尿の中で発見した化学物質、p‐クレゾールは、ミトコン

自閉症の脳の問題に対する薬剤

いくつかの製薬会社が，自閉症の遺伝子研究や分子脳神経科学で知られていることを標的にした薬を見つけようと，集中的に取り組んでいます。彼らは自閉症の症状を改善しうる，あるいは完全に回復させるような薬品をもつくろうとしています。彼らは安全性が確認された薬品を見つけ，連邦政府の許可までの時間を短縮し，少しでも早く患者のもとに届けたいと願っているのです。

もしも彼らが，多くの自閉症の人々，そしてその人たちの数多くの分子の活動に悪影響を及ぼしている遺伝子の誤作動に効果のある薬を発見したとすれば，とてもたくさんの人を救うことができるでしょう。何百もの遺伝子，潜在的に莫大な数の環境条件，そして全-身体的な複雑な状態を考慮に入れると，一種類ではなく，複数の薬を用いることが改善につながる可能性があります。当面は，私がこの本でお勧めしているアプローチ——リスクを減らしてサポートを増やすこと——を実践するとよいでしょう。この方法はさまざまな障害物を取り除き，薬の効果も最大にしてくれるはずなので，たとえ自閉症の新薬が手に入るようになった後であっても，やり続ける価値があると思います。

ドリア代謝に干渉して脳に重大な影響を与えます。最近の多くの精神医学的研究が，腸内細菌が気分や感情，そして行動に影響を及ぼすことを示しています。

ストレス

私はこの本の中でストレスのことを，要求が供給を超えたときに起こることと広く定義してきました。しかし，この用語の日常的な使い方に戻りましょう——ストレスでまいっている，

というように。多くの科学者が，このような情緒的ストレスが脳や体の炎症を引き起こしうると考えるようになりました。これはCRH（corticotropin-releasing hormone, 副腎皮質刺激ホルモン）と呼ばれるホルモンと，私たちの闘争‐逃走反応をコントロールしている交感神経系と呼ばれる内的アラームシステムの働きによって起こるのです。これが反応のカスケード（連鎖障害）を引き起こして免疫システムを抑制し，徐々に炎症を増大させるのです。もしもストレスが続いて慢性的となると，炎症はさらにおさまりにくくなります。

これが意味するのは，ストレッサーは領域を越えるということです。情緒的ストレスが身体的（な問題）になるのです。もちろんこれは両方向の通路です。身体的ストレスが情緒に影響を与えることもあります。炎症の免疫システムと多量のアドレナリンがあなたをより感情的にさせ，「ヒューズ（堪忍袋の緒）を切れやすく」するのです。今度あなたのお子さんがかんしゃくを起こしたときには，考えてみてください。これは彼の感情（の問題）なのか，免疫系なのか，神経細胞と星状細胞と血管の相互作用なのか，あるいはどれも同じウェブ上にあるのか，同じ水晶のさまざまなカット面なのか？というふうに。

次の章では，脳の内的活動がどのように子どもに影響を与えるのかについて探索できるようお手伝いしたいと思います。

覚えておいてください

- 脳は体にくっついて（接続されて）います。
- 脳は体からの最善のサポートを必要とします。
- 体の健康は脳の健康に影響を与えます。
- 脳は細胞や血液をもった身体器官であり，ただのコンピュータではありません。
- 脳は神経細胞のみから成るのではありません。グリア細胞，血管，その他の組織によって成り立っています。脳のすべての細胞や組織が重要なのです。
- 脳細胞の健康は，脳が十分な機能を発揮するうえで不可欠です。

これも覚えておいてください

- 私が提案した戦略は，お子さんの脳の特定の問題を対象にした，科学的に証明された方法ではありません。しかし，これらの常識的な介入が，脳の健康を最適にするためのよりよい環境条件を作り出します。
- 私が紹介した生物学的なメカニズムが，唯一の関連領域ではありません。もっと多くのものがあるでしょう。私が焦点を当ててきたのは，助けになりそうな単純な行動を起こせる領域です。
- これらの方法は，脳や特定の脳細胞，処理過程を標的とするものではありません。しかし，脳のストレスを最小限にし，健康な脳の機能をサポートするような環境を作る方法なのです。

第6章

脳の混乱を鎮める

　ジミーの頭痛は激しく，まるで脳が転げ回り，揺すぶられているかのようだったと彼は言います。彼は叫び回り，一日に何度も嘔吐したものでした。彼は母親に，頭が爆発しないか心配だと訴えました。5歳になると彼は，体から切り離され，ボクシングのグローブをかぶった自分の脳の絵を描き始めました。彼は，「僕の脳が僕をボクシングみたいにパンチするんだ」と説明しました。

　その後ジミーはけいれん発作と診断され，母親のシンディ・フランクリンは，この発作はしばらく続くだろうと伝えられました。突如としてすべてのことに合点がいきました。レストランの外のネオンサインのところで彼がかんしゃくを起こしていたのは食事と関係がなかったのかもしれない，発作を起こしていたのかもしれない，と彼女は気づいたのです。

　何年もの間，ジミーは寝つきがよくありませんでした。昼寝をしたことは一度もなく，毎晩眠りにつくのに2時間から4時間かかりました。どんな些細な物音，気温の変化，寝返りでさ

え目を覚まし、再び寝つくのに1時間はかかりました。シンディは言います。「彼が4時間でも眠れば、それは本当にいい夜でした。私は睡眠不足で気が狂いそうでした。地獄でした」

起きているときのジミーは、まるでスーパーボールのようでした。文字通り何時間も家中を駆け回っていて、静かに座っていることができませんでした。

ジミーはかんしゃくと多動のために、幼稚園を2日目で退園させられました。シンディは学校が家族にあてたジミーについての手紙の中で、(映画『レインマン』を除いて)初めて「自閉症」という言葉を目にしたのです。

行動に影響する細胞

前章で私は皆さんに、自閉症をもっている人の脳細胞の中で起きていると考えられていることのいくつかをご紹介しました。この章では少し視野を広げて、そうしたミクロの悪循環が家庭や学校でどのように現れるかについて説明します。脳は、体と行動、行動と体験の橋渡しをしています。過活動となった脳細胞のネットワークは、現実の世界に現実の影響を及ぼします。つまり、子どもは興奮しすぎて眠れなかったり、話ができなかったり、脳がひきつけを起こして感覚体験に圧倒されたり、あるいは何時間でもバスに乗っていられたり、電車の時刻表をとめどなく口にしたり、ホテルの名前を覚えて繰り返したり、作曲したり、緻密な絵を描いたりするのです。

前章でご紹介した脳細胞の過活動、あるいは活動低下によっ

て起こる自閉症の問題領域としては、以下の7つを挙げることができます。

- 知覚と感覚
- 移動・運動
- 睡眠
- けいれん発作（ひきつけ）とてんかん
- 言葉とコミュニケーション
- 過度の集中
- ストレス

　これらが脳神経細胞の悪循環から引き起こされる結果のすべてではありませんし、すべてを網羅するには1冊の本ではとても足りません。ですが皆さんには、自閉症の子どもをもつ親の生活を生き地獄にするような行動が、脳といかに結びついているかを理解していただきたいのです。よい知らせは、その脳で起こる危機的なことに対処することで、お子さんの人生を大きく変えることができるということです。

　ジミーは今でもいくつかのきっかけでもって自閉症の症状を示します。犬が吠える声や、他の子の泣いている声は今でも知覚の崩壊を招き、学校生活を脅かします。それでも母親は、「このふたつに対する反応がなければ、私たちは大丈夫です」と言います。彼らはもはや自閉症を問題とはとらえていません。これは、生活習慣を変えたり、ジミーの繊細さを周りがサポートしたりした結果です。

自閉症のこうした特徴をより詳細に見て，あなたのお子さんがこれらの問題を抱えているときにどう手助けしてあげられるかを考えてみましょう。

知覚と感覚

過剰な感覚刺激

自分が疲れ果てた神経細胞だと想像してみてください。

- あなたの星状細胞は，グルタミン酸をぬぐい去ろうとする免疫上の闘いで大忙しです。
- グルタミン酸が過剰になると，電気信号を送るのを止められなくなります。コンセントに指が入ってしまって電気ショックを繰り返している漫画のキャラクターを想像してみてください。
- あなたのミトコンドリアはエネルギー不足に陥ってしまい，電子が漏れ始めます。その電子はあなたの細胞膜を攻撃し，酸化ストレスを作ります。
- グルタチオンが供給不足になり，粘着性のフリーラジカルを取り除けず，細胞膜への攻撃を止められません。
- そんな状態ではあなたはすっかり圧倒されてしまい，何がどうなっているのかがわからなくなってしまいます。

では，レンズを引いて見てみましょう。あなたのお子さんの

脳の中の何十億という神経細胞が今まさにそうした状態であると想像してみてください。そこに親であるあなたが近づいてきて，こちらに注意を向けてほしいと思っています。彼らがどれだけあなたに注意を向けたいと思ったとしても，それが不可能であることは容易に想像できます。

今度は半分くらい近づいて見てみます。あなたが自分のお子さんの聴覚系だと想像してみてください。彼の耳はあなたの声を脳に届けます。しかし，つい先ほどの説明にあったように，その信号を受け取る脳の方は大混乱の中にいます。あなたにとってのささやき声が，彼にとっては叫び声に聞こえます。さまざまな雑音が妨害して，音節や単語を判別するのも難しいのです。ましてや，その意味を理解するのは不可能です。あるいは，アナ・トッドのように，意味がはっきりわかると思ったのに，次の瞬間にはわからなくなったりするかもしれません。この大混乱している脳に向けられたあなたの言葉は，あなたが意図した通りには処理されません。それらは疲れ果てた脳に突き刺さります。他の感覚系も同じように混乱しています。母親の指先が少し触れることにも我慢できなかったカレブを思い出してください。

あなたはお子さんに話しかけるとき，穏やかに優しく彼を見つめているかもしれません。あなたにとって，それは自然な行動です。ところが，あなたの表情に表れている感情は他の「雑音」と合わさって，お子さんの脳には刺激となります。彼にとって，あなたの目，口，顔の筋肉，声色，感情を同時に追うのはあまりに過剰な負担となります。そのひとつひとつから送られ

る信号は，それ自体が強烈です。そのうちのどれが一番重要かを選別するのは困難です。あなたのお子さんの脳は，感情が何か大切なことが起きていることを伝えているとわかっているかもしれません。しかしそれは何か悪いことかもしれないし，怖いのです。全体像を描くことができないままでは，感情や，感情が表れている表情に目を向けることは難しく，恐ろしい感じさえします。すると，彼がとる唯一の解決策は，視線をそらし，痛みを伴う刺激が増幅されるのを避けることになります。

おわかりでしょうか。あなたのお子さんの知覚している世界は，あなたのそれとは全く違うものである可能性が高いのです。自閉症の脳ではあまりに雑音がうるさくて，弱い信号はかき消されてしまうのです。

自閉症の人が光や色に対して素晴らしい眼をもっていたり，匂いを嗅ぎ分けたり，興味深い音に耳を傾けたりできるのも，上に述べたような敏感さがあるからです。他の人たちには感知できない細部に引きつけられ，その結果として彼らが素晴らしい芸術家となることもあります。

その一方で，彼らはそれらの細部をつなぎ合わせて一貫性のある全体として受け取れないかもしれません（一部の科学者はこれを「統合的一貫性が弱い」と言います）。

このように，刺激が脳の許容量を超えた混乱した世界に住んでいるのがどういう感じかを理解していないと，お子さんのかんしゃくを自分の機嫌を悪くさせるためにわざとやっている「いけないこと」と考えがちです。本当にけいれん発作が起こっているとか，単に許容量を超えただけかもしれないのです。お

子さんにとっては圧倒されるほど周囲からの刺激が強烈なのだということがわかると，あなたをイライラさせるお子さんの反応にはある程度意味があるのだと理解できるでしょう。

感覚にかかる過剰な負担をコントロールするためにできること

　お子さんの感覚の許容範囲を広げられるよう，体全体に働きかける方法で，細胞，体，脳を健康にするやり方を試してみてください。すでにおなじみですが，**緑黄色野菜を基本にした食生活**によって，豊富なビタミン，ミネラル，抗酸化物質や植物栄養素（ファイトケミカル）を摂取することが不可欠です。

　マグネシウム欠乏は感覚過敏の問題に深く関わっている可能性があります。マグネシウムの血中濃度を測定することが有益な場合があります（細胞に届くかどうかが問題なので，可能であれば血液中のマグネシウム濃度ではなく，赤血球内の濃度を測定してください）。多くの野菜はマグネシウムを豊富に含んでいるので，凍らせてすりつぶす（スムージーにする）ことで吸収がよくなります。マグネシウムのサプリメントは容量を超えて用いると下痢になるので，一日の中で何回かに分けて摂取してください。エプソム塩入浴（もしくは肌に塗り込む）は，下痢を防ぎながら皮膚を通じてお子さんの体内にマグネシウムを吸収させるひとつの方法です。

　感覚統合の訓練を受けた作業療法士の施術を受けることで，お子さんにとっての許容範囲を超えた音，光，匂い，接触の体

験によって傷つき混乱させられた状態を緩和できる場合があります。感覚統合療法は系統立てられた手法で，神経系が外部刺激をより整理された形で処理できるよう援助します。施術には，楽しく飛んだり跳ねたり，ブラシでくすぐられたり，揺れたり，体や関節を指圧したり，その他多くのものが含まれます。この種の治療を楽しんで受けているお子さんは多く，厄介なことをしようとする他の治療の合間に一息つくことができます。

家庭で行う「感覚ダイエット」も，落ち着かせる活動の一環として日常生活に取り入れることができます。あるご家庭では庭にトランポリンやブランコを設置したり，スクーター，自転車，スケートボード，ローラースケートをまとめ買いしたりしました。当然のことですが，子どもが行うのに適切で，楽しめる運動を選ぶ必要があります。

そして，学校生活ではお子さんの**感覚**に**休憩**をとらせることを忘れないでください。飛んだり揺れたり，単純に歩き回ったりすることで体の感覚のつながりを取り戻し，学習する体勢を整えるのです。

痛　み

ひとつ矛盾があります。自閉症をもつ人は，しばしば痛みに対して強く，場合によっては痛みを感じないかのように見えることもあります。その一方で，彼らはちょっとした「痛っ」にもすべて絆創膏が必要なほど敏感で，服のタグにも我慢できなかったりします。過敏さはむしろ理解しやすいように思えます

が，鈍感さについてはあまりよくわかっていません[118]。自閉症をもつ人でこの体験について話せる人なら，彼らは痛みを感じてはいるが，違った処理の仕方をしたり，別のときにそれを感じたりすると言うかもしれません。

ジミーは，彼の母親によると，2歳から7歳までの間，痛みや冷たさを全く感じませんでした。2歳の時，テレビを倒し，頭にテレビが落ちましたが，彼は全く泣きませんでした。切り傷ができても，数秒間傷口を見ただけで，それまでやっていたことにすぐに戻りました。冷たい水に平気なのには，周囲の人も仰天しました。他の人がプールの周りで震えているようなときでも，彼は飛び込んで大はしゃぎしていました。

あなたのお子さんは言葉を話せるとしても，痛みをあなたに伝えることができないかもしれません。これはおそらく彼らが言葉をそのような目的で使わないからでしょう（例えばエコラリアならば，自分自身の考えを表すために言葉を使うのではなく，単に言葉を繰り返すことが目的となります）。あるいは，彼らは知覚信号をひとつの地点からではなく体のあちこちから受け取るので，痛みがどこから来ているのかを特定できないのかもしれません。

ステュワートという12歳の男の子（彼については第9章でより詳しく紹介します）のお話です。ある日，彼は明らかにいつもよりとても穏やかで落ち着いていました。それまでの数カ月間，荒れて大変だったので，変化は明確でした。その夜，母親が彼のおでこを触ると熱があるようで，お腹を押してみました。ステュワートは声色を全く変えず，「お母さん，僕を殺そ

うとしているの？」と言いました。母親は大急ぎで救急病院に彼を連れていき、そこで虫垂が腫れて10倍のサイズになっていて、摘出する必要があることがわかりました。ステュワートは言葉を話せましたが、母親に「お腹が痛くて死にそう」と伝えることはできなかったのです。

　数年前の出来事です。自閉症をもつ成人のジュディ・エンダウ（彼女については次章でより詳しく紹介します）は何かがおかしいと感じ始めましたが、その数日、何と伝えてよいかわからなかったため、医者にかかりませんでした。彼女が特定できたのは、階段を上るときに足がひどく痛むことだけでした。息をするのも辛くなった頃、我慢できず病院に行きました。病院では、重篤な肺炎で呼吸補助機器を挿入しなくてはならないと言われました。なぜ彼女が助けを求めて病院に来るのがこれほど遅くなったのか、医者は理解に苦しみました。彼女の神経系は肺炎が起きていた場所から遠く離れた足の痛みを伝えていたため、どこに問題があるのか把握できなかったということを、彼女は医者に説明できなかったのです。

痛みを和らげるには

　もしお子さんの行動が変わったり通常の様子から見て悪化したりしているときは、痛みの源を探すべきです。歯が欠けていないか、見えないところに傷やとげがないか、膿瘍や、骨が折れたりしていないか、などです。

　お子さんの意識と体をつなげてあげることで、適切な痛みの感覚がもてるよう援助することができます。揺れたり回ったり

肌をブラシでなでたりといった感覚活動は有効で，深呼吸，ヨガやフェルデンクライス・メソッド，穏やかに行われる格闘術のような心身をつなぐ運動など，感覚を使う活動も有効です。瞑想法も痛みの緩和を促進すると言われ，その効果には科学的な根拠があります。

同様に，痛みのもとがどこにあるか，お子さんが特定できるよう助けてあげることもできます[119]。例えば，息子さんが指をけがしたら，それがどのくらいの痛みなのか，絆創膏を付けたり氷で冷やしたりすることでどのくらい楽になるかを彼に聞いてみてください。目標は，（本当に彼が感じていることが何かを確認した後で）お子さんが自分の体験を言葉にできるよう助けてあげることです。数年かかることもありますが，しばらくこれを続けることで，お子さんが痛みの場所を特定できるようになり，お子さんの気持ちがあなたとつながるでしょう。

移動・運動

ぎこちなさ

自閉症の子の多くがそうであるように，ジミーも不器用で，ぎこちない瞬間があります。かつて彼は，頭を下に向けて走っていました。彼の母は言います。「私はいつも，まるで地面が金属で彼の頭には磁石が入っているみたいと言っていました」

多くの研究は，不随意な活動を組織する小脳という脳の部位が自閉症に関わっていることを示しています。第1章と第5章

注目の研究：刺激に満ちた世界

研究者のジョン・ルーベンスタインとマイケル・マージニックは2003年に、感覚や睡眠、発作の問題など、自閉症の特徴の多くは脳の過活動と抑制不足によって説明が可能だとする論文を発表しました[120]。脳の部位の大きさの違いに焦点を当てていた当時の研究者にとって、この考え方は全く新しいものでした。

2010年の終わりにカミラ・マークラムとヘンリー・マークラムという研究者がこの考えをさらに推し進めました[121]。彼らの実験で、抗てんかん薬であるバルプロ酸をラットの胎児に与えたところ、自閉症のような行動や脳組織をもったラットが生まれました。

このことから彼らは、自閉症の行動は、周囲の世界を過度に強い刺激としてとらえるように脳が変質したことによるものだという理論を展開しました。このような脳の変質がある人々には、以下の特徴があります。

- 周囲の環境の細部まで知覚しすぎてしまう。
- 定型発達した人々よりも知覚検査でよい成績を収める。
- 細部に焦点を当てるが、一貫性のある全体としてつなげにくい（「統合的一貫性が弱い」）。
- 記憶、中でも感覚として知覚した記憶に秀でている。
- 情緒的に非常に反応しやすく、社会的な接触と関心に欠けるように見えるのは、過負荷、ストレス、不安に対する防衛であり、シャットダウンでもある。
- 脳が非常に反応しやすく、時として強烈な情報のせいで脳の情報を統合する力が圧倒されてしまい、その結果、新しい刺激や強い刺激を避ける。

これらふたつのモデルは、自閉症に見られる行動や神経学的特徴の多くを結びつけます。マーク・ベアによる脆弱性X染色体理論も似通っています[122]。マーク・ベアはmGluR5（代謝型グルタミン酸

> 受容体5）に関する遺伝子上の問題は，環境の変化への敏感さの亢進，神経結合の亢進，過賦活，身体発育の亢進をもたらすと言います。また，彼が実験で用いた動物の消化器系は，食物を十分に消化せず，排出が速すぎたことも報告されています。
>
> 　これらの科学者たちは言及していませんが，炎症や酸化ストレス等の身体問題も，過賦活，過活発，受ける刺激の強さに影響する可能性があります。

でご紹介したカルロス・パルドは，自閉症児たちの脳では他の領域よりも小脳により多くの炎症があることを発見しました。カリフォルニア大学サンディエゴ校でかつて行われた草分け的な研究では，多くの幼い自閉症児の脳で小脳が特に肥大していたことが示されています[123]。小脳は炎症，酸化ストレス，そして過賦活に特に脆弱なのかもしれません。

　自閉症をもつ人たちは，呆然とした状態で虚空を見つめ，周囲にいる人のことを忘れてしまったかのように見えることがあります。自閉症をもつ作家のティート・ムコパーディーは，子どもの頃，外の世界とのつながりを完全に失い，鏡を見つめて何時間も過ごしていたときのことを記しています[124]。

　他にも，自閉症をもつ人たちは一見したところ意味のない動きや声を発して，時には聞いたことを何度も何度も繰り返すような過賦活の状態にはまって抜け出せなくなることがあります。どちらの状態も「緊張病性」と呼ばれる状態です。ところが，この言葉はあまりに多くの事柄を表すのに用いられていて，実際の活動のバリエーションを観察する邪魔になるほどです

(ちょうど「自閉症」という言葉が多用されすぎているように)。

不器用さを減らすための提案

お子さんに何かしら**体を使った活動**や、空間内での身体感覚を改善させる治療を受けさせることを強くお勧めします。

音楽療法のように、お子さんのペースに合っていて、リズムや協調を体験できる活動を見つけてください。ヨガや太極拳のようにゆっくりとした環境で行われる活動の方が最初はついていきやすいかもしれません。優れた特別支援のヨガ講師は、お子さんが先に進むのを助けてくれることでしょう。ランニングや水泳をしたときのように汗をかくエアロビクスも反復行動を減らすことにつながります。地域のサッカークラブのような組織的なスポーツに早期から参加すると、他のお子さんにもあなたのお子さんと同じようなぎこちなさが見られるかもしれません。しかし団体競技は、お子さんのぎこちなさが取れないうちは、おそらく3年生か4年生を過ぎてからでなければ効果が上がらないでしょう。自閉症をもつ子どもの多くは運動量が十分でないため太り気味です。運動をさせることは、健康的な体重を保つことにも役立つかもしれません。

お子さんの中には、馬や犬、あるいは植物など、**生き物との関わり**で驚くほどの落ち着きを見せる子どももいます。動物は人間よりも情緒的な関わりを要求せず、よく訓練されていれば人をとても落ち着かせてくれます。同様に、ガーデニングもお子さんを脅えさせる要素がなく、なじみやすいものです。こう

いった領域で自分の能力が高いと感じることができ，自信がもてるようになる子どももいます。お近くで動物療法（ペット，乗馬など），園芸療法が行われているところがないか，探してみてください。

私が出会ったお子さんたちの中には, ヨガ, 格闘技, 瞑想, フェルデンクライス・メソッドや同手法から発展したアナト・バニエル・メソッドといったボディワークなどの**心身活動**によって大きく改善した子もいます。こうした実践は，脳と体を心や感覚とつなげ，ストレスを減らし，人とつながっているという感覚を高め，その子の強みとなり，自信を育みます。

反復的・常同運動

自閉症をもつ人たちのもうひとつの特徴は何と言っても，一見意味がないように見える，周期的に繰り返される運動の癖，すなわち，しばしば「常同運動」と呼ばれるものです。例えば，ジミーは爪を噛んだり，絶えず鼻唄のような音を立てたりしていました。母親が言うには，小さい頃のジミーはおもちゃの車を逆さに持ち, タイヤを回し, 夢中で見つめていました。他にも，自閉症の子どもたちは動いている車の窓から外に手を出すのが好きだったり，前後に揺れたり，腕をバタバタさせたり，指をくるくると回したり，ぐるぐる回ったり，音を繰り返し鳴らしたり，扇風機の羽根や照明を見つめたり，物の匂いを嗅いだり舐めてみたり，その他さまざまなことを行います。近年行われた研究では，自閉症を抱える人々のおよそ60〜70％が何らか

の常同運動をするとされました[125]。

　生物学的にどうして常同運動が起こるのかはよくわかっていません。運動を調節している大脳基底核という，脳の中央にある領域によって引き起こされているのかもしれません。あるいは，空間内での自己認識が弱いためかもしれませんし，脳の運動中枢を麻痺させる化学物質を出す腸内細菌が原因かもしれません。あるいは，これらのどれでもないのかもしれません。

　何が原因であるにせよ，ひょっとすると常同運動はお子さんにやめさせようとすべきものではないのかもしれません。実のところ，常同運動は自閉症の人が感覚信号を増強させる方法であると説明されることもあります。つまりそのおかげで，自分の体が空間の中でどこに位置しているのかを把握できるというのです。その意味を理解するために試していただきたいことがあります。左手を見ないで，あなたの左手がどうなっているかを感じてみてください。おそらくこの辺りにあるだろう，何に触れていて，指がどれくらい曲がっているかといった感覚があると思います。次に，ゆっくり指を曲げたり伸ばしたりしてみてください。きっと，動かしていないときよりも動かしているときの方が自分の手のイメージをよりはっきりともてるでしょう。自閉症の人の中には，自分の体や身体部分について非常に限られたイメージしかもっていない人たちがいます。そしてそのイメージが一日の中で強くなったり弱くなったりすることもあるのです。腕をバタバタさせたり，くるくる回ったり，体を揺らしたりする動きのおかげで，そういった人たちはとても大切な自分のボディイメージがもてるのです。

そのような繰り返す動きはとても気に障るものですが，意味があるのだとわかれば我慢しやすくなるかもしれません。その人がなぜ困っているのかを考えたり，必要な知覚の中で欠けている部分を埋められるよう助けてあげたりすることで，常同運動は少なくなるかもしれません。体全体に働きかける方法で親が自閉症のお子さんに働きかけていると，常同運動ははるかに少なくなったり全くなくなったりします。おそらく子どもたちの脳細胞や体の細胞の状態がよくなるにつれ，その常同運動によって，もともと「掻こう」としていた「かゆみ」自体が減り，掻く必要が薄れていくのでしょう。

睡　眠

自閉症における不眠

　睡眠時脳の状態は覚醒時とはずいぶん異なります。いわゆる「脳波」，つまり脳細胞から同時に送られてくる電気信号のうち，大きな振幅のものが変化します。眠っているとき，体が外から受ける刺激は弱まり，脳と体は覚醒時に受けたダメージを修復したり新しい情報を統合したりすることができます。よい睡眠をとった後ほど，私たちはうまく集中したり考えたり学んだりすることができるのです。睡眠をとらないと，いろいろなことがうまくいきません。きちんとものが考えられず，忘れっぽくなり，思いもしない間違いをしたりします。

　感覚に過剰な負担がすでにかかっているのに，さらによい睡

眠がとれないでいるとしたらどうなるか、想像してみてください。睡眠不足のせいで、刺激が多いことに耐えられなくなります。二日酔いのままロックコンサートに行くのに似ています。もともと知覚的な過負荷を抱えている場合には、睡眠不足がさらなる過活動状態を生むことになります。

そして、何かを学習することは難しくなります。あちこちに気を取られ、何かひとつに落ち着いて取り組むことができません。**すべての刺激が情報ではなくストレスのもととなります。**

自閉症を抱える児童や思春期の若者の 80％に睡眠の問題があるという報告もあります[126]。なぜなのでしょうか。脳の過活動のために睡眠に問題が起こることがあります。脳が興奮状態からうまく落ち着くことができないと、睡眠の問題が起こりやすいようです。脳波の異常が睡眠を阻害することもあります。

睡眠の問題は GERD（gastroesophageal reflux disease, 胃食道逆流疾患）、つまり胃食道の逆流などの内科疾患から起こることもあります。GERD は痛みを伴うため、目が覚めてしまうことがありますし、すでに胃酸にさらされて食道が痛んでいると、それだけで眠りにつくことが困難になります。他にも体の痛みが原因となって睡眠の問題が起こることもあります。

睡眠不足から感染症と闘う免疫機能が落ちてしまうことは、おそらくどなたでも経験があることでしょう。疲れきっているときは誰でも病気に罹りやすくなります。細胞のレベルで「疲れきっている」というのは、グルタチオンのような抗酸化物質の欠乏を指しています。睡眠不足は炎症誘発性の免疫化学物質（ある種のサイトカイン）を活性化させ、それが体に起きてい

る炎症を悪化させます。なかでもそれらの物質は脳に作用し、脳細胞を興奮させます。

 すると、ご想像の通り、またしても悪循環が起きてしまいます。質の悪い睡眠は抗酸化物質を減少させ、酸化ストレスや炎症を増進させます。増進された酸化ストレスや炎症は脳をより興奮させ、興奮した脳は睡眠を（および、妨害された睡眠が妨害するすべてのことをも）妨害します。

よい睡眠をとるための提案

 睡眠を向上させるための基本的なステップがいくつもあります（「睡眠衛生（sleep hygiene）」をインターネットで検索すれば簡単に見つけることができます）。そうしたステップには入眠の時間を一定にすること、昼寝を制限すること、夕食後の飲み物を控えること、入眠直前に食事や過度の運動をしないこと、カフェインや砂糖を含む飲み物を摂らないこと、刺激となりすぎる場合があるため人工甘味料（アスパルテームなど）の入った食べ物や飲み物を摂らないこと、などが含まれます。寝室など、寝起きする場所には気を散らすものを置かず、光源をさえぎってください。

 運動の習慣を身につけることも睡眠を促進します。米国政府は、子どもに一日60分の運動を習慣づけることを勧めています[127]。

 自閉症をもつ子どもにとっては、胃酸が食道に逆流してくるなどの苦痛な消化器系統の問題が睡眠を妨げているかもしれな

いため，そういった胃腸の問題を取り除いてあげることも重要です。同様に，歯，骨，傷，腫瘍，トゲなど，お子さんがあなたには伝えていないかもしれない他の**痛み**のもとも探してあげてください。

食べ物や環境に存在する物質による**アレルギー**も睡眠に影響します。アレルギーの中には，過活動，痛み，果ては夜尿まで引き起こすものもあります。(多くの人が食用色素でも同じことを経験しています)。花粉症で悩んでいる人はアレルギーと睡眠のつながりが理解できると思います。トウモロコシなど食べ物のアレルゲンを取り除くことで睡眠の問題がかなり和らいだり，夜尿がなくなったりするなどの経験がある親御さんもいます。

ジミーは幼児の頃，食べた物をしじゅう吐き戻しており，下痢がひどく，ほっぺたが真っ赤でした。主治医はそんな様子を普通のことだと言いましたが，母親のシンディがミルクを大豆由来のものに変えると，その症状はすっかりなくなりました。後になってシンディは，ジミーが乳製品に，そして実は大豆にもアレルギーがあることを突き止めました。これらの食べ物を食事から取り除くと，彼の睡眠や行動は劇的に改善しました。

毒素も過活動や虚脱症状に影響がある場合があります。お子さんが生活の中でさらされている化学物質と，行動や睡眠とのつながりを探ってみてください。

布団に入る前に**エプソム塩入浴**をすると，よく眠れるお子さんが多いようです。エプソム塩に含まれるマグネシウムは天然の鎮静剤であり，硫酸塩はお子さんの細胞内の化学的バランス

にかかるストレスを減らします。エプソム塩入浴をご自身の入浴習慣とするのもよいと思います。

ヒトの睡眠サイクルを整えるホルモンである**メラトニン**も，眠りにつけるよう，また途中で目覚めたとしても再び眠りにつけるよう助ける働きがあります。メラトニンは錠剤やシロップとして服用できます。メラトニンについては多くの研究によって大きな効用があることが認められており，自閉症ではメラトニン経路に欠陥があることを明らかにした研究もあります[128]。

感覚統合の手法が，睡眠の問題の改善に役立つこともあります。

夜驚症は親御さんにとっては恐ろしい症状ですが，朝になってそのことを覚えていない限り，お子さんにとっては危険なものではありません（多くの専門家が，前の晩に夜驚があったことを子どもに伝えることを勧めないのはこれが理由です）[129]。最も重要なことは，夢遊症を起こす場合に備え，階段やドアに柵などを設けたり，壊れやすいものや危険になりそうなものを寝室から取り除いたりして，お子さんの安全を確保することです。入眠して1時間ほど経ってからお子さんを起こして，大丈夫だよ，と抱きしめてキスをしてあげてください。これだけでも発作を予防するのに十分で，悪い睡眠のサイクルを抑えられる場合があります。なかには，寝るときにお子さんの足に布団をかけないことや，発作が起きている間，冷たい水でお子さんの足を拭いてあげることで，お子さんを起こさなくても発作を鎮めることができたという親御さんもいます。そして，覚えておいていただきたいのは，ほとんどのお子さんが次第に夜驚症

を卒業していくということです。

けいれん発作（ひきつけ）も睡眠を妨害しますので、それらを適切に発見し治療することは、睡眠の改善に役立つはずです。

よく眠れることは、ストレスを減らすうえでも非常に役に立ちます。このため、よく眠れると、よいことがさらに別のよいことを引き起こすという、好ましいサイクルが生まれ、これまで見てきたような悪循環に対抗する力となります。

けいれん発作とてんかん

けいれん発作は、脳の過剰な興奮が極限に達した状態で、自閉症には非常に頻繁に見られます。研究では、自閉症をもつ人の7～46％にけいれん活動が見られることが知られています[130]。一方、健常群ではその割合は1～2％です。

けいれん発作は、個々の神経細胞がそれぞれ別のリズムで興奮するのではなく、たくさんの神経細胞が同時に興奮する際に見られます。ひとたびけいれん発作が起き始めると、脳の組織が変化し、さらにけいれん発作が起きやすくなります。脳の興奮はけいれん発作を引き起こすことがあり、けいれん発作は興奮を引き起こします。このふたつはミトコンドリアに壊滅的な被害をもたらし、膨大な酸化ストレスを生じさせます。

けいれん発作がいつ起きているのかは、必ずしも簡単にわかるわけではありません。けいれん発作と聞くと人は、床に倒れ、腕を激しく打ちつけ、白目を剥いている人を想像します。それは大発作と呼ばれます。一方、別の種類のけいれん発作の兆候

はより微細なものです。急にうわの空になり，反応しなくなったり，わけもなく不意に攻撃的になったりするのがけいれん活動のサインである場合があります（もちろん，他の理由がある場合もありますが）。

けいれん発作の中には，夜中に起こって睡眠を妨害するものがあります。結果として，眠っているように見えても普通の睡眠時のような電気活動リズムではなく，脳の一部が極度の強さで一斉に興奮しているかもしれないのです。そんな睡眠だった人は，翌朝全く寝た気がしないということになります。

たとえ型通りのけいれん発作を起こしていないとしても，自閉症をもつ子どもはかなりの割合で，脳内で異常な電気活動を起こしている可能性があります[131]。脳の電気活動は脳波で測定されます。異常に多くの神経細胞が同時に興奮すると，脳波が「とがって」見えます（尖波）。なかには脳のリズムがゆっくりすぎたり速すぎたりする子どももいるかもしれません。

かつて神経学者たちは，脳波が「とがって」いても，明らかな臨床上の問題を示していなければ，それほど気にすることはないと教えられていました。近年では多くの神経学者が，けいれんと関わりのない尖波や通常なら起こらないリズムが，本当に問題がないと言えるのかどうか，疑問をもっています。そうした現象は，脳の機能や情報処理に，目立たないながらも重要な影響を与えているかもしれません。夜間に見られるけいれん発作の一部は年齢とともに消失するため，「良性」と考えられてもいます。しかし近年の研究では，そうしたけいれん発作が注意，学習，感情や行動に影響を及ぼしている可能性が高いと

指摘されるようになってきました。

ここでも,本書で常に登場する「グレーゾーン」の例が見られます。この脳の電気活動の変化(専門的には「非臨床けいれん発作」と呼ばれるものや,それよりも微細な変化)は,「健常」と「病気」の中間と考えられ,それは人によって,あるいは何を重要とするかによって判断が変わる「機能不全」なのです。

けいれん発作を抑制する

現在,自閉症をもつすべての子どもたちに脳波検査を行うのは標準的ではありませんが,私個人としては,脳波検査は後の基礎データとなる大切なものであり,今後こうした手順が一般的になるだろうと考えています。いずれ,このような脳波検査のデータを解明する,より高度な技術が開発され,グレーゾーンの測定の向上や,治療法の予測につながるかもしれません(これは,私たちが行っている TRANSCEND 研究の一部でもあります)。

もしお子さんが気づかぬうちにけいれん発作を起こしているのではないかとお考えなら,あるいは,もしお子さんの言葉が退行していたり,それまでできていたことができなくなったりしているなら,主治医と脳波や睡眠時脳波の検査について相談してみてください。脳波検査は,検査中に異常脳波が起きなかったり,それらが脳の中心部分で起きていたりすると,けいれん発作を見落とすことがあるということも覚えておいてください。前述のように,自閉症をもつ子どもの多くが,脳の「グ

第 6 章　脳の混乱を鎮める　233

てんかんと自閉症の多くの共通点とは

　自閉症にはてんかんがある場合が多く，不自然な行動も共通しています。てんかんの人は脳波に問題があり，多くの場合，自閉症を含め，学習や行動面の問題を伴います。ボストン子ども病院のフランシス・イェンセンは「てんかんスペクトラム障害」について語っており，これを生物学的な連鎖障害から起こっている可能性があるとしています[132]。これは単なる偶然でしょうか。

　科学者たちの研究からは，「自閉症遺伝子」と「てんかん遺伝子」には共通のものがあり，その遺伝子の多くが細胞を興奮しやすくするものであるということがわかり始めています[133]。自閉症の症状が退行の形で現れる場合，生後1歳から2歳の間の時期が多いのですが，この時期，脳は人生のどの時点よりも興奮しやすいのです。

　さらに，自閉症の人とてんかんの人はどちらも脳に炎症があることが多いのです。発作も，体内の炎症によって引き起こされることがあります。

　炎症のせいで免疫システムは「炎症促進性サイトカイン」を血液中に送ることとなり，そのサイトカインは脳血流関門を越えて脳に達します。結果として脳は炎症を起こし，脳神経細胞はより興奮しやすくなります。脳の神経細胞が興奮しやすくなると，それだけ神経細胞は臨界点を超えて機能停止しやすくなります[134]。臨界点を超えないうちでさえ，神経細胞にとっては普通の感覚がより強烈に感じられ，睡眠を阻害します。

　おそらく，感覚や睡眠，発作の問題はすべて脳の細胞の興奮しやすさに関わる一連の問題とつながっているのです。

レーゾーン」の電気活動に悩まされていると私は考えています。それらは微細であるため、異常けいれん発作の診断基準には該当しなくても、その子の人生の質に影響を及ぼすのです。

ただし、脳波検査で微細な異常が見つかった子どものすべてに抗てんかん薬を与えるべきだと言っているわけではありません。あらゆる薬には無視できない副作用があるため、脳神経科医は重いけいれん障害が認められない限り、薬を処方することをためらいます。その一方で、食事や有害物質、微生物やストレスの問題に対処することで、物事をよい方向に向かわせることができるかもしれないのです。

通常、抗てんかん薬や抗けいれん薬は、ある種の化学物質が脳細胞にどのように取り込まれ、放出されるかに影響を与えることで効果を発揮します。これらの薬のいくつかは、葉酸、カルニチン、ビタミンB_6、ビタミンD、ビオチンなどの栄養素を欠乏させます。こうした欠乏を補うためにお子さんにサプリメントを摂らせた方がよいかどうかを主治医と相談してください。薬の副作用の兆候が見られたら、どのようなものであれすぐさま主治医にそのことを伝えてください。お子さんがけいれんの薬物療法を受けているなら、用法を守った服用が非常に重要です。抗けいれん薬を中止する必要がある場合、時間をかけて徐々に減らしていくことも大切です。

いくつかの研究で、薬を用いない代替療法（ビタミンB_6、マグネシウム、タウリン、魚油など）が効果をもたらすことが示されていますが[135]、効果が保証されているものではありませんし、医師の指示のもとに行われる正規の医療に置き換えら

> ## 脳の検査
>
> ### EEG
>
> EEG（脳波検査）では文字通り，「脳内の電波」を測定します。EEGは，脳内の電気的な動きを図の形で見ることができます。ワイヤーにつながる電気のリード線を頭につなげ，その線が脳から電気を検出します。脳波の正常なリズムは覚醒時と就寝中ではそれぞれ異なります。本来と異なるリズムが検出されることで脳に問題がある可能性が判明し，その問題がどういったものかを調べるために他の脳の検査が必要となる場合もあります。
>
> ### MRI
>
> MRI（magnetic resonance imaging）とは磁気共鳴映像法のことです。脳内部の画像を撮影するもので，脳の各部分が正しい位置にあるか，適切なサイズか，化学物質が適切な割合で存在するか，血流がどのようになっているかなどの判断に有効です。
> もし脳波で，脳のある部分で異常な脳波が始まっていることが判明すると，MRIを使って，その部分に異常の原因となる物理的な問題がないかどうかを調べることができます。

れるものでもありません。それでも私は，最も基本とすべきアプローチとして，体に働きかける方法，つまり野菜を重点的に摂取する栄養豊かな食事や，毒素・アレルゲン・感染を避けることが，発作につながる可能性のある細胞の炎症や興奮を減らすうえで賢明であると考えています。マグネシウムやタウリン，必須脂肪酸等の栄養素は，けいれん発作の頻度や重症度を改善するかもしれません。

親御さんたちの中には，グルテン摂取を止めることで，発作の頻度や重症度が軽くなった，あるいは全くなくなったという人さえいます。重度の発作で他の治療法が見つからない場合に対しては，食生活へのあるアプローチ方法がここ15年で標準的なものになってきました。脂質を多く摂取し，炭水化物を摂らない「ケトン食（ketogenic diet）」がそれです。しかし，この方法は医師による綿密な指導のもとに行われなければ危険です。修正アトキンス・ダイエット（Modified Atkins diet）〔訳注：ケトン食を修正した食事法〕はより危険性が低く，けいれん発作を改善させることがあります。この場合でも医師の指導が必要です。いずれの方法でも，炭水化物を大きく減らし，グルテンを排除し，脂質の摂取を増やすという点が興味深いところです。

　もし食事療法や薬を用いない方法を試そうとするなら，お子さんの主治医にどんなことをしているか，すべて正確に知らせてください。処方薬の効果を阻害する場合があるからです。

　治療にあまり反応せず，継続して起こるけいれん発作は，先天的な代謝機能の失調（こうした問題の危険信号は第2章で紹介しています）や脳の他の問題など，別の問題が存在する兆候である場合があります。お子さんのけいれん発作が続くようであれば，精密検査が必要かどうか医師と相談してください。

　ジミーは6歳のとき，けいれん発作を抑えるためバルプロ酸ナトリウムという薬を飲んでいましたが，ひどい偏頭痛の副作用に悩まされました。あまりに偏頭痛がひどいので，母親のシンディは6カ月ほどして薬を与えるのを止めましたが，発作は再発しませんでした。しかし頭痛は続き，ジミーを弱らせてい

きました。ジミーが8歳のとき，シンディはジミーの療養計画に定期的なカイロプラクティックを加えました。現在，ジミーは時々頭痛に悩まされますが，偏頭痛はこの1年で一度しか起きていません。

カイロプラクティックは保険が適用され，費用の払い戻しを受けられることもしばしばですが，医師や神経学者は脊椎や脊髄を痛める危険があるため敬遠することが多く，患者さんにも勧めません。ところが多くの親御さんたちがカイロプラクティックや頭部のオステオパシー，頭蓋仙骨療法の訓練を受けたセラピストの施術を受けることで，頭痛や時にはけいれん発作が軽快したと言っています。事例を掲載して，こうした取り組みを支持する文献が若干見られます[136]。これらのアプローチは穏やかで，多くの治療者は，医師が強く反対しなくてはならないような手荒な「矯正」は行いません。

こうしたアプローチは筋肉や骨，結合組織の微細な張りを取るのと同時に，脳の機能を損ねる可能性のある神経や血管への圧迫を緩和することを目的にしています。その意味では，これらのアプローチはてんかんの専門家なら治療対象と考えないような「グレーゾーン」の問題に向いていると言えます。

言葉とコミュニケーション

発話と言語

発話と言語の問題はいろいろなことが原因となるようです。

すでにお伝えしたように、感覚刺激に圧倒されてしまうことも、自閉症の子どもが言葉の問題で苦戦する理由のひとつです。例えば、言葉の音にあまりに圧倒されてしまって、言葉や音の区切りがわからなくなってしまうのかもしれません。音が脳の中で反響し、健常発達した脳とは異なる形で処理される可能性もあります。たとえ単語として受け取れたとしても、入ってくる情報に圧倒されてしまって、どのひとつの考えを言葉にしたらいいのか、どこに対して反応すればいいのかわからなくなってしまうこともあるでしょう。あるいはアナ・トッドのように、雑音や反論が耳に入ったり消えたりするので、言葉がつながらず細切れになって、意味を追うのが難しくなることもあるかもしれません。

発話と言葉の問題も、脳が口や舌の動きをコントロールするのに何らかの問題があることが原因の場合もあります。関係する神経伝達が弱かったり、周囲の神経細胞との統合がうまくいっていなかったりするのです。なかには、口の構造自体に問題があることもあります。例えば、「くっついた」舌と呼ばれるような、舌の裏側の皮膜が堅いため、舌を持ち上げられない場合などです。歯の問題も発話の難しさをもたらすことがあります。他にも、口や舌、あるいは脳の動きを呼吸や器官内の空気の動きと合わせることが難しい場合もあります。

けいれん発作が明らかに発話や言語の問題の原因である場合もありますし、原因と気づかれないままとなっている場合もあります。

言葉は出ないけれど、音を出すことは可能だというお子さん

もいます。私が直接知っているお子さんで、こういう男の子がいました。治療者が木製の舌圧子にガーゼを巻いたものを彼の口の中に入れ、高い音程で母音を出すように指示します。そして、治療者が彼の舌を動かすにつれ、音が変わるのを聞くように伝えます。彼の舌が巻かれたり、平らにされたり、上あごにくっつけられたりするたびに、口の中から出てくる音が変わるのを聞いた彼は、表情がぱっと明るくなりました。彼は初めて自分の舌で遊び始め、数週間後、今まで彼の頭の中で止まっていた言葉が口から外に出てくるようになったのです。

緘　黙

ジミーは、自閉症まっただ中だったときは脳が自分に話をさせなかったのだ、と言います。けいれんとかんしゃくが続いた時期、彼は全く言葉が出ませんでした。ジミーを自閉症と診断した医師は、母親のシンディに、ジミーは絶対話せるようにはならないだろうし、よくなることもなければ、「お母さん、愛してる」と言うこともないだろうと伝えました。

けれどうしてその医師が「絶対ない」という言葉を使ったのか、そこに科学的根拠はないと思います。ジミーが以前話せなかったのはなぜなのかは特定できません。今は話せるという事実から、話すために必要な神経回路はジミーの脳にできていたが、どういうわけか阻害されていたということがわかります。ジミーの兄も言葉が遅く、4歳まで発話がありませんでしたが、他に発達の問題はありませんでした。ふたりには共通の弱い部分があったのでしょうか。そしてジミーには、さらに何かの

きっかけがあって別の問題が起こっていたのでしょうか。

発音の問題

言葉がはっきり聞こえない，口をうまく動かせないのは発音の問題につながります。言語聴覚評価をきちんと行うことで，こういった問題を整理できます。

緘黙ではあるが理解には問題がない場合

言葉を話さないお子さんでも，言われたことを理解している場合があります。想像よりはるかに多くのことがお子さんに伝わっているかもしれないのです。言葉が出ない子どもたちに意思疎通のための道具やパソコンの使い方を教えたところ，豊かな言語能力や十分な知覚能力があることがわかった場合があるのです。カーリー・フライシュマンという女の子は言葉を話すことがなく，完全に閉ざされた世界にいました[137]。しかし10歳でキーボードの使い方を教わり，彼女が本当はどれだけ多くのことを理解していたのかを目の当たりにし，両親は驚くばかりでした。彼女はすべてを理解していたのですが，テクノロジーの助けを得るまで，それを人に知らせることができなかったのです。

発語失行症

カーリーのような問題は「発語失行症」と呼ばれます。この障害では，脳が言葉を発するよう指令を送っても，おそらくは伝わる経路の途中に障害があり，口がその指令を実行すること

ができないのです。第4章でお伝えしたように，発語失行症のお子さんには必須脂肪酸やビタミンEのどちらか，あるいは両方を摂取してもらうことで改善することがあります。また亜鉛を加え，（口の）運動機能の改善を図ることもあります。こうした栄養素は神経間の信号の働きを改善するようです。改善が見られるということは，身体的にその機能が備わっているけれども，その働きがどこかで阻害されているということです。カーリーのような，自閉症と発語失行症のある人たちは，コミュニケーションには問題があるけれど，知能の問題はないということになります。

言語を失う

なかには突然，あるいは徐々に言語を失うお子さんがいます。こうしたことが起きたら，脳波検査を受けることが大切です。言葉を失うことは，お子さんが表立っては見えないけいれん障害を起こしている兆しであることがあります。ランドークレフナー症候群（LKS：Landau-Kleffner syndrome）は，てんかんの一形態で，お子さんは言葉を失い自閉症のようになっていきますが，明らかなけいれんがない場合があり，脳波検査を受けることが重要です。

退行（問題なく発育していたお子さんが，発達が遅くなったり止まったり，今まで獲得した能力を失ったりすること）を示すお子さんは特に，言葉を失うということが非常に多く見られます。

「神経回路のつながりの悪さ」があるからといって知的障害とは限らない

　長年にわたって，自閉症は精神的な「欠陥」がもとで起こる「障害」と考えられてきました。研究者は，自閉症を抱える人々が「できないこと」をもとに研究を進めてきました。遺伝学者は，自閉症が起こる理由を説明できる，精神的な欠陥に関係する遺伝子を探し求めてきました。

　しかし，科学者の中には，自閉症が主として障害や精神遅滞によるものであるという考え方に反論する人がどんどん増えています。

　カリフォルニア大学サンフランシスコ校の脳科学教授であるマイク・マゼニックは，Wired という雑誌で，自閉症の75％の人に知的な遅れがあるという理解はとんでもない間違いで弊害が大きいと語りました[138]。彼が関わってきた知的に優れた自閉症の子どもたちは，もしマイクと出会わなければ，その多くは言葉が出ないために低機能自閉症とされていたと思われます。「私たちは，その子たちはわかっていることを表現できないだけなのに，知的に遅れていると決めつけ」，その子たちが大きくなっても「倉庫の奥に座って封筒に手紙を詰めるような仕事しかできない」とあきらめていることになるのです。

　自閉症の人が優れた能力を発揮したり，定型発達の人に比べて優れていたりすると，別の弱い部分がある結果そうなのだ，という説明で片づけられてしまうことがよくあります。

　たぶん私たちが取り組むべきなのは知的な問題ではなく，コミュニケーションのズレなのです。おそらくカーリーと同じで，自閉症を抱える人たちはこの本を読む私たちと同じ知性を持ち合わせているのです。ただいろいろな問題があって，その知性を普通の方法で表せずにいるだけなのです。

　以上のようなことは，2007年のカナダの研究者グループの調査結果と基本的に一致しています[139]。ローレン・モトロン，ミシェル・ドーソンらは，38人の子どもたちを2種類の知能検査を使って調べ

> ました。その2種類とはウェクスラー知能検査とレイヴン漸進的マトリックスと呼ばれるものですが、いずれも信頼性が高いものの、ウェクスラー知能検査の方がコミュニケーションスキルを要します。研究結果によれば、自閉症の子どもたちはレイブン漸進的マトリックスの方で、ウェクスラー検査より30ポイントも高い数値を示しています（なかには70ポイントも高い子どもがいました）。ウェクスラーの指標だと70％以上の子どもが知的な遅れがある範囲に分類され、レイブンならたった20％がその範囲に分類されます。つまり、自閉症の子どもたちの大多数が普通の知能をもっているということになるのです。

発話や言葉を促進する

コミュニケーションの問題は自閉症に多く見られるので、たいていは最初に言語聴覚士や**言語療法士**に診てもらうことになります。一般的に、言語療法士が自閉症スペクトラムのお子さんの治療に関わる初期の専門家となることが多く、治療はできるだけ早期に開始すべきです。お子さんが言葉を話せるか話せないかに関係なく、こういった治療はコミュニケーションの問題改善に役立ちます。一対一のセッションでは、言語療法士がその時々のコミュニケーションのために何が必要かによって適切な方法を講じます。例えば、幼いお子さんなら簡単な手話のようなものを教えたり、年上のお子さんなら補助的な道具や技術を使えるよう導きます。言語療法士は他にも、発音や会話の訓練、顔の表情を使う練習などをして、コミュニケーションにおける協調性が伸びるよう援助します。

発話の問題は非常に多くの要因が関係するため、問題の原因を整理することが大切です。最も基本となるのは**聴覚検査**を受けることです。名前を呼んだときに反応がない場合、自閉症との関わりがまず疑われますが、難聴がある場合にはさらなる治療が必要となります。

検査を受けることで確認できるもうひとつの問題は、**中枢性聴覚処理障害**（CAPD：central auditory processing disorder）です。この場合、聴覚の機能には問題がなく、脳の音声情報処理に問題があります。治療としては、電子機器を使って聴解を補助し、能動的なリスニングスキルや問題解決スキルを家庭で、もしくは専門家の指導のもと、より効率よく聞き取りができるよう訓練することになります。

身体的な問題や医学的問題を解消することで、お子さんが自分で発話の問題を解決できる場合も多くあります。もしかしたら歯並びの悪さのために、舌が動くスペースを奪われているのかもしれません。また、ミトコンドリアの働きの問題のせいで顔の表情筋の緊張が弱く、発話がうまくいかないのかもしれません。あるいは、脳が雑音であふれかえっていたり、軽微だけれどけいれんがあって、きちんと伝わるように話せなくなっているのかもしれません。こういった場合、身体的、医学的な問題を解決してから言語療法を行う方がずっと効果的でしょう。

後に読字の問題が現れる場合、初期の感覚、発話、言語の問題に根があるかもしれません。また、視覚の問題が関係することもあります。例えば、両方の眼それぞれからの像を取り込んでひとつの像に統合するところがうまくいかず、字を読むのに

時間がかかるのかもしれません。**発達検眼士**の検査を受けることで，読字や学習に関係する視覚的な問題を明らかにできるかもしれません。医師の多くは発達検眼士のような専門家を疑問視していますが，単なる視覚能力の良し悪しだけでなく，眼をどのようにうまく使うか教えるプログラムも提供しています。自閉症の子どもたちには，脳と運動機能の関わりの影響で，他の感覚と同じように眼の使い方に問題が生じることもあるのです。また，視覚の問題が学校で勉強が始まる時期のつまずきの原因となる場合もあります。

ジミーが言うように，脳が彼に話をさせなかったのです。しかし，シンディが言うには，ミルクを食事から除いた2週間のうちに，彼は会話することを「学び」ました。当初，彼はひとつの単語で話しました。それから数カ月後，グルテンを除いてからは，ジミーは完全な文章で話すようになったのです。確かに，すべての子どもが食事の変化によってジミーのような改善を見せるわけではないでしょう。しかし，食事や栄養面での変化は，炎症のように，脳の問題の引き金となるものを減らすことがあるため（炎症は脳の発話プロセスに干渉するかもしれません），ジミーの発話がこのように改善したと聞いても，私にとっては驚きではないのです。

ジミーのような改善を見せる子どもたちは，最初からすべてを学び直すのとは違って，年齢相応の発話レベルに達するのにそれほど時間がかかりません。おそらくそういった子たちは，脳の中で言語をすでに理解しており，言葉を口に出すのを邪魔する何かを誰かが取り除いてくれるのを待っていたのかもしれ

コミュニケーション

コミュニケーションの問題は言語とは別の問題です。言語能力に問題がなくても、コミュニケーションがうまくいかない人はいます。

反響言語（エコラリア）——言葉を繰り返すこと
お子さんが言語の力を伸ばしているように見えても、出てくる言葉がビデオやテレビで聞いたことの繰り返しになっている場合があります。目の前で起こっていることに関わる感情を直接表現するのではなく、映画の中で聞いた言葉を繰り返して、伝えたい感情を表現する場合もあります。最近聞いた例では、自閉症の生徒が先生に怒って、大声で「くたばれ中尉！」と言ったそうです。明らかにその生徒は映画の『ア・フュー・グッドメン』を何度も見ていたとのことで、この言葉は彼がその時経験していたのと同じ感情的背景で使われていたようです[140]。

エコラリアは、意味を成す単語、語調といった部分に情報を分けて受け取らず、大きな単位のままお子さんが処理していることの表れかもしれません。言葉をもっと細かなかたまりにしておかなければ、それらをあちこち置き換えたり、さまざまな順序で用いたりすることはできません。

日中にエコラリアが起こる場合、強いストレスを感じたり不安が強くなっていたりするサインなのかもしれません。

頑固に同じ言葉を繰り返す場合

覚えている言葉を適切でない場面でもお子さんが使っている場合があるかもしれません。例えば，家族に向かって自己紹介をしたり，他のことを無視して自分の興味のある言葉ばかり延々と話したりするのです。独り言で自分の興味のあることについては話せるけれども，他人とのやりとりとなるような会話ができないのです。

乏しい非言語コミュニケーション

自閉症の人の多くは，話すときにあまりジェスチャーを使いません。話しているときに，健常発達した人が通常期待するような顔の表情が出てこなかったり，声に抑揚や感情が入らずにまるでロボットが話しているかのように感じられるかもしれません。話す声のトーンが違うと意味が違うこと，例えば大きな声で命令するのと優しい調子でお願いするのとでは大きく異なるということがわからない場合もあります。また，他の人のボディランゲージを理解できない場合もあります。例えば，話している相手を自分が退屈させているというサインを見落としてしまうことも多いのです。マサチューセッツ工科大学の研究者たちは，自閉症の子どもが非言語サインを「つかめる」よう支援する技術を開発中とのことで[141]，一例としては，その技術を使った眼鏡は話している相手の顔の表情を「読みとり」，眼鏡をかけている相手に伝えてくれるのですが，相手が退屈し始めていると黄色い点が見え，すぐ話題を変えるべきときには赤い点が表示されるというのです。こういった技術はまだ商品化

されてはいませんが、そのうちこの眼鏡のようなものが手に入る日が来るかもしれません。

冗談やたとえ話が通じない

冗談とは、ひとつの言葉がふたつの意味に受け取れたり、口調が違ったり、期待することと実際とが違ったりすることなどから生まれます。たとえ話では、一見関係なさそうなことに共通点を見つけたり、文字通りの言葉の意味から離れて考えたりすることが求められます。決まり文句も同じように理解が難しいところがあります。一例として、「All the world's a stage（世界はすべてお芝居だ）」［訳注：ウィリアム・シェークスピアの喜劇『お気に召すまま』からの引用］という言葉を画像イメージでとらえ、地球とスポットライトが当たるステージを思い浮かべてしまうと、とても意味がわかりにくくなります。

自閉症の人はよく物事を文字通りに受け取ります。それで例えば、「赤ちゃんをお風呂の水と一緒に捨てる」（大切なものを無用なものと一緒に捨てる、ということの比喩）と言われて混乱したり、時には怒ってしまったりする人もいます。健常発達の人と自閉症の人との間では、冗談や俗語が誤解のもととなることがあります。もちろん逆に、健常発達の人には自閉症の人にとっては大笑いの冗談が理解できない場合もあります。ジュディ・エンダウは著書の中で、子どもの頃、ほこりが光に照らされてひらひら舞っているのを見ておもしろがっていた自分の例を出し、家族にはなぜそれがおかしいのか、どうしてもわからなかったようだ、と書いています[142]。グローデン・センター

には現在，自閉症の人にユーモアを教える教室があります[143]。

過度の集中

　誰にでも，ありのままの自分自身を愛し，認めてもらいたいという気持ちがあると思います。ちょうどあなたの幼いお子さんがエレベータに夢中になっているなら，ぜひ一緒にエレベータに乗ってあげてください。ただ，お子さんがエレベータのどんなところをそれだけ面白いと思っているのか理解しておく必要があります。例えば，100もの特徴がエレベータにはあるかもしれません。上がったり下りたりする感覚，押すとボタンが光るところ，ケーブルの潤滑油の匂い，ドアが開いたり閉じたりするところなど。興味のもとがどこにあるのかわかったら，それを追求してみてください。もしかすると，エレベータの歴史に関する本が見つかって，一緒に読むことができるかもしれません。どのようにエレベータが動くのか，しくみを描いた説明図があるかもしれません。近所にエレベータを造る工場があるかもしれません。もしかすると，本当に面白いと感じているのは光で，それを初めて見たのがエレベータだったのかもしれません。そうとわかれば，お子さんが喜ぶ別の場所も見つけられるかもしれません。

　お子さんが心ときめくものにあなたが近づければ，より多くのことで喜びを分かち合えるし，幸せな気分になれます。あなたが興味をもってあげることで，何かが大好きなのはそれでいいんだと，お子さんの情熱を認めてあげることができます。お

子さんが何かを大好きなおかげで、あなたがずっと望んでいたごく普通の親子関係、つまり、お子さんの喜びや成功に喜びを見出すような関わりが得られるのです。

　あなたがお子さんの世界にうまく入り込み、なぜそんなに興味が生まれるのかを理解できたなら、お子さんが強い関心をもつ対象とそれ以外のものとがどうつながっているか、ゆっくりと丁寧に伝え始めることも可能です。『チャーリーとチョコレート工場』と続編の『ガラスのエレベーター宇宙へとびだす』を読むと、エレベータが工場の屋根を突き抜け空へ飛び出すので、エレベータが大好きなお子さんと共に新しい世界への扉を開くこともできるでしょう。その流れから、宇宙探査や鳥瞰図、人工衛星などへの興味が生まれるかもしれません。細やかな配慮のもとでこういった関係を教えていくと、お子さんは安心して、自分の力で興味の範囲を広げ、周囲の世界との関わりを増やしていくことができます。

ストレス

ストレスが悪循環を加速する

　アナ・トッドの話からもわかるように、言語の問題がストレスの原因となることがあります。アナは何かおかしな、その場に合わない支離滅裂なことを言ってしまうのではないかと心配で、口をきかないでいることが多かったのです。

　アナのそんな不安は生活の他の場面にも影響し、彼女は常に

心配しながら暮らしていました。そのストレスが，おそらくすでにお気づきの通り，悪循環を引き起こし，さらなる問題をもたらしたのです。

この章でお話しした神経システムの問題は，どれをとってもストレスの原因となる可能性があります。過剰な感覚刺激，不器用さ，睡眠不足，けいれん発作，言いたいことがうまく言えないことなど，どれもがイライラやストレスにつながります。これらひとつひとつに解決策を見つけていくことで，ストレスを減らし，本当の意味で学びや人生を楽しむことに時間を使えるようになるのです。

脳は自ら感じ考える驚くべき「コンピュータ」ですが，健康になったり病気になったりする体のひとつの器官でもあります。脳から行動が生まれ，情報が処理されます。また，けいれん発作や睡眠の問題，感覚障害，ホルモンに関わる問題，ストレス，酸化ストレスや炎症などが生じることもあるわけです。

自閉症を体全体と関連づけ，過度な刺激の世界と見ることで，いろいろな出来事が互いにどうかかわり合っているかが見えてきます。

- 不思議なことに，熱が出ている間は発語の問題が改善すること
- 睡眠時間が増えると，かんしゃく，感覚の過負荷，けいれんが少なくなること
- けいれん発作の治療を受けることで，睡眠や感覚が改善す

ること
- 細胞の健康状態を改善することで、上記のような問題の多くが和らぐこと

　お子さんの脳が抱える問題が深刻で複雑な場合には、この本で私が提案している方法は、お子さんの脳で起こる混乱を鎮めるには十分ではないかもしれません。

　しかしこれは、1か0かといった話ではありません。

　お子さんの抱えている、強いストレスがかかって混乱しているシステムに、あなたがひとつずつ安心できる要素を与えてあげることで、それまでと違い、そのシステムに少しずつ改善するチャンスを与えることになります。体全体に取り組むアプローチでは、リスクを可能な限り減らし、お子さんが健康になり、その未来を最大限に輝きに満ちたものにすることを目指しています。

　次の章では、あなたがこの本を読みながら得た気づきをどのように自閉症の体、脳の特徴に当てはめて生かせばよいのか、そして、それを用いてお子さんとつながり、お子さんの行動を理解し変容させていく方法についてお話しします。

覚えておいてください

- 脳の問題は実のところ大きな問題です。
- 脳の問題に取り組み，解決していくと，行動と健康の両方を改善することができます。
- 脳の問題に対し，適切な医学的所見を得ることは大切です。
- 体全体の問題に取り組むことで，脳の問題を悪化させている要因を小さくできるかもしれません。
- 脳が違っていても，それが問題であるとは限りません。

これも覚えておいてください

- 脳の問題だけが自閉症における問題ではありません。
- 脳の問題のすべてが治療できないとしても，改善していける希望はあります。
- すべての脳が同じ状態で普通である必要はありません。
- 自閉症の主な症状が消えても，その人の知覚や洞察力には依然として際立って優れたところがあり，それが才能の源となって世界に貴重な貢献をするかもしれません。

パート3

自閉症を乗り越える：
強さを共有し，苦しみをなくそう

第7章
子どもの世界に参加しよう

　ジュディ・エンダウは時々，椅子に座っているときに自分の体のことがわからなくなります。空間内での体の位置を感じられなくなるので，転げ落ちるのではないかと不安になるのです。

　最近，彼女は授業を混乱させている男の子を観察するために，4年生のクラスに招かれました。ジュディと学校の職員が見ているなか，男の子は大きな音で床を踏み鳴らし始めました。

　先生は彼にやめるよう，優しく注意しました。また，教室は読書の時間なので静かにする必要があることを説明しました。

　数秒後，男の子は急に席から立ち上がり，部屋の中を走り始めました。追いかけられると，彼はくすくす笑いながら逃げ回りました。

　その頃には，彼のクラスメイトは完全に気が散ってしまい，先生は動揺していました。先生はもう一度男の子に，彼の行動がなぜ適切ではないかをクラス全員の前で説明しました。

　自身も自閉症をもつ教育コンサルタントであるジュディは，違ったアプローチを試みました。彼女は優しく男の子の手を取

り，一緒にジャンプしてくれないかと頼みました。少しのあいだ飛び跳ねたあと，彼女は，もう飛び跳ねるのは十分か，もっと飛び跳ねたいか，尋ねました。彼が「もっと！」と言ったので，ふたりはそうしました。そして彼女はまた尋ね，彼はもっとしたいと答えました。何分かしたあと，彼は自分から飛び跳ねるのをやめ，静かに席に座って，残りの時間ずっときちんと読書を続けました。

ジュディは先生に，先生がこの男の子の行動がどう「悪い」のか考えるのをやめ，その代わりに，こんなふうに振る舞うことでどんなニーズ（要求）を満たそうとしているのかを想像してみることで，彼の進歩がもう少し容易になるかもしれないと助言しました。

これは，その男の子が部屋を走り回ったときに，ジュディが自分自身にしていた質問でした。ジュディは彼女の専門的な訓練と彼女自身の感覚の経験から，自閉症の子どものニーズを説明することにおいては，神経学的に正常な人々より優れているのです。彼女は，この少年はもしかしたら自分の体があるというような感覚をなくしていたのかもしれないし，椅子から落ちてしまうのではないかと心配していたのかもしれない，と考えました。彼が足を踏み鳴らし，走り回ったとき，彼はそれらの動きを通して自分の身体感覚を取り戻そうとしていたのかもしれないのです。彼と一緒に飛び跳ねたことで，ジュディは彼が感覚を取り戻せるよう助けました。そして，彼は再び勉強に戻ることができたのです。

「私が誰かを見るとき，そして彼らが変な行動をしていると

き，私がするのは，もし私があれをするなら，これか，これか，これのためだわ，と考えることです。だから，本当にごく簡単な方法で，私は彼らがしていることの理由を推測することができるのです」とジュディは語りました。

子どもが生きている世界で出会うこと

ジュディの仕事は，子どもたちが生きている場所でその子たちに出会うことが，いかに著しい変化を作り出せるかを示す素晴らしい例だと思います。お子さんの望ましくない行動をとがめる代わりに，なぜそんなやり方をするのかを理解することで，良し悪しの判断ではなく，好奇心をもって子どもに接することができるようになるでしょう。私自身，私をちゃんとさせようとしたり，納得できないことを絶えず命令したりする人よりも，私に興味をもってくれるような人と過ごす方が好きです。あなたはどうでしょうか？

この章では，あなたがジュディのように，子どもの行動が「悪いもの」ではなく，筋が通らないことでもなく，あなたを怒らせようとしているのでもないととらえられるようになるようお手伝いしたいと思います。あなたにはそれがどんなに奇妙で，筋が通らないように見えたとしても，お子さんにとっては何らかの意味があり，それなりの目的をもった行動なのだということです。一度，あなたがこの理屈を理解できたら，あなた自身のストレスが劇的に解消すると同時に，もっと効果的にお子さんを助けられるようになるはずです。

ジュディは自分自身の神経システムの問題が先ほどの少年のそれと似ていたので、彼の状態を正確に推測することができました。しかしながら、皆さんのような正常な脳神経機能をもつ人にとっては、自分の体で生き、経験することが、彼らの体験とは相当に違っているはずなので、正確に推測することは大変難しいでしょう。もし仮にあなたがそんな行動をするとしたら、おそらく全く違った理由からのはずです。あなたのお子さんの脳がどのように過活動で過敏なのかを理解することは、あなたの体があなたに伝えているものと、お子さんの体がその子に伝えているものとのギャップを埋める架け橋となってくれるでしょう。でこぼこで一貫しない感覚システムをもつ人の視点からお子さんがしていることを見てみることで、お子さんの行動の意味について、一番ぴったりな推測ができると思います。

お子さんが安定と秩序を必要とするのと同じぶんだけ、皆さんの生活は絶えず予測できない危機によってひっくり返されてしまいます。お子さんは突然、自分のお尻から飛び出してきたものに触ってみたいと思うかもしれません。そしてあなたは、便が塗りたくられたトイレを発見するのです。外出させなければならない日に限ってお嬢さんがかんしゃくを起こし、挙句には疲れ果てて、ずっとあなたに抱っこされたまま家から出られない、ということになるかもしれません。あなたが「より手がかかる」子どもにばかり注意を向けることに対して、他のきょうだいが何らかの形で反抗を示したりすることもあるでしょう。

私は、親として恐怖と戦慄を覚えるこのような時間を最小限にし、そしてそもそもあなたが親になりたかった理由を思い出

第7章　子どもの世界に参加しよう　261

させてくれる時間を最大限にするための方法について，お話ししたいと思います。

　このような負担があなたにのしかかるのは不公平に思えるかもしれません。なぜあなたの子どもは他の子だもたちのように世界を理解できないのでしょうか。あなたが思う通り，公平とは言えません。しかし，この不公平に八つ当たりするかのように，お子さんが世の中のことを学ぶのがとても遅いことにイライラしたり怒ったりしないでください。その代わりに，お子さんがもっとうまく，より豊かに――鋭敏に――世界を理解できるよう手助けしてあげてください。もう少しすればわかるはずなので，スピードは気にしないで。あなたが世界の在り方をお子さんと同じように感じ，とらえようとすることで，そしてそこで得た気づきを，あなたの世界を彼に伝えるための手段とすることで，お子さんの学びを最もうまく手助けできるはずです。

　自閉症の人々に，いわゆる心の理論がどのように欠けているかについての研究はたくさんあります（彼らには，皆さんが彼らとは異なるニーズをもった異なる人物なのだと理解できないのです）。たぶん，それは正しいのでしょう。しかし，教師や保護者，それにさまざまな専門家たちも，多くの場合，同じように，子どもたちの感覚や認知の理論と呼べるようなものへの理解が欠けているのです。あなたには，どうして子どもには点滅する電球が稲妻のように見え，ドアベルが千もの教会の鐘の音のように聞こえるのかを「理解する」ことはできません。子どもがなぜ足を鳴らし，椅子から飛び降り，教室を走り回らなければならないのかを正しく理解することができません。また，

お子さんにとっては唯一ヨーグルトだけが、滑らかな舌触りのおかげで砂利を口に詰めたような気持ちにならない食べ物なのだとわかってあげるのは、とても難しいことでしょう。

お子さんにとっては、あなたの要求を理解することは、あなたが子どものニーズをわかってあげるのと同じくらい難しいのでしょう。お子さんには、今日はあなたの調子が悪いのであまり甘えたりしない方がよいということはわからないかもしれません。こちらの退屈さの合図が理解できない子どもは、際限なくしゃべり続けたりすることでしょう。

隠された意味を探す

もう一度、探偵帽をかぶって調査する時間です。さて、お子さんの多くの行動が、何ら明白な意味を成していない（なぜそんなことをするのかがわからない）、つまり、行動が何かの目的にかなっているようには見えない場合です。でも、お子さんは、あなたを泣かせたり怒らせたりするために「わざと」全部の壁にうんちを塗りつけたのではありません。ちょっと時間をとって、仮定として考えてみてください。ひょっとしたらこんなおかしな行動にも何らかの意味があって、お子さんが何か重要なことについて暗号化されたメッセージを送っているのかもしれず、あなたの仕事はそのメッセージを理解できるように暗号を解読することなのだというように。

そういった行動への注意の向け方を変えることで、今まではわからなかった手がかりに気づくことができ、子どもを助ける

違っていることは異常ということではない

　ジュディは、脳機能の正常な人の世界のとらえ方が常に正しくて、彼女のとらえ方が「間違っている」と見なされることには納得できないと感じています。以下は、彼女が以前Eメールで伝えてくれたものです。

　「時々私は、正常な人と歩調を合わせるためには、まず私が彼らの考え方を学び、それから彼らの考え方に私自身が合わせる必要があり、その義務が全部私にあるように思えてイライラすることがあります。また、私が彼らの心の理論を学び、彼らに合わせるためのすべての作業を行っているのに、いつも私には彼らの心の理論が欠けていると非難されるのです」

　「私は正常な人たちが、私にも自分自身の心の理論があるということを理解してくれたらいいのにと思います。私のさまざまな場面での考え方や反応の仕方は、一般の人の考え方や反応の仕方とは違っているかもしれませんが、そのことで私が人間として劣っているということにはなりません。ただ違っているだけなのです」

　「自閉症者が定型的な心の理論の物差しで評価されると、彼らは基準を満たしていないことになります。もし世界の人々が私の心の理論に従って評価されたら、彼ら全員が欠陥ありと見なされるでしょう。自閉症の人は正常な人たちよりずっと少ないので、私たちは彼らの認知と心の理論の基準の中で暮らさなくてはなりません。そのため私たちは、（基準から）逸脱しているということになってしまうのです」

　「おそらく、正常な人たちが自分たちの心の理論を、あたかもそれが正しい基準であるかのように自閉症者に叩き込もうとするよりも、それぞれがお互いの心の理論を学ぶことの方が、ずっと有益かもしれません」

ためのより効果的な方法を見つけることができるかもしれません。このアプローチをとることで、そういった奇妙な行動に対して、より注意深く対応できるようになるので、カッとくるような子どもの行動に報酬（リワード）を与え、不用意に強化してしまうことはなくなるでしょう。

最初にやることは、人類学者が新しく発見された現地人の行動を記録するときのように、爆発や奇妙な振る舞いを記録することです。わかりきっているという思い込みや判断を保留してみましょう。そういった出来事が最も多く起こるのはどんな時ですか？　同じようなことが最初に起こりますか？　もしかしたら、彼が爆発をよく起こすのは、学校のカフェテリアでのピザの日かもしれないし、外が暗くなり始めたときにあなたが電気をつけた後かもしれません。あるいは、あなたがキッチンの蛍光灯をつけたときにだけ起こるのかもしれません。多くの行動は何かひとつの出来事をきっかけにして始まったりします。パン屋の前を通りかかると急に空腹を感じるのと同じように、子どもの生活にも何らかの「きっかけになる出来事」があります。困った行動を点火させるものです。日記をつけることで、お子さんの最も困難な行動について、そのきっかけになる出来事を見つけることができるでしょう。

私の知っているある母親は、「きっかけになる出来事」を探すうちに、午後の時間に息子がよくかんしゃくを起こすことに気づきました。彼はお腹が空いたと言ったりはしなかったのですが、彼を学校に迎えに行ったときにスナック菓子を与えるようにしてからは、爆発はほとんど消えてしまいました。

第7章　子どもの世界に参加しよう　265

　第6章のジミーを思い出してください。彼はチカチカするネオンサインのあるレストランに近づくと急に怒り出しました。後になって母親が気づいたのですが、ジミーは外食を嫌がっていたわけではなく、ネオンサインが発作の引き金になっていたのでした。こういった爆発や奇妙な行動は、場当たり的な異常なものではなく、子どもたちが外部の環境——見えるもの、音、匂い、周囲の感覚刺激——あるいは自分の内部環境、例えばアレルギーや胃痛、けいれんなどについて何かを知らせるための、子どもなりのやり方なのです。

　ニューヨークのストーニー・ブロック大学の故エドワード・G・カー博士は、そのように表面上は奇妙な、自己破壊的な行動がもつコミュニケーション上の役割の研究に生涯を費やしました。心理学者としてカー博士は、「機能的行動アセスメント」と「積極的行動支援」という、自閉症へのふたつの取り組み方の発展に寄与しました[144)]。これらは現在、連邦政府によって推奨されています。彼の核となるメッセージは、「行動ではなく、文脈を修正するべし」ということでした。行動を「悪いもの」として見る代わりに、文脈や外部の環境がどのように子どもとずれているかを調べ、それに関してできることを探るべき、ということです。

外部の環境

　あなたの子どもを取り巻くものには、変えられるものと、そうでないものがあります。

ある時は、よかれと思ってすることが、実際には逆効果になってしまうことがあります。例えば、教師が娘さんを静かにさせようとアメ玉を口に放り込むことが、はからずも彼女が授業中うるさくすることに報酬を与えてしまうような場合です。

ある時には、単に何が問題なのかを理解することが、対処を助けてくれたりします。冷蔵庫がいつもブンブンと音を立てていて、その音が聴覚過敏な息子さんの気を散らしていることに気づいたら、宿題をするための静かな場所を用意してあげることができます。

またある時には、娘さんに期待されていることと、実際に彼女にできることとの間にミスマッチがあることに気づいたりするでしょう。*Strange Son*（邦訳：『ぼくは考える木：自閉症の少年詩人と探る脳のふしぎな世界』早川書房、2009）という素晴らしい体験記の中で、ポーシャ・アイバーセンは、彼女の言葉を話せない息子が——教師たちが、彼には自分の名前も読めないと思っていたときに——英語とヘブライ語の両方を読めることに気づいたときのことを振り返っています[145]。彼女がこのズレに気づいて、教育を息子のニーズに合わせてからは、彼の問題行動はずっと減りました。

感覚刺激：過剰な感覚情報によって圧倒されているなら、お子さんはそれに対して破壊的な行動で反応するかもしれません。第6章で紹介したジミーは、学ぶ意欲がいっぱいの賢い男の子です。しかし、彼のクラスメイトには毎日泣いている子がいました。泣き声と感情的な負荷がジミーをおかしくさせてし

まうので，集中して学ぶことがとても難しくなりました。母親はそれに気づき，彼の混乱が少なくなるよう教室を変えてもらおうとしています。

社会的な引き金：おそらくあなたの娘さんには一緒に遊ぶ友達が誰もいないので，休憩時間は特に辛いものかもしれません。先生と相談することや，クラスメイトと話し合うことでも，変化を起こせるかもしれません。娘さんが抱えている問題を伝え，彼らに協力を求めてみましょう。確かに，子どもたちは残酷だったりもしますが，同時に素晴らしくオープンで，寛容でもあるのです。彼らのよりよい性質に訴えてみましょう。彼らが，お子さんとの適切な関わり方を理解しているはずだとは考えないで，どうするかを教えてあげてください。そうすれば，クラメイトがどんなに彼女をサポートしてくれるかに驚かされることでしょう。

コミュニケーションの問題：あなたの息子さんは──（胃液の）逆流によって喉がひりひりしていることについて，あるいは，黒板の問題に答えようとしていることについて──コミュニケーションがとれなくてイライラしているかもしれません。話す代わりに，写真や絵，手話やキーボードなどを使うことが助けになるでしょう。ここはさまざまな実験や教え方の工夫が大きな変化をもたらしてくれるところです。

興味・関心：お子さんが無視するのは，教師や題材に興味を

そそられないからかもしれません。もし，幼稚園がその年を恐竜の話題で費やそうとしているのに，息子さんが機械のことで頭がいっぱいになっているのなら，教師は少しだけ息子さんの興味の方に話題を切り換えるとよいでしょう。恐竜について知ることや骨の発掘に充てていた時間の一部を機械の話にすることが役に立つかもしれません。

内的環境

　カー博士と私は2008年に，治療のために生物学的なアプローチと行動的なアプローチを統合させることの意義について，共に論文を書きました[146]。(悲しいことに，彼はその翌年に飲酒運転の被害にあって亡くなりました)。その論文の中で私たちが主張したように，身体的な問題が原因の場合には，行動を扱うだけでは助けになりません。例えば，ティーンエイジャーの息子さんの攻撃的な行動が，ある食べ物を食べることと関係していることに気づいたら，あなたはその食べ物をめぐる何かが彼をおかしくさせているのだろうと考えることでしょう。それは食べ物自体かもしれないし，もしくは食事が逆流を引き起こして，そこから来る痛みが彼の攻撃的な行動に拍車をかけているのかもしれません。あなたも，もし自分の喉が胃酸の逆流で信じられないほど痛いのに，(喉が痛すぎることが原因で) それを誰にも言えなかったとしたら，頭を壁に打ちつけることになるかもしれません。

　もし，あなたが行動についてだけ考えて，そして行動は常に

心理的な理由によるものだと思っているのなら，頭を打ちつけたり，噛みついたり，強く引っ掻いたりすることが，自閉症の人々が痛みを感じるときによく行うことだとは思いもよらないでしょう。逆流があるなら，頭打ちを治すための行動療法プログラムを取り入れる前に，逆流の治療を行うべきでしょう。そして，覚えておいていただきたいのは，お子さんが逆流への投薬を受け，原因となっている食べ物を避けるために食事を変更した後でも，彼は問題の食べ物を摂り続けるかもしれないし，投薬の調整が必要かもしれないということです。また，時には単に調子が悪いだけの日があるかもしれません。そんな時には，難しい課題は別な日に先送りしてもいいでしょう。あなた自身の調子が悪い時と同じように。

つい先日，私はインターネットで自閉症支援のチャットルームをのぞいていました。そのとき出くわした以下の話は，私の考えを完璧に表していると思います。ある母親が，作業療法のセッションを終えた娘を迎えに行ったときのことについて書いていました。セラピストは女の子の新しい自己刺激行動について話したがっていました。その女の子が自分の舌を繰り返し噛むようになったので，セラピストはそれに対処するために行動変容の計画を提案したのです。しかし母親はその代わりに，娘の世界に自分自身が入り込んでみて，いったいどんな事情なら舌噛みが意味を成すのかを理解しようと努めました。そして彼女は娘さんの口の中に指を入れて，女の子の歯と歯茎の間に挟まったレタスのカケラを発見しました。母親がそれを取り除いたら，娘の反復的問題行動は「治った」のです。

以下に、行動の問題の内的な引き金を見つけ出すときに、そのヒントを探すべき場所、領域をいくつか挙げておきます。

痛みの源：すべての痛みの源になりうるものを積極的に探してみましょう。歯、逆流、内臓、骨折、切り傷やとげ、感染症、化膿、捻挫や打撲といったようなものです。局所的な行動はどんなものであれ、痛みが関与している可能性があります。例えば、子どもがいつも丸くなって（膝を抱えて）座るのを好んだり、もしくはカウチの腕にお腹をもたせかけることを好んだりするなら、それは胃が痛いからかもしれません。第3章のアナ・トッドは、彼女の子ども時代のうつ伏せに寝ることへのこだわりは、誰も気づいていなかったのですが、内臓の問題が関係していたのだろうと考えています。

特徴的な感覚：お子さんが痛みや不快さを感じていても、それをあなたに伝えることができないかもしれないということをよく覚えておいてください。これは、彼らのコミュニケーション上の問題のためかもしれません。もしくは、彼ら自身にもそういった感覚の源が具体的にわからないのかもしれません。第4章のクリスタルに、うんちをすべき時を知るための自己認識がなかったのと同じようなことです。お腹が空いていたり、喉が乾いていたりしても、それを表現することができないのです。このことは、見た目にはとても高い機能を発揮している人たちにも起こる可能性があります。

発作：とりわけ奇妙な，やる気がない，不意の，または突然のように見える特殊な行動は，発作によるものかもしれません。もし，この心配があるのなら，注意して細かな観察記録を取り続けてください。お子さんの教師やセラピストが似たようなことを観察したことがあるかどうかを確かめて，そのことを医師と話し合ってください。

食物アレルギーと過敏さ：お子さんを不快にさせ，困らせている可能性のある食物アレルギーと過敏さは，どんなものでも確認するようにしてください。何か特定のものを食べてから２〜３時間のうちの下痢は，確かにアレルギーを示している可能性があります。頬や耳が赤くなったり紅潮したりするのも同じです。多くの人が，子どもの手のひらひらや自己刺激行動が，何らかの食べ物をやめたときになくなることを報告しています。除去食を試すことで，特定の食べ物が痛みや不快感，奇妙な行動を引き起こしているかどうかを確認することができます。何らかの形で腸（消化器）の問題の改善に取り組むことで，お子さんの行動に大きな変化を起こすことができるかもしれません。セラピストが行動療法の中で，ご褒美としてキャンディや小麦のクラッカーといった問題となりうる食品を使っている場合には，お子さんの食品へのマイナス反応が，セラピーのプラス反応を上回ってしまうこともあるでしょう。

疲労，空腹，喉の渇き：誰でもそうですが，おなかが空いたり，疲れたり，喉が渇いたりしていることは，お子さんを不機

嫌にさせる可能性があります。睡眠不足や風邪をひくことは，普通でない行動を簡単に説明できるでしょう。慢性疾患や軽い炎症はお子さんを過敏にさせ，イライラさせるかもしれません。もしお子さんに，一日の決まった時間に不機嫌になるパターンがあれば，その時間帯にフルーツをひと切れあげてみて，変化があるかどうかを確認してください。

感情：悲しみや怒り，恐れ，不安もまた，行動に影響を与える可能性があります。離婚や健康上の危機，転職や引越しなどの最中の親御さんは，すべてうまく対処しているので，子どもが心配する理由などないと思っているかもしれません。しかし，もしあなたが何かにストレスを感じているとすると，お子さんも同じにように感じる可能性があります。特にお子さんが，それに対して何もできなかったり，自分の心配を伝えることすらできなかったりする場合には。新しい子どもの誕生も，情緒的問題や注目への競争心を作り出すかもしれません。言葉が多く，よくしゃべれる子どもであっても，自分の感情の見定めや説明がうまくできず，もって回ったような表現をすることがあります。「スキー靴が痛くて死にそうだ」という言葉は，「僕の体がどこでどうなってるか全然わかんないよ。崖から落っこちそうで，ものすごく怖いんだ」ということかもしれません。また，「この本バカみたい」というのは，「親が死んじゃった子どもの話なんか，不安で読めないよ」という意味だったりするのです。

協調の問題は，ストレスや行動上の問題の一因となる可能性

があります。最後もしくは，最後から二番目にチームメンバーに選ばれたことのある人なら誰でもわかることですが，小学校の体育の授業はとても大きなストレスになります。もしお子さんがボタンを外すことやチャックを下ろすことに困難を抱えているなら，ロッカールームでの着替えやトイレ休憩に割り当てられた短い時間は，途方もないストレスとなる可能性があります。ぎこちなくもたもた歩きながら，教室と教室の間の混んだ廊下をうまく通り抜けるのも，相当なストレスとなるでしょう。

　自閉症の人の多くは，しばしばADHD（注意欠如多動性障害）を思わせるような問題を抱えることもあります。お子さんに刺激やストレス，要求など，過大な負担をかけることは，集中をさらに困難にするかもしれません。痛みや不快感もまた，注意力散漫につながります。代謝問題や腸内細菌，偏った食事も同様です。

　ここまでで十分理解していただけたのならよいのですが，（お子さんの）行動だけでなく，その背景や状況を修正・改善するための方法を探してみると，そこにたくさんの，皆さんにできることを見つけられるのです。

安定と調整，そして感覚遮断

　あなたがお子さんの身体的なニーズに対処したとすると，次は，感覚と感情の調整を考える時となります。すぐ前の章で見たように，お子さんの感覚的な体験は，おそらくあなたのものとはかなり異なっています。お子さんはいくつかの感覚を通っ

ジッグラトモデルと包括的自閉症プランニングシステム（CAPS）

　ジッグラトモデル［訳注：ジッグラトとは，古代メソポタミアにおいて日干煉瓦を用いて数階層に組み上げて建てられた聖塔。「高い所」を意味する言葉］は，個々の子どものニーズや強みのすべての水準に対処する，包括的な介入プランを考案するためのアプローチです。米国連邦法は，それぞれの子どもに対し，多くの専門領域にわたる複合的なアセスメント（評価）を義務づけているのですが，アメリカおよびカナダの多くの州で義務化されているジッグラトモデルは，この必要条件を満たしています。

　このモデルは，介入の選択には計画性がなく，多くの場合，子どもたちの重要なニーズに応えられていないという，教育専門家たちからの指摘に応えて開発されました。

　この5段ピラミッドモデルは，5つのすべての基盤（段階）が確実にカバーされるようにするためのチェックリストとして用いられます。

介入ジッグラト

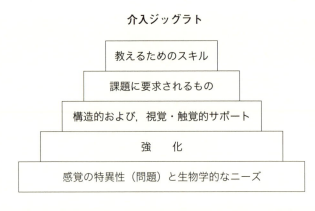

第 7 章 子どもの世界に参加しよう 275

> 各介入は，子どもの個別の強みやスキル，潜在的な特性に関する慎重な分析をもとに計画されます。包括的自閉症プランニングシステム（CAPS：comprehensive autism planning system）は，このモデルを教室での実践に取り入れられるよう，教育チームを手助けするためのものです[148]。
>
> 私は多くのジッグラトモデルや CAPS モデルの利用者と密接に連携して働いていますが，彼らは，ピラミッドの基盤にある感覚の特異性（問題）と生物学的なニーズに対してできることを具体化するのに，自閉症への全 - 身体的アプローチが大いに役立つと歓迎してくれています。

て入ってくる情報にたやすく圧倒されてしまうかもしれません。もしかしたら大きな音に動揺するかもしれないし，自己認識と調整に必要な，感覚からの十分なインプットを得ていないかもしれません。皆さんも学校で五感について学んだと思います。味覚，嗅覚，聴覚，視覚，そして触覚です。この他のふたつの感覚が，お子さんのことを理解するうえで重要です。姿勢やバランスをコントロールしている前庭感覚と，体の空間的位置関係を伝える固有（受容）感覚です。自閉症をもつ人たちの多くは，これらの感覚からの情報が，多すぎ・強すぎたり，少なすぎ・弱すぎたり，あるいは乱され・変形されたりしていて，それが恐怖，苦痛，（周囲からの）遊離した感覚につながるようなのです。

混乱を克服するために，お子さんには感覚を安定させるための助けが必要です。作業療法士たちは，さまざまな活動をするための能力を確保するために，感覚インプットを調整する機会，

感覚ダイエット（sensory diet）について述べています。ジュディ・エンダウは，子どもの感覚ニーズを満たすために日中に時間をとって，感覚を休憩させることを勧めています。この章のはじめに紹介した少年にとっては，飛び跳ねたり飛び降りたりすることは，彼が再びクラスで集中できるようになるための，感覚の休憩だったのです。動物福祉の専門家で，有名な作家，運動家で自閉症者でもあるテンプル・グランディンは，10代の頃，自分の感覚を調整するための助けとして，彼女がスクイーズ・マシーン（締めつけ機）と名づけたものを作りました。その機械に横たわりスイッチを入れると，グランディンは自らの体の大部分に一度に圧力をかけることができました。一定で安定した圧力は，彼女の神経ではできなかった，落ち着きと自分の体を感じることを手助けしてくれたのです。

　お子さんを観察して，彼らが反復的な繰り返し行動をしているときに，どんな刺激に引き寄せられているかを見てください。彼らにとって，どんな感覚活動が自分を取り戻すのに役立っているのかに関して，何らかの糸口を与えてくれるかもしれません。お子さんのニーズや強みに応じて，感覚の休憩には以下のようなものが考えられます。くるくる回る，体を揺らす，壁に向かって腕立て伏せをする，生地で何かをこする，重いベストを着たり毛布をかぶったりする，音楽を聴く，ストローで吸う，カリカリしたものを噛む，静かな環境あるいは支援機器を使って視覚的な休憩をとる。

　体を動かすこともまた神経システムを鎮静化し，体の自己コントロールを教えるための素晴らしい方法です。チームスポー

ツは高度なスキルや社会的相互作用を必要とするために，あまりいいアイデアではないでしょう。しかし，お子さんの年齢やスキルや不安に応じて，ジムやプールに行ったり，床でボールを転がしたり，家族で散歩やジョギングに出かけたりすることは，ストレスを軽減し，感覚要求を満たしてくれるでしょう。

　ある研究によると，固有（受容）感覚の情報の効果は約2時間持続するとのことです。ですからお子さんには，おおよそ2時間ごとの感覚の休憩が必要なのかもしれません。一部の子どもたちは，もっとずっと頻繁に安定させられる必要があります。もちろん，子どもはひとりひとり違っているし，それぞれのニーズも日ごとに変わるでしょう。ジュディは，何か問題が起こる前に，前もって積極的に感覚情報を得ること，そしてもしすでに何かストレスをもたらすものがあるのなら，振り返って感覚情報をチェックすることが自分には必要だと語っています。

　彼女は，*Practical Solutions for Stabilizing Students with Classic Autism to Be Ready to Learn: Getting to Go!*（典型的な自閉症生徒を安定させ，学習姿勢を整えるための具体的解決法：さあ始めよう！）という本を書いています。このタイトルは，世界とやりとりをするために必要な準備について述べています。ジュディは，「典型的な自閉症の人には，自分の神経システムが入力情報をどう解釈するか，あるいはどのように脳が情報を処理するかについて，前もって知る（予測する）ことは全くできない」と書いています。これは，その人は注意深く自分の行動的な反応を観察していなければならないということを意味しています——調整不全の問題が大きくなるほど，日々のご

爆発を避ける

　ジュディ・エンダウは，彼女の10代の自閉症の息子があまりにも頻繁にメルトダウン（精神的崩壊状態）を起こして精神病院を退院させられたとき，3つの方法を開発しました。

　彼女はメルトダウンの過程を4つの車両からなる列車で表現しています[149]。その4つの車両とは，「走り出し」「加速中」「復帰不能ポイント」，そして「爆発」です。すべてが連結されていたら要注意です！　彼女は連結を避けるため，以下の方法を考え出しました。

1. 感覚の問題に前もって積極的に対応する。エンダウは自閉症の人の感覚統合活動に対するニーズと，糖尿病患者のインシュリンに対するニーズを比較しています。残念ながら，自閉症にはグルコース（ブドウ糖）モニターに相当するものがありません。その代わり彼女は，そういったことが必要なスペクトラムの人は皆，日常的に一定量の感覚活動が必要だと述べています。現在50代のジュディもそうし続けているのです。
2. テンプル・グランディンが言うように，自閉症の人たちは「画像で考える」傾向があるため，一般に，何かをするように言われるよりも，視覚的な情報から，より恩恵を得ます。特にストレス下では。コミュニケーション問題を抱える子どもなら，本当にトイレへ行きたいときに絵を指し示すことができれば，問題の回避に役立つでしょう。絵や，絵を留めるボードを購入できる場所はたくさんありますし，あなた自身で作ることもできます。
3. コントロール不能になる前に，感情を適切に扱う。エンダウは自分の感覚がうまく調整されているときには，小さな感情を実際とはかけ離れて拡大することはほとんどないと言っています。一方，うまく調整できていなければ，スーパーマーケットで彼女の好きな食べ物が売り切れていたりすると，まるで9.11の惨事を聞いたときと同じように，激しい感情を覚えるかもしれません。たと

> え彼女が，そのふたつの間には大きな隔たりがあると知的に理解
> しているとしても，です。自己調整，安定化，感覚の休憩は，彼
> 女がこのような「理性的でない」感情を少しずつ抑えられるよう
> になるのを助けてくれました。彼女は，他の人たちも自分の感情
> をうまく管理できるようになると信じています。体系的な指示と，
> カーリ・ダン・ブロンの5ポイントスケールのような視覚支援も
> 役に立つでしょう。(www.5pointscale.com および287ページ
> を参照)

く普通の出来事への対処でさえ，非常に困難な課題になるということです。「彼らの日常生活の心地よさのレベルは，その日にどれくらいうまく調整できているかによるのだ」とジュディは続けています。彼女がうまく調整できていないときには，彼女の行動には不具合が生じるでしょう。私たち皆が歯を磨く必要があるように，彼女は毎日，自分自身が調整された状態でいられるように注意を払わなくてはならないのです。

お子さんにとっての治療のゴールのひとつは，自分を安定させ，自己調整をし，感覚休憩をとる必要があるとき（そしてそれをどうやってやるか）を知るための，十分な自己認識を発達させることです。そうなれば，彼らが抱える問題にかかわらず，彼らはこの世界でよりうまくやっていけることでしょう。

学び始めよう

好奇心をもつこと，学びたい，うまくやりたいと思うことと

いうのは、人間の性質のごく基本的な部分です。これはもちろん、自閉症の人たちにとっても同じです。ただ、彼らの神経システムは多くの妨害によって邪魔されています。

お子さんの身体的なニーズに取り組み、できる限り苦痛を解消し、環境的なストレスを取り除くことに、皆さんが少しずつ上達するにつれ、お子さんも学ぶための回線容量をより多くもてるようになるでしょう。

お子さんに環境の中にある差異やパターンがわかるようになると、学習はより簡単になってきます。これは、すべてが混沌としていたり、感覚が圧倒的だったりするときにはとても困難です。ジュディは、自分にすべての感覚的情報が同等にやって来る様子について語っています。道路標識と木の葉が同じレベルの重要度で彼女の目に入ってくるのです。これは、運転しているときにはあまり役に立ちません——むしろ問題です。しかし彼女は、他の車や道路標識などのより重要な情報に注意を集中させる方法を学びました。定型発達の人たちに比べ、より多くのエネルギーや努力を必要としますが、彼女にはそれができるのです。他の多くの自閉症の大人たちも同じように学習したことを語っています。

経験し学ぶことは、世界をより秩序正しく、体系化させてくれます。ストレスを軽減し、能力をアップさせもします。

自閉症の子どもたちは、世界を渡り歩くうえでの助けになる物事の多くを自然な形で学ぶことができません。彼らは定型発達の人たちには全くわかりきっているようなことであっても、それを教えてもらう必要があります。どんなふうにエレベータ

に乗るか，どうやって公衆トイレを使うかだけでも，どれだけ多くのスキルを用いているのか，ちょっと考えてみてください。前を向く，誰にも触らない，なるべく壁に近づく，ボタンを押す，トイレを流す，手を洗う，他の人に配慮する，でもやりすぎちゃダメ……。教育専門家のブレンダ・マイルズによると，社会的状況には，暗黙のルールを理解するための「隠されたカリキュラム」があるのですが，これは自閉症の人たちに対しては，はっきりと教える必要があるのです[150]。

　いくつかの公立学校システムでは，応用行動分析（ABA：applied behavioral therapy）の技法のひとつである，ディスクリート・トライアル（DDT：Discrete Trial Training）と呼ばれるアプローチが使われています。これはスキルを分解し，最も小さな達成可能な課題にして，一度にひとつずつ教えるものです。課題それぞれの小さな構成要素は，その子が本当にわかるまで何度も繰り返し教えられます。先生は質問を出したり，励ましたり，ヒントを与えたりします。それに子どもが応じるのです。望ましい反応にはご褒美が与えられます。それぞれの繰り返しは，別々に分けて行われ，活動は慎重に記録され分析されます。子どもがはっきりと望ましい反応ができるようになったら，先生は次のスキルに取りかかります。十分時間をかけて，子どもはより複雑な内容へと進んでいくのです。

　しかしながら，州や学校区の間だけでなく，同じ学校の先生たちの間でさえも，まだ大きなばらつきがあります。情報提供してもらったり，自分から情報を集めたりする必要があるでしょう。自閉症の介入アプローチの優れた情報源は，

好き嫌いの多い人たちへの行動的アプローチ

　これまで、お子さんの口にするものを変えるようにアドバイスをしてきました。でももし、お子さんが好き嫌いばかり言ったり、健康的でない食べ物に夢中になったりしていたらどうしますか？ 系統立った行動論的アプローチなら、決定的な違いをもたらします。

　食べ物の問題は、圧倒されるような匂いや、耐えられない食感といった感覚的な反応から生じます。食道の炎症のような、医学的な状態によっても起こりうるでしょう。その子は、口や歯、舌を協調させて使うことができず苦労しているのかもしれません。食べ物にまつわる過去の嫌な経験が頑固な食事不安を引き起こしているのかもしれません。テレビや音楽、大きなしゃべり声など、食事場面での予測不可能さが、騒音や気を散らす原因になり、不安を増大させているのかもしれません。多くの子どもたちに、このような兆候が複数見られるかもしれません。

　同時に、悪い食習慣も、子どもたちのこだわりや協調の乏しさ、感覚の問題の数々を作り出しているものの一部かもしれません。あなたに求められているのは、これを解決すること、つまり子どもの悪い食習慣をよい食習慣に変えることです。では、子どもが新しい食べ物を受け入れるようにするにはどうすればよいのでしょう？

　ディスクリート・トライアル・アプローチをヒントにして、**プロセスを小さなステップに分け、個々のステップを達成したときには小さなご褒美を渡しましょう**。

　うまくいっている食事の部分から始めましょう。たとえどんなに小さなことであっても、よいことをした時を見逃さず、それに正の強化を与えることから始めましょう。子どもたちは、一度大人がどうするかわかると、よりいっそう、そうしようとするでしょう。

　新しい食べ物を導入するために：

・食べ物を選びましょう。
・強化子を選ぶのに子どもを参加させましょう——どこでも使える

「賄賂」として親御さんたちにも知られています。これは課題に応じた報酬にすべきです。あなたがすぐにでも家族に大金を寄付するつもりがないのなら、新しい食べ物に挑戦するたびに100ドルあげるなどと約束しないようにしましょう。大好きな動物のシールや好きな食べ物をひとかけらなど、その子にとって興味があるものにしましょう。可能であれば、子どもに強化子を選ぶ手伝いをさせましょう——あなたが提示した選択肢の中から選ぶというのがよいでしょう。

・優しく、ゆっくりと子どもに近づきましょう。まずはじめに食べ物を見せます。徐々に近づいて、子どもの手のひらの上に置きます。その食べ物を子どもの唇に軽く触れさせます。ただちにその食べ物を受け入れさせ、噛んだり、呑み込んだりさせるようなことはしないでください——それは、時速0マイルから100マイルまで一気に加速するようなものだからです。

・最初に、その子が食べ物を少し口に入れることだけではなく、両手で触ったり、口に入れた後、吐き出したりするといった、調べてみる行動も強化しましょう。

・新しい食べ物を味見するというような、あなたが求めている反応は強化して、壁に投げるというような望まない行動は強化しないようにしましょう。

・特定の試みが失敗しても、カッカして怒ったりしないでください。冷静に落ち着いて。そして次の試行に移ります。

・データを取っておきます。各試行をひとつの単位として、起きたことの記録を継続して取りましょう。

・長期間、粘り強く取り組んでください。どんな子どもでも、新しい食べ物は10回か、さらにそれ以上提示される必要があります。自閉症の子どもなら、新しい食べ物を好きなものに変えるには、それ以上の強化が必要かもしれません。粘り強く取り組めば、確かな結果を手にすることができるでしょう。

・状況が本当にひどくなるようなら、専門家が行う食事プログラムもあります。

OCALI（Ohio Center for Autism and Low Incidence）のウェブサイトにある Autism Internet Modules です。（http://www.autisminternetmodules.org/）

教えられるスキルは非常に幅広く，アイコンタクトをすること，握手すること，お店に行くこと，学校教育，そしてその間のあらゆる事柄を含んでいます。

集中的行動介入

応用行動分析（ABA：applied behavioral analysis）はこれまでのところ，データに裏打ちされた唯一の自閉症の行動治療法であり，子どもの人生に構造や予測やスキルをもたらす有益なツールになりえます。これはよく利用されるサービスのひとつで，あなたの地域でもお子さんに，法令に基づいた権利があるかもしれません。しかしながら，認定を受けているセラピストやプログラムは不足しがちです。

近年，他のアプローチも研究され，データが蓄積されてきています。例えば，機軸反応療法は ABA の変形版で，意欲や，社会的な手がかりに反応できること，社会的なやりとりを開始できることといった，子どもの発達や機能にとって非常に重要な領域をターゲットにしています。これらの「中心軸」となるような能力をターゲットにすることで，このアプローチは，何か特定の目標を超えた領域に影響を及ぼすことを狙いとしており，それが可能であることを支持する研究もあります。

研究では，ほとんどすべての子どもたちに行動療法の成果が

出ると言われています。ただ，生物学的な治療法は行動療法の代用ではないことを頭に入れておいてください。子どもを全体として見て治療するには，どちらも必要なのです。

しかしながら，子どもに準備ができていなければ，うまくいかないという治療法もあります。カレブが2～4歳の時に，母親のジョイがフロアタイムという一種の行動療法を試した時がそうでした。フロアタイムは関係性を築くために，床の上で，子どもの空間で一緒に遊ぶというものです。しかし，カレブはまだ誰かと関わる準備ができていませんでした。体の感覚が混乱していたので，注意を向けることができなかったのです。後に，カレブが自分の体とよりつながりをもったときにABAをたくさん受けると，対人関係を作るという点でずっと多くの進歩が見られました。

ポイントは，あなたの選ぶ方法が，子どもが今いる状態にふさわしいかどうかということです。自分の体を感じることができない子どもには，社会的なスキルを学ぶ準備ができていません。腹痛で気が散っている子どもには，集中することはできません。感覚のニーズに乗っ取られて荒々しくなっている子どもには，教室で椅子に座っていることはできないでしょう。

これは，子どもにセラピーの枠を超えた進歩が見られたり，あるいは逆に限界に達したりしたときには，他の新しいアプローチに変えてみる必要があるということを示しています。

行動上の問題を防ぐこと

　ここに，私たちの共通理解となるような，行動上の問題の回避に関する，応用自閉症研究・教育で卓越した手腕をもつブレンダ・スミス・マイルズからのヒントが書かれています。

1. 急がない。子どもが自分に従って行動することを期待するのではなく，あなたが自閉症時間で物事に取り組む必要があります。
2. 少しのことをするのに，たくさんの時間をかけましょう。大ざっぱに言うと，自閉症の人たちは半分の量をこなすのに倍の時間がかかります。
3. 絵やストーリー，他の強化子を用いて構造を与え，ルーティーンを書き出しましょう。
4. 頻繁に休憩を入れましょう。リラクゼーションの時間を残しておきましょう。
5. トイレや食事休憩など，身体的なニーズを想定しましょう。そして，少し早めにその時間をとりましょう。
6. はっきりとしたプランやルーティーンをもちましょう。しかし，それを変える準備もしておいて，変更に際しては子どもを手助けしましょう。構造化された予測可能性を含めましょう。
7. 自分を落ち着かせるスキルを教えましょう。
8. 子どもの興味や才能を尊重し，そのための時間や場所を与えましょう。
9. 十分に子どもを褒めましょう。
10. 「大声で暮らしましょう」——あなたが何をしているかや，どうしてそれをしているか，また問題を解決するときも，大きな声でナレーションしましょう。
11. 子どもが自分からは覚えようとしない基本的な知識を教えるために，日常の活動や出来事を用いましょう。
12. 笑うことを忘れないように！　子どもと一緒に楽しむことが，あなたをこのような立場に置いたすべてに対する一番の反撃となるのです。

> **5 段階表**
>
> カーリ・ダン・ブロンの開発した素晴らしい5ポイントスケール（邦訳：『これは便利！ 5段階表』スペクトラム出版社, 2006）は，社会的，情動的概念をシンプルなビジュアルを用いながら教えるものです[151]。これは特に，言葉をもたない生徒たちの役に立っています。目盛りがあることで，子どもたちは自分に起きていることや，内側はどんな感じなのか，何を試してみることができるのか，誰に助けを求められるのかを段階づけするシステムを得たのです。

ストレスを減らすこと

自閉症の人たちは，定型発達の人たちよりストレスや不安を多く受けていることが，今日多くの研究で確認されています。そのストレスは，何らかの自閉症の生物学的な側面に由来し，自分の生きている世界を理解できないことへの戸惑いや，違いについての気づきやフラストレーションから来ていると考えられます。アナ・トッドが自分の厄介な話し方のためにいかにイライラしていたかを思い出してください。

明らかなのは，ストレスとなる出来事が多いと，攻撃や，自傷，かんしゃく，反復行動などのネガティブな行動が増えたり，学習や新しい経験に対して開かれた状態になれなかったりするということです。

不安はもちろん，また別の悪循環になります。もし，あなたの娘さんが学校の廊下を歩くときに転ぶかもしれないと気づい

ていて，自分自身に注意するよう言い聞かせていると，歩くことが怖くなるかもしれません。不安によって，彼女は廊下を歩くこと自体が困難になるのです——さらには転びやすくも！また，不安になると誰でも，注意を払ったり，処理したり，学んだりする能力に制限がかかり，それによって問題が悪化します。教師の顔に浮かぶ不安は，あなたの息子さんをイライラさせるかもしれません。そのせいで息子さんは集中することがより難しくなり，授業が耳に入らなくなるかもしれません。一度クラスから遅れると，次はそれ自体がストレスになります。

自閉症の人たちはまた，定型発達の人がもつ余力というものを欠いています。容易に圧倒されてしまいますし，あっという間に疲れ果ててしまいます——そして動揺したときに，自分を落ち着かせるのにとても苦労します。

従来は，自閉症の人たちのストレスを研究するのはとても困難でした。ストレスを測定するために使われる電極やMRI機器に被験者が耐えられないと思われていたためです。MITメディアラボの研究者であるロザリンド・ピカードとマシュー・グッドウィンは，服のように身につけることができ，心拍数や呼吸数や，何らかの，いわゆる皮膚電位活動——これはあなたが神経質になっているときに手の平を汗ばませるものです——を測定するハイテクソナーの開発によって，この問題を解決する道筋を考え出しました[152]。

ロードアイランド州のグローデンセンターという治療研究所でも仕事をしているグッドウィンは，前段階の装置を使って，ある生徒が全く静かだと教師が知覚しているときでも，多くの

場合，その生徒の心拍数は急上昇し，汗腺は開き，機器は高レベルのストレス値を指していることを発見しました。グッドウィンと彼のチームは，もしシンプルで着やすい測定器があったなら，教師たちは自分では察知できないストレスや不安の通知を受け取ることができ，危機を予防するチャンスを得やすいだろうと考えたのです。

この先端技術のミニセンサーは近々一般の人々の手に入るようになるかもしれませんし，もっと小型の装置も数年のうちに市場に出回ることになるかもしれません。

落ち着くこと

グローデンセンターの共同設立者でもあるジューン・グローデンは，彼女の研究や臨床に関わる同僚たちと，発達障害をもつ人用の，気持ちを落ち着かせる方略とリラクゼーション・プログラムを開発しました[153]。ストレスのもとを止めることができれば理想的ですが，それがいつも現実的であるとは言えません。一般的にリラクゼーション・テクニックでは，呼吸すること，想像すること，そして十分に筋肉を緩めることを組み合わせて用います。グローデンセンターの専門家たちは，ストレスのない状況でこのテクニックを学ばせ，その後，ストレスが起きたときにそのスキルを使うように教えることを勧めています。おそらく大きなストレスがあるだろうと予想される状況に入る前に，テクニックを使うことも役に立つでしょう。

定型発達の人たちよりもストレスに対してもろいことに加え

て、自閉症の人たちはまた、いろいろなことでストレスを感じます。例えば、彼らは批判にうまく対処できない、とグローデンは言います。彼女が夫のジェラルドと共に1976年にセンターを立ち上げて以来、多年にわたって「ノー」という言葉がどれだけかんしゃくを引き起こしてきたか、実感しているのです。

グローデンセンターでは、自閉症の人や親御さんたちに引き金になりそうなものや出来事を突き止めるよう教えます。そのような「行動の機能分析」が極めて役に立つとグローデンは言います。しかし、地方の機関ではあまり実施されていないことが多く、教師や親たちは間違ったターゲットに狙いを定めることになってしまいます。

グローデンの最新の本や研究では、ストレスを減らすためのポジティブ心理学の活用について述べられています[154]。

グローデンはまた、自閉症の人たちの中に人格や価値観を築くことが、ストレスを減らす手助けになると確信しています。自閉症の人たちに、ありがとうと言うことや、ドアを持って外に出るのを手伝うことなど、どんなことであれ誰かの助けになることをするように教えることで、彼らは自分のことをよく思えるようになるのです。さらに彼女は、「もし、親切心というものを教えられたら、その人はコミュニティでもっと受け入れられるでしょう」とも言っています。

社会的なやりとりは、自閉症の人たちにとっては巨大なストレス源になることもあります。そして、そのストレスを減らすことが、変革をもたらすかもしれないのです。お子さんの読み書きや算数の学習を手助けするのと同じように、あなたは彼ら

リラクゼーション技法のサンプル

ジューン・グローデンは、自閉症の人たちのリラックスを手助けするにあたり、大きな運動や筋肉群に働きかけることから始めました。

- まず、一方の腕を緊張させて持ち上げ、その後、リラックスさせます。同じことをもう一方の腕と両足でも行います。
- それから、集中してそれぞれの手を緊張させたりリラックスさせたりします。多くの自閉症の人たちが手を用いた反復行動をしています。彼らは両手をリラックスさせるやり方を理解すると、ひらひらさせたり、指をはじいたりする代わりに、意図的にリラックスさせることができます。もしかしたら、手を心地よく感じる手助けにもなるでしょう。
- それから深呼吸をします。深く息を吸い込み、そのまま保ち、吐き出します。心地よく感じたら、再度吸う前に小休止を挟みましょう。
- 「平和」や「リラックス」といった、意味のある落ち着く言葉を選んで、息を吐き出すときに思い浮かべましょう。平穏な状況のときに、定期的にこの練習をしましょう。その言葉はリラックスした気持ちと関連づけられ、後にストレスのある状況に置かれても、その気持ちを再現するために使えるようになるでしょう。多くの子どもたちが、自分がストレスを感じていると気づいたとき、自らのイニシアチブでこれを使えるように学んでいます。

ジュディ・エンダウは、ヨガのリラクゼーション・エクササイズでとても悪い反応が起きたことがあると言います。筋肉が締まり、悪い位置で固まったのです。このようないやな経験は、特定のテクニックがその人には合っていないか、何か他の問題があることを示しているのかもしれません。このケースでは、筋肉の引きつりは、マグネシウムの欠乏から来ていたのでしょう。マグネシウムのサプリメントが、おそらく障害を取り除いてくれるでしょう。すべての方法が全員に当てはまるわけではないことは明らかですが、時に簡単な変化が違いを生みます。

がソーシャルスキルを身につけられるよう手助けする必要があるのです。より年少の子どもたちにとっては運動場で他の子どもたちとどうやって遊ぶかということですし，より年上の10代の子どもたちにとっては，仕事の面接でどのように振る舞うかといったことです。一度遅れると追いつくのが困難なので，早期の介入は決定的に重要です。

ゴリラごっこ

　自閉症スペクトラムの子どものほとんどの親御さんたちと同じように，第1章のジョイは，カレブの助けになると思い，長いリストができるほどの治療やプログラムを受けさせました。私たちが見ていないところで何が起こったのかは知る由もありませんが，あるプログラムがカレブに大きな変化をもたらしました。西マサチューセッツのアメリカ自閉症治療センターのサンライズ・プログラムです[155]。カレブはその頃8歳でしたが，プログラムの力だけではなく，提供されるものに対する準備ができていたのでよい反応を示すことができました。

　プログラムが始まる前の秋，ジョイは防腐剤やアレルゲンなどをカレブの食事から取り除き，小麦，牛乳，大豆，卵，とうもろこしも除去しつつ，主に生の有機食品を食べさせていました。これらの食品が引き起こしていた問題はすべて解決していました。彼女はまた，何年もの間，音への敏感さを減らすための感覚統合や聴覚訓練を含め，カレブの感覚調整の問題にも取り組んでいました。彼は不安をコントロールするために，薬も

服用していました。カレブの気分はよくなっていましたが，まだ，道に迷ったままでした。

「僕のこと祈ってよ，ママ。僕はどこにいるのかわからないんだ」とカレブはかつて母親に言ったことがあります。看護師だったジョイは，サンライズ・プログラムのトレーニングの初回の支払いのために，すでに多くの時間外労働をしていました。彼女には，どうやってその後の2セッションを受けさせてあげればいいのかわかりませんでしたが，もしそれが正しいことであれば，神が与えてくれるだろうと信じることにしました。

彼女はトレーニングの最初の行程を終えて帰ってくると，地下室をカレブのワークルームに変えました。気を散らすものが何ひとつない，ただの壁とシンプルなカーペットが敷いてあるだけの部屋です。

部屋のセッティングをして間もないある日のことを，ジョイは鮮明に記憶しています。彼女はカレブと部屋にいて，カレブは胸を連打し始めました。なぜ胸を何度も打つのか聞いたり，やめさせたりする代わりに，ジョイはトレーニングで教わったように，自分も胸を打ち始めました。

「2分も経たないうちに，以前なら決してしなかったのに，彼が真っすぐに私の目をのぞき込んだんです」とジョイは言います。彼女は，これもまた教わっていた通り，カレブを惜しげもなく褒めるという反応を返しました。「私のことを見てくれて本当にありがとう！　（一緒に）ゴリラになりましょう！」。ふたりは20分間，ゴリラになって遊び続けました——これはカレブが初めてしたゲームで，こんなにも長い時間，ひとつの

遊びに集中できたことなど，それまでなかったことでした。

「20分後，彼はやめて，私もそれで全然構いませんでした」とジョイは言います。彼女はたとえ自分には理解できなくても，息子がやっていたことの意義を受け入れ，息子にもそれなりの意図があるのだと信じようと決めました。そのおかげで，彼女は初めて彼の世界に入ることができたのです。「私があなたを変える必要はないわ，あなたがどんな人か教えて，私は知りたいの，というメッセージを私は送っていました。あの子たちが安心や愛，受け入れられているということを感じたとき，私たちと一緒にいるか，そうしないかを選ぼうとする自分の気持ちに目を向ける機会が生まれるのよ」

カレブは母親と一緒にいることを選びました。ジョイは，息子からよくなりたいというメッセージをいつも受け取っていたと言います。

ジョイはそのプログラムの初期の成功にとても感銘を受けたので，カレブにもっとプログラムを受けさせてあげたいと思うようになりました。その頃，彼女はふたりの幼い女の子たちの母親でもあり，どちらも定型発達の子どもでしたが，カレブと一緒にその部屋で過ごす時間は，彼のホーム・スクーリングもしていたとはいえ，週に10時間しかありませんでした。しかし，彼女はもっとたくさんの時間を欲していたのです。

彼女は助けを求めて教会に嘆願に行きました。5人の人が，彼女からサンライズ・アプローチのトレーニングを施され，カレブと部屋で過ごすことを承諾してくれました。他の人たちも，彼女が部屋で過ごす間，幼い子どもたちを見ていてくれること

になりました。合わせて,カレブは週に35時間ものマンツーマンの時間をもてるようになりました——定型発達の人たちがカレブの世界で過ごす時間です。

カレブはこれらのマンツーマンでの検証時間をもったことで,自分の殻から遠く,遠く離れたところまで出てきても安全だと感じるようになりました。彼は愛嬌ある性格を人前で見せるようになりました。「どんなことでも喜ぶので,彼は周りの人たちが思わず目を向けてしまうような子どもでした」とジョイは言います。「彼はほんの小さなことにでもときめきます。人々はそんな姿に惹かれ,夢中になります。私もそんなふうに人生にワクワクできたらいいのですが」

6カ月後,ジョイはその部屋に学校の勉強を組み入れ,カレブと同学年の子どもたちが小学校1,2年生で習ったことをカレブに教えようとしました。

それを始めたとき,「僕はまだ学校の準備はできてないよ」とカレブは言いました。「2010年になったら,学校の準備ができるよ。その頃,僕の自閉症はなくなっちゃうんだ」。彼はまだとても遅れていたので,彼女はカレブの言うことを信じませんでした。

しかし,ジョイもまたカレブと同じように,その部屋で多くのことを学んでいました。

「彼が今いる地点を受け入れると決めることで,どうやって愛すればよいのかを本当の意味で学ぶことができました」と彼女は言います。「このようにしない親は子どもを愛していないというふうにはとらえないでください。私も彼が8歳になるま

で，彼を愛していると思えるようになるまで，そうはしていなかったからです。でもそのおかげで，こう言えます。**私のフラストレーションを引き起こしていたのはカレブが自閉症だったからではありません。自分自身のストレスレベルなのです。私がどう見るか，どう知覚するかにかかっています——つまりそれが，私のストレスレベルや感情に影響しているのです」**

カレブは安心感のレベルが上がるにつれて，一度にふたりの大人と一緒にいられるようになりました。ふたりとも彼に合わせてくれる人で，その後は3人になりました。それから，ジョイは同じ年の子どもを連れてきて，カレブの部屋で一緒に過ごさせました。2010年の夏までに，サンライズ・トレーニングが始まって18カ月経っていましたが，カレブは部屋で3人の子どもたちとうまくやれるようになり，ジョイは彼がよくなったことを——秋には3年生になる準備ができているであろうと——悟りました。ちょうど1年の遅れでした。

深い敬虔な気持ちで，ジョイはサンライズ・プログラムに導いてくれたことを，そして，第二，第三のトレーニング・セッションに参加するための奨学金を得られるようにしてくれたことを神に感謝しました。「1年と8カ月というのは，今日私たちが得ているものに比べれば些細な代償です」と彼女は言います。「とても多くのことを学んできたので，代償を払ったということですらありません。カレブは厄介者でも重荷でもなく，どうして私たちが，と思わせるような存在でもありません——むしろ今では，私たちでよかったと思っています」

次の章では，息子を助けようとしてさまざまなことに取り組

み，とてつもない結果を手にした別の家族の物語へと皆さんをご案内しましょう。

覚えておいてください

- 行動療法で行動の問題に取り組むことは重要で必要なことですが，通常それだけでは自閉症の症状を完璧に克服するには不十分です。
- 体の問題は，行動の問題の隠れた原因になりえます。
- 脳の問題は，行動の問題の隠れた原因になりえます。
- 感覚の問題は，行動の問題の隠れた原因になりえます。
- エドワード・C・カー博士の言うように，「行動ではなく，文脈を修正せよ」。

これも覚えておいてください

- 自閉症を治せる唯一の方法というものはありません。
- 医学的な治療は行動アプローチの代替手段ではありません。
- 医学的な治療と行動アプローチを組み合わせることは，それぞれを単独で行うよりも効果的です。
- 何らかの単一のアプローチが，常に，誰にとってもベストであるということはありません。
- 治療の進み具合にかかわりなく，あなたはお子さんを無条件で愛することができます。

第8章
自閉症から類いまれなる才能へ

17歳の時，ダニエル・バーグは両親に，僕は以前は自閉症だったのかと尋ねました。両親はこの本を作るにあたり，私と話し合いを重ねてきたので，質問は想定されたものではありましたが，息子に直接聞かれたのは初めてのことでした。「そうよ」と両親は答えました。「あなたは自閉症と言われていたわ。でも今は全然違う」

ダニエルは今，高校卒業を控えていますが，とても小学校時代の彼と同じ人物とは思えません。

「僕はちょっとおかしな子どもだったと思う」とダニエルは私に言います。「僕が覚えているのは，世界がめちゃくちゃで，人と関わるのはとても大変だったということ……。あの頃は，自分が自分じゃないみたいだった」

ダニエルは5週の早産で，母親のメロディ・パークに言わせれば，「ガリガリに痩せて小さい，泣き叫んでばかりの子」でした。はっきりとした食物アレルギーは何もないのに，「手近に食物の匂いがするといつも嘔吐」していました。そのため

10歳までのダニエルの食事は，牛乳，チーズ，パスタ，パン，アイスクリームや他のデザートといった，吐き気を催さないものだけになりました。食べられる野菜と言えばフライドポテトだけで，果物はリンゴジュースだけでした。

小学校の前半は，ダニエルは大きな音に対して非常に敏感で，鼻をいじったり，手をひらひらさせたり，シャツを吸ったりといった反復的な行動も一通りありました。決まってかんしゃくを起こし，「うまくやりすごす（パンチをかわす）」ということができませんでした。もし予告なしに予定が変えられれば，ダニエルはめちゃくちゃな状態になりました。こだわりもありました。楽器の種類は，2歳までに100は正しく言えるようになっていました。それからスピーカー，飛行機，飛行の歴史，ロケット，最後は宇宙でした。

初めての子どもだったということと，ダニエルは明らかに聡明だったので，両親は単にユニークなだけだと考えていました。隣の特別支援教育のクラスに行った方がいいと幼稚園の先生に告げられたとき，両親はその幼稚園を辞めることにしました。

しかし結局は，自分の子どもの普通でない行動が問題になっていることが明らかになってきました。ダニエルには友達がいませんでした。簡単なスポーツさえできませんでした。クラスメイトたちが，彼の最新のこだわりの話を聞かされるのはうんざりだと思っていることにも気づいていないようでした。勉強でも苦労していました。ダニエルは1年生の終わりになるまで字が読めませんでした。それに，筆圧を感じることができなかったので，ペンでまっすぐ線を引くことすらできませんでした。

そういうわけで、両親はダニエルを、彼の言葉で言うならば、「いろんなセラピストのところにぶちこんだ」のでした。

ダニエルの旅

この章ではダニエルの、不器用で、奇妙で、かんしゃくばかり起こしていた幼稚園時代から、落ち着いて、クリエイティブで、成功を収めた高校卒業時代までを詳しく見ていきます。両親が彼のためにしたことや、ダニエルが自分でしたことをたどることは、きっと有意義なはずです。ダニエルのストーリーは、あなたのお子さんには直接には関係がないかもしれません。お子さんはたぶん、自閉症スペクトラムの違う場所にいるのでしょう。そうすると当然、ダニエルの家族とは違った方法を試さなくてはならないでしょう。(「もしひとりの自閉症の子どもを知っているなら、その自閉症の子どもを知っているにすぎない」という言い回しの通りです)

しかし、ダニエルのストーリーはこの本の核となる以下の重要な原理を説明するものですから、自閉症の人たちやご家族にとって、きっと役に立つに違いありません。

- その子がふだんいる場所でその子を見て、その場所を見たままに評価しよう。
- 一度、ブロック（障害）が外れたなら、子ども自身のもつ回復力を過小評価しないこと。
- 心と体の両方に注意しよう。子どもの創造性を育もう。

- とてつもない変化（トランスフォーメーション）に対してオープンでいよう。
- ついには，あなたの無条件の愛が本当に大きな差を生み出します。

　両親は，ダニエルの身体的なストレスと情緒的なストレスを最小限にしようとしただけです。彼に，自分自身と自分の体について理解するように教えてきました。あまり怖がらせたり，圧倒してしまったりしないように気をつけながら，どうやって定型発達の世界と折り合いをつければいいかを教えました。自分を認め，才能を評価することもです。これらすべてのことが，ストレスの軽減，つまり脳も体も含めたネットワーク全体の支えにつながり，ダニエルは並外れた潜在能力を発揮できるようになったのです。

　サマープログラムや，避難場所として数年間通わせた私立学校の費用など，定額の自己負担ももちろんありましたが，ダニエルの治療の大部分は保険でまかなわれました。12歳になる頃には，家の出費は，放課後のスポーツ，サマークラス，音楽のレッスンというように，中流家庭の典型的な額だけになっていました。

　「（ダニエルは）苦労していたこととか，どんなに大変だったかとか，あまり覚えていないと思います」とメロディは言います。「自分がなっていた自閉症がどんなだったか，気づいていたようには思えないんです。でもそれでいいんです」

　この本の最後の数章は，あなたのお子さんの現時点での限界

や課題に前向きに対処していくための枠組みを描いています。10歳までのダニエルがそうだったように、自分の子どもがいろいろな点でもろく、傷つきやすかったり、圧倒されやすく、ぎりぎりの状態にあったりすることをきちんと認めなくてはいけません。この章のダニエルの例を見ていくことが、単なる予防策となるだけでなく、そういうもろさを減らしていくためのヴィジョンにつながることを私は願っています。そのようなヴィジョンがあれば、正しい道を切り開くエネルギーを手にし、力強く効率のよい、確かで意欲的な探求の旅を始めることができるでしょう。私はお子さんを自閉症スペクトラムから外して「普通」にすることに手を貸すつもりはありません。お子さんが並外れた才能を発揮できるように、その子がなりうるすべてになれるように、その支えとなりたいのです。

怒りのマネジメント

ダニエルが最初に直面した大きな問題は、彼がとてつもなく怒りやすいということでした。ロス・グリーンの *The Explosive Child*（邦訳：『親を困らせる子どもを上手に伸ばす』PHP研究所、2003）という本を読み、いくらか手だてを得るまでは、メロディは全く当惑していたと言います[156]。一日の中でいつ起こったか、どんな出来事や活動が前触れになっているか、食後どれくらい経っていたか、など、彼女はダニエルの爆発の記録をつけることにしました。1、2週間のうちに、メロディは今まで思ってもみなかったパターンがあることに気づきました。かんしゃ

くは食後しばらく経ってからと、柔軟にやるよう求められたときにいつも起こっていました。

「ダニエルはお腹がすくと、感情のコントロールができませんでした」とメロディは言います。不思議だったのは、彼が食べ物を要求したこともなければ、空腹に気づいているようにも見えなかったことです。学校に迎えに行くとき、おやつを持っていくことにしましたが、これは助けになったようでした。それに、急ぎの用があり、時間が迫っていて、合わせてほしいとき、息子にはそうできないということも発見でした。「私が彼のペースでやらなくちゃいけないということが、ようやくわかったんです」と彼女は言います。

その後、かんしゃくもどうにかしなければ、とちょうど考えていたときに、ダニエルはスポーツ用品店で大爆発を起こしたのです。その時は祖父と旅行用の寝袋を買いに来ていて、ふたりともその旅行を本当に楽しみにしていました。しかしお店に青い寝袋はなくて、祖父が代わりに緑色にしようと言ったとき、ダニエルは爆発したのです。

メロディがダニエルの爆発の分析をするようになり、過ちに気づいたのは、これよりほんの少し後のことでした。ダニエルはきっとお腹をすかせていたのです。それに、寝袋の色が違う場合もあるとわかっていなかったのです。彼にとっては、インターネットで見ていた寝袋が「寝袋」で、それは緑色ではなく青色でした。ダニエルには青色のものと緑色のものが同じであるという理解がないと気づいて以降、メロディは買い物に行く前に教えることにしました。「欲しがっているものとピッタリ

同じものはないかもしれないのよ」「もしそこにあるものが気に入らなかったら、『いらないです』と言えばいいの。それから他のものを探せばいいのよ」と言い聞かせたのです。

1年生の終わりまでに、かんしゃくはかなり治まっていました。

反復行動

次に取り組んだのはチックでした。ダニエルはとても聡明だったので、メロディは反復行動についても率直に話をすることができました。シャツの襟を吸うとか、ダニエルの新しい反復行動が始まるとすぐに、長い時間襟を吸い続けて首が痛くなったときのことを優しく思い出させるのでした。メロディはいろいろなことを、その全体を、思い出させるようにしました。粘り強く注意し続けておよそ一週間が経った頃、ダニエルの行動は止まりました。主根管圧迫症候群の兆候にもなっていた、手をぱたぱたする行動にも、この方法は効果がありました。強迫的な指吸いが始まったとき、メロディは習慣がどのように病気になっていくかを話して聞かせました。6歳頃、ダニエルはついにこういった反復行動の欲求から抜け出したように見えました。一貫して思い出させた成果だとメロディは考えています。また、新しいチックが習慣として固定化する前に素早く取り組んだことが成功の鍵となったのでしょう。

学習の問題

1年生の終わりまでには、ダニエルはしゃべり出したら止まらないほど話すようになり、語彙もほぼ大人と同程度になっていました。しかし「読み」のクラスでは底辺にいました。担任の先生から「リーディング革命」というサマープログラムを勧められました。カードゲームやジャンプ、ボール遊び、他の運動ベースの活動を通して、読むことと体の経験を結びつける多感覚併用のコースでした。ダニエルは2週間に一度、チューターと会い、新学期が始まるまでには6年生のレベルまで読めるようになっていました。

学習に体全体を巻き込んでいく重要性についてはすでに述べました。ですから、運動が学習を促したということは理解できます。運動が知的な問題にも身体的な問題にもこれほどまでに影響を及ぼしているということは両親にとって印象深く、それ以降は何をするときもこのことがふたりのアプローチの中心的なテーマとなりました。

学校からの要望で、夏休みにダニエルに神経心理学的検査（4500ドルのうち、保険で補償されたのはたった500ドル）を受けさせると、両親はダニエルの強みと弱みについてはっきりとしたイメージをもてるようになりました。それから、問題にひとつずつ取り組んでいきました。

検査では、言語と動作性IQの大きなギャップが明らかになりました。特に、ダニエルはもっている知識を実行してみせる

第8章　自閉症から類いまれなる才能へ　307

ことが苦手でした。

また，視空間の問題もありました。ダニエルは，黒板から書き写すことができなかったので，書かれた宿題を見落とすことがよくありました。学校側はこの問題を理解し，担任の先生も便宜を図ってくれました。立ち上がって歩いたり，休憩が必要なときに部屋から出たりすることを許可してくれました。また，一枚当たりの問題数を減らすことで，ダニエルが読みやすいようにしてくれました。それから，宿題を手書きではなくタイピングで提出してもよいことになりました。

検査では，リズムを打ち出す能力の欠如も示されていました。あるリズム検査の得点は，5パーセンタイル内でした。これは脳損傷のボーダーラインの人と同じくらいの低さです。

う　つ

ダニエルが8つのとき，メロディは彼の心の状態を心配するようになりました。ダニエルは他の子どもたちのようにはスポーツができず，学校でも苦労していたので，自分のことを悪く思うようになりました。自分とは対極にある他の子たちと比べて，ダニエルは自分のことを「上の枝は全部あるけど下の方の枝は一本もない木」と表現しました。「自分は友達にはとても敵わないことが少しはできるけど，他の子たちにできる基本的なことが全然できない」と。

「僕を道路に放り出して車にひかせてよ」というようなことを息子がよく言っていたとメロディは言います。ダニエルには

自分を傷つける空想もありました。ただどうなるか知りたくて，一度ダニエルは刃物で自分を傷つけました。両親は慌ててセラピストのところへ連れていきました。

　もう一年以上セラピストのもとへ通っており，「とてもよい支えになってくれている」と父親のイーライは言います。「彼女はダニエルの長所にとてもよく気づくし，息子の気持ちをとても尊重してくれている」とのことです。

身体的活動

　自閉症の子どもをもつ多くの親御さんたちと同じように，イーライとメロディはダニエルのクラムジネス（協調運動障害）を改善するために，作業療法に申し込みました。ダニエルは，「このセラピーから得たものは特にない」と言いますが，中に入って回転するライクラスイングや，ターザンロープから発砲ビーズのプールに飛び込むのは大好きでした。「僕だけの時間だった」ようです。

　ダニエルが楽しめるスポーツも探そうとした，とメロディは力説します。普通の子どもたちは自分で体を使った経験をしているけれど，ダニエルにはその経験ができていなかったからです。「ダニエルは体の使い方が不器用で，それを本当に気にしていたんです」と彼女は言います。イーライは庭でキャッチボールをしてくれるようなタイプの父親ではありませんでした。そのためスポーツコーチを1〜2年雇い，毎週日曜日の午前中に，投げたり受けたりを教えてもらうことにしました。ダニエルは

決して上手にはなりませんでしたが，ボールを扱うことがそれほど苦にはならなくなりました。テニスや水泳……これは上手で，スキーもさせました。また，試しに武道のクラスもいくつか受けさせましたが，結局行き着いたのは「日本武道」でした。体の中心軸を作ることに焦点を当てていたことと，先生がとても優しかったからです。その後はさらなる強化を目指して別の型に進みました。

思春期に近づくにつれ，アウトドアの活動も重要になりました。ダニエルはハイキング，ロッククライミング，スポーツバイク，カヤックが大好きでした。こういったいろいろな経験の機会ができるだけ得られるように，両親は心を配っていました。

感覚の翻訳

ブレンダ・スミス・マイルズが「声に出して生活しなさい」と親たちにアドバイスしたように，生活の中で，ダニエルの感覚世界と他の人たちの感覚世界を通訳することが，自分の重要な役割のひとつだったとイーライは言います。それはパチンコ銃の出来事がきっかけでした。6年生の時，ダニエルはテレビで見たような，巨大パチンコ銃を作ろうと決心しました。イーライは自分のステーションワゴンに2×6材の梁と1/4インチのチューブを買い込んで，裏庭に束ねて積んでおきました。しかしふたりが作業に取りかかると，ダニエルは梁をつなげるネジの頭部を壊していたのです。

ドライバーを使って作業したことのある人なら誰でも，ネジ

を回すにつれ、次第に固く締まって、ついには動かなくなり、作業が完了したことが直感的にわかるものです。ボルトの頭が次々にだめになっていくのを見て、イーライは息子にはこのことが理解できていないと気づきました。高まっていく張力と抵抗を感じることができなかったのです。まだまだ簡単に回るかのように、力を緩めることなく、ただひたすらねじっていたのです。

　イーライはその感覚知覚の問題に気づき、どのようにねじが働くかを、単に抽象的にではなく、リアルタイムでダニエルがねじを回そうとするなかで説明しました。ダニエルがこういった感覚を識別できるように、そして実際にその感覚に注意を向けられるように、張力が高まっていく感じを体験させながら、慎重に言葉を選んで話しかけました。イーライは何度も辛抱強く、繰り返し、ダニエルには感じられない感覚を、聞こえる言葉に翻訳して伝えました。数回の失敗の後、ついにダニエルは固くなっていく感じを学び、ねじを壊すことなく締められるようになったのです。

　イーライは父として、時には科学者としても接しました。ダニエルの感覚経験や、この少年が異なる感覚からの情報を統合する際に抱える問題に興味をもったからです。ダニエルは見ることができ、聞くことができ、感じることもできます。しかし、五感のそれぞれが伝えてくる世界についての情報を調和させることができなかったのです。

　ほとんどの定型発達の人々は、考えることなく別々の感覚を協調させることができます。騒がしい部屋の中でも、大部分の

> **注目の研究：シンクロしていない**
>
> 　成人の自閉症の人たちの中には，人の話を聞くこととその人を見ることが同時にできないため，相手を視野の中に入れたままにしておけないという人がいます。もし，あなたがポーシャ・アイバーセンの *Strange Son*（『ぼくは考える木』）を読んだことがあるなら，彼女の息子と，もうひとりの，その当時はティーンエイジャーの自閉症の詩人ティート・ラジャルシ・ムコパーディーの実験についてもご存じでしょう。サンフランシスコ大学の神経学者ミカエル・メルゼニッチはティトの反応を調べて，彼には見ながら聞くことができなかったことを突き止めました。メルゼニッチがティトにコンピュータ・スクリーン上の形を見せると，ティトはそれが何の形かわかりました。音を鳴らしても，容易に聞き取ることができました。しかし，メルゼニッチが音を鳴らすと同時に形を見せたときは，ティトは少なくとも1.5秒空けて両方を提示されたときを除き，どちらも正確にはわからなかったのです。つまり，彼の視覚と聴覚の情報は協調していなかったのです。

　人は，唇を見ることができれば人が言っていることを容易に聞き取れます。つまり，視覚の情報は耳に入る情報と統合され，補完し合うのです。しかし，他の感覚を犠牲にしてひとつの感覚に注意を向けすぎてしまう自閉症の子どもたちの場合は，そうはいきません。例えば，その子たちは，人の話を聞いているときに唇の動きを見ても何ら意味のある追加の情報は得られず，逆に，唇を読むことに注意を向けすぎると，言葉が聞こえなくなるか，聞き取れたとしても話の理解にまでは追いつかないのです。

ダニエルが11歳の時に、イーライは彼に感覚統合の検査を受けさせました。すると、触覚と聴覚が同時に刺激されるときが、彼にとっては最もきついということがわかりました。何かを聞いていて、また、感じることもしているとき、どちらの感覚もうまく働いていないのです。ダニエルは騒がしい部屋では見ることにも問題を抱えていました。

14歳になって、多くの自閉的行動が消えていったとき、ダニエルは再び検査を受けました。その時には、この感覚のギャップも消えていました。彼の脳は耳からの情報も指からの情報も同時にスムーズに解釈できるようになったのです。脳はいつの間にか自分自身を変化させ、再編成し、複数の感覚を協調させるのに必要な帯域幅を得ていたのです。

知覚の理論

何年もの間、科学者たちは自閉症の人たちを「心の理論」が欠けている——自分とは異なる他者の心を理解していない——と主張してきました。イーライは、定型発達の人たちは「知覚の理論」を見落としている——私たちは、自分たちにとって「そういうものだから」という理由だけで、自分たちがそのように世界を知覚しているのだから、他のみなも同じように見えないのはおかしいと信じ込んでいる——と言います。

イーライがこの教訓を得たのはダニエルが7つの時で、もう少しでダニエルはスキーのリフトバーを頭に一撃喰らうところでした。ふたりはチェアリフトに乗ろうとしていました。その

時，イーライは接近してくるバーを見て，急いでダニエルをその進路から押しのけなければなりませんでした。「私は親としての怖れと怒りを込めて，『なんであれが見えなかったんだ?』と言いました」。ダニエルは，もう十分答えられるくらいにはものを言うようになっていました。「なんで見えないかわかってたら，見えていたさ」。それ以来，息子に腹を立てなくなったとイーライは言います。わざとやっているんじゃない，と気づいたのです。彼の感覚世界にないものが見えないからといって，ダニエルが「悪い」わけではないのです。単に見えなかっただけなのです。

こうして，イーライは自分が見ている世界を当たり前のように話すことをやめなければならないと気づき，その世界をダニエルが自分自身で感じられるように，翻訳して伝えることにしました。ダニエルには直感的に理解できないルールを教えるために，定型発達の世界をナレーションすることにしたのです。例えば，「G」という文字を，先生にも読めるように書く練習をしていたときのことです。ダニエルは「G」を書くのですが，毎回「G」には見えませんでした。ダニエルが「G」を書けないのは，彼の不注意でも，ぞんざいに書いているからでもなく，彼の意図が，きれいな「G」を書くことより別のところにあるからだとイーライは気づいていました。そこでダニエルに，「見本の文字をなぞるように書いている?」と確認しました。ダニエルは，「違う。僕はただ『G』を書いているだけだよ」と言いました。そこでイーライは，「文字の意味を示すだけではなく，文字の形を正確にコピーすることが練習だよ」と説明しま

した。いったん他の子どもたちが直感的に理解している前提を知れば、ダニエルはルールに従うことができ、読めるようなGも書けたのです。

自分は「ダニエルのささやき手」であるとはイーライの言葉ですが、これはイーライ自身に瞑想への情熱があったからこそできたことだと言います。イーライは、目の前の世界を当然のこととしてとらえるのではなく、心がどのように世界を作り出しているか、自己を見つめる瞑想の習慣をもてば、ダニエルにとっての現実の見方を理解する絶好のトレーニングになると気づきました。そのおかげでイーライは、自分の注意の先がどこにあるかに気づいたり、その注意の先をコントロールしたりすることができるようになったのです。イーライは自分が重要だと思った物事から、彼にとっては単なる背景にすぎない物事、例えば、誰かが息をする音、部屋の隅で舞うほこり、床に反射する光の色など、ダニエルにとっては前面にある景色に心をシフトさせることができるようになりました。そうして、息子のことを「悪い」とか「非協力的」ではなく、物事を違ったふうに知覚しているだけなのだと考えられるようになったのです。

「自閉症の子どもたちに親がしてやれる最善のことは」とイーライは続けます。「私たちとは違う知覚の仕方をしている子どもたちの世界の見方を学び、その子たちの世界と私たちの世界には違っているところがあると気づけるようにしてあげることです」。「もし彼らにとっての現実を認めることができなければ、親の方もトラブルを抱えることになるでしょう」。子どもたちの世界を認めてあげることは、彼らに対する素晴らしい贈り物

となるのです。それにはまず，子どもたちの見ている世界を理解していることを伝え，次に，私たちの見ている世界を伝えるために，その知識を活用することです。

このような知覚の違いを理解すれば，お子さんに対してもっと忍耐強くなれます。例えば，ダニエルの反復行動は両親をいらだたせるために行われていたわけではありませんでした。それはとてつもなく混乱した，圧倒的な世界をいくらかでもコントロールするためのものだったのです。たぶんダニエルは，トイレに行かなければならないのか，それとも空腹なのかがわからなかったのでしょう。つまり，体はメッセージを送っていたのでしょうが，それが何を意味しているのか理解できなかったのです。体からのシグナルはこのような混乱を引き起こすので，その不快なノイズを遮断するために，ダニエルは強迫行動に入っていました。本当の問題は何かということを理解しないまま，スピーカーを分解することで，体のニーズに応えようとしていたのです。

ダニエルと道を歩いていると，赤ちゃんにとっては物が視界から消えるとそれが「見失われる」のと同じように，「ダニエルの心の中の父親のイメージがすぐに消えてしまうということに気づいた」とイーライは言います。それ以降は，ダニエルが通りを歩くとき，よく手を固く握っていたのは怖がっていたからだと合点がいきました。

もちろん，お子さんのためにこのような役割を引き受けるには，少しばかりの忍耐や意志では足りません。目の前の小さな存在に対する無限の愛と，子どもたちの毎回のニュアンス，細々

とした事柄に好奇心をもって——判断することなしに——接することが求められます。

　子どもたちに信頼できる安全な場所を与える一方で、完全にその子と同じ瞬間に身を置き、その子が自分で不安を乗り越え、この輝く世界を知り、味わえるようベストを尽くしましょう。そうすれば、ウィリアム・ブレイクが「一粒の砂の中に世界を見る」と言ったように、子どもたちもまた、私たちの世界に心惹かれ、知りたいと思うようになるでしょう。私たちも子どもたちの世界に魅了されるかもしれません。**不安はしばしば、子どもたちにできることと、周囲が期待することとの断絶から生じ、それが学びの妨げになるのです**。これはもちろん、誰にでも当てはまることですが、特に自閉症の子どもは他の子どもより（不安の）閾値が低いのです。あなたが子どもの世界に恋をすれば、子どもと一緒にいることが心地よくなり、子どももあなたといることが心地よくなります。イーライは、ダニエルの世界に住まうのが信じられないくらい上手でした。ダニエルの世界を認めたうえで、大多数の人が知覚している世界を翻訳して伝えたのです。

　イーライには人を見る目もありました。彼が雇ったセラピストも同じことができたのです。児童期でのイーライとメロディの接し方があったからこそ、ダニエルはその後の思春期という困難な時期を、悪化させるのではなく、改善しながら過ごすことができたのだと思います。

　ダニエルを定型発達にすることではなく、彼がコミュニケーションのチャンネルを開き、自分で創造性の光を見出し、成長

よい専門家の見つけ方

　専門職と言っても，一流と言われる人からその辺にいる実践者まで幅があります。ウェブサイトや壁に飾ってある証明書から判断するのは難しいのですが，それがお子さんの人生を左右することすらあります。

　気になるセラピストや医師がいれば，インターネットでチェックすることから始めましょう。住んでいる地域のライセンス一覧を見て，きちんと認可を受けた人物か確認したり，能力や人となりの評価を調べたりすることもできます。

　このプロセスをブラインドデートのように考えましょう。他の人を好きになって構わないし，相手はあなたの意志を尊重しなければなりません。自分は何でも知っているから，あなたはただ言われた通りやればいいと言うような医師のことは普通，「とても心が広い」とは思わないでしょう。

　話を丁寧に聞いてくれましたか？　しょっちゅう話に割って入り，きちんと聞いてくれているように見えない医師は，どれだけ魅力的な資料を揃えていても，たぶんよい医師ではないでしょう。ほとんどの場合，このような時は自分自身で判断しなければなりません。友達のアドバイスも助けになりますが，本当のところは信頼です。自分の子どもを共に支えるパートナーとして，面接デスクの反対側にいるその人物を信頼できますか？　その人は，自分が信じることに耳を傾けるのではなく，自分が目にしたことを信じられる人ですか？

　はっきり話せるか，自分の仕事についても明確に語ることができるかが，もうひとつの審査基準です。すべての人に言語の才能があるわけではありません。しかし，そのセラピストが何を考えそうしているか，活動がそのセラピストの基本的な方針にどのように沿うものであるかを説明できるなら，平均よりは上でしょう。

　私ならば，人の話に耳を傾け，明晰に考えることができ，力になろうという姿勢の見られる専門家に気持ちが傾きます。

できるようすることを目標にしたイーライには，先見の明があったのです。

統合を打ち立てる

イーライはまたフェルデンクライスのプラクティショナーも見つけてきました。フェルデンクライス・メソッドは20世紀にモーシェ・フェルデンクライスというロシア生まれのイスラエル人科学者が発展させた心身の技術です。プラクティショナーはクライエントが自分の体に気づき，もっとうまく使えるようにするために，直接優しい力で触れたり，小さく動かしたりする方法を用います。脳の調子を整えるために体を使う方法とも言えます。

フェルデンクライスは，運動が学習の基礎になっていると考えました。神経学者ミカエル・メルゼニッチは，「脳は，動いている間，絶えず感じたり考えたりしている。脳の中でこれらのことが分離したり，独立して働いていたりする部位などない」ということから，この考え方は理解できると私に言いました。フェルデンクライスが小さな運動を使ったのは，ゆっくり動くとき，感覚はより鋭敏になって物事に気づきやすくなり，それによって神経システムが新しくなり，世界を繊細に感じられるようになると気づいたからです。

運動の調整が難しい赤ん坊には，十分に自分の世界を探索することはできないでしょう。神経学的な問題は運動の問題を引き起こす可能性があり，逆もまた然りですが，両方に問題があ

る場合，どちらの問題もよりひどくなります。

　友達はみな運動場でのゲームやスポーツを通して体をうまくコントロールする術を学んでいましたが，ダニエルは体の使い方が不器用だったため，それを避けていました。そのためさらに遅れをとり，これがもうひとつの悪循環になりました。

　自閉症をもつ人が体の問題に取り組めば，学習が進みます。ダニエルに，週末にキャッチボールやスイミングや武道をするよう両親が勧めたのは，いろいろな方法で体を使わせたかったからです。しかし，プレッシャーはかけませんでした。結果は問題ではなかったのです。勝つことも重要ではありませんでした。ボールを何回キャッチできたか，どれだけ速く泳げたか，黒帯をとれたかといったことには関心がありませんでした。ほとんどの子どもたちには自然にできてもダニエルには難しかったこと，つまり，他の子たちがしているように空間の中で体を動かしながら感じるということが重要でした。

　ゆるやかに動くことを勧めるフェルデンクライスにも，同じ働きがあります。ヨガで素晴らしい効果があったという話や，ペットや介助動物との触れ合いでも，処理できる範囲での感覚経験や感覚探査が素晴らしい成果に結びついたと聞いたことがあります。子どもが危険にさらされていると思ったり，ストレスを感じたりするやり方ではなく，安全で心地よく感じられるように体験させられるかどうかが鍵となります。イーライの狙いは，コミュニケーションのチャンネルを開き，ダニエルの創造性の発達がゆるやかに進み始めるようにすることでした。同じように，体のブロックとなるものを完全に取り除き，子ども

320　パート3：自閉症を乗り越える

差別化を図る：違いを作る

　この本の準備を進めるなかで，アナト・バニエルという印象的な女性と私は幾度となく話し合ってきました。アナトはフェルデンクライス・メソッドをフェルデンクライスその人から学んでいました。しかし今や，それが彼女自身の方法と考えられるほどの地点に到達しています。アナト・バニエル・メソッドは深い，研ぎ澄まされた経験のために，感覚運動体験を用います。アナトは，特別なニーズをもつ子どもたちの治療のスペシャリストですが，多くの人々は（自閉症の人だけでなく）体と感覚を大きな塊として使い，細かい感覚や運動にはあまり気づいていないと彼女は感じています。

　アナトは，おむつが濡れても気づかない，トイレット・トレーニングをしていない3歳の男の子との最近のレッスンについて話をしてくれました。彼女はタオルを2つ手に取り，一方をあたたかい水道水で濡らし，優しくその子の頬に押し当てました。

　「これが濡れたタオルよ」とアナトは男の子に言いました。それから乾いたタオルでその子の顔をぬぐい，違いを説明しました。目を閉じるように言い，2つのタオルを交互に当て，どちらのタオルか男の子が正しく当てられるようにしました。それからその子と母親の同意を得て，タオルをお尻に敷いて同じ練習をしました。以前は決してわからなかった違いを，その子は「わかる」ようになりました。それ以来，パンツを濡らすことはなくなりました。

　目的はつまらないトレーニングを強要することではなく，ただ，湿っている状態と乾いている状態の違いを感じさせることだったとアナトは言います。いったん，その子が2つの感覚の違いを区別できるようになると，自分でトレーニングができたのです。もしその違いを感じ取ることができなかったら，どれだけ「トレーニング」したとしても効果はなかったでしょう。

　アナトの理論によると，自閉症の子どもたちは，例えば，自分とそれ以外の世界との違いを知覚しておらず，そのため何が自分にとっ

> て危険なのか，いつトイレに行かなければならないのかの判断が難しくなります。また，自閉症の子どもたちは不器用で，体の感覚を「区別する」ことができないため，感覚は，運動活動をガイドしたり，学習の基礎を打ち立てたりするほどの助けにはならないのです。
>
> 　第6章で紹介したセラピストは，直感的に，舌圧子を子どもの口に入れることを思いつき，舌の動きが音を変化させるのを感じやすくして音の違いを教えました。もし，この感覚運動のトレーニングを受けていたら，スチュアートは盲腸炎にもっと早く気づいたでしょうし，ジュディの肺炎の場合もそうです。
>
> 　感覚と運動のシステムを通じて，私たちは人生における最初の物事を学びます。人生のどの段階であっても，身体感覚と運動は，脳に違いを識別させるための基盤になるとアナトは考えています。
>
> 　アナトが働きかけていた領域は，一見したところ運動や行為に関連のない部分でしたが，彼らの神経システムが調整されたことで，多くの自閉症の人たちには，はっきり話したり，うまく書いたり，読んだり，スムーズに動いたり，自発的にかかわったりすることを学ぶ道が開かれました。脳は，このような運動や行為を区別できるようになると，他の領域の区別の仕方も学ぶのです。

が物理的世界を探索できるようにすることも，体（と脳）を発達させる新たな道を切り開くことになります。お子さんとゆっくりとやってみてください。あなたにとっても成長となるはずです！

　「僕がいつ体の動かし方について考えるのをやめて，いつから直感的になったのかはわかりません」と今，ダニエルは言います。しかし，一度流れができると，ダニエルはさらなる学習に身を委ねられるようになりました。

食べ物の問題

　メロディとイーライは, ダニエルの自己制限的な「ベージュ」色の食事に取り組んだことは一度もありませんでした。結局は何でも食べるようになるだろうと楽観して, 除去食ダイエット（除去食事療法）のことは少しも考えなかったのです。

　しかし, 食べ物と匂いはダニエルにとって大きな問題でした。ダニエルが吐くことは学校でも有名になっていて, 先生たちは彼に吐き気を催させる匂いが少しでも散るだろうと考えて, 彼をドアの近くに座らせたものです。吐き気は4, 5年生頃には減っていましたが, 食事のほとんどがパンとチーズのままでした。

　ダニエルが何でも食べる子どもへと変貌するきっかけとなったのは, 11歳の時の5日間のカヤック旅行でした。旅行では普段の食事はできないかもしれないわよとメロディが念を押しても, ダニエルはとにかく行きたいと言ったのです。ダニエルは戻ってきたとき, たくさんのものを食べられるようになっていました。おそらく, いろいろな身体活動の経験を通して空腹感への気づきがもたらされたか, 感覚がうまく働いて過敏反応が小さくなったか, 匂いへの敏感さから自然と脱却したのでしょう。あるいは, あまりにも楽しくてそんなことを考える暇もなかったか, とにかく食べられるものが他に何もなかったのでしょう。旅行という危機を乗り越えて, ダニエルには何でも食べようとする意欲が生まれたのです。今日, 彼が言うには,「あ

まりに何でも食べたがり，実際に食べるので，友達は僕のことをゴミ箱人間と言う」とのことです。ダニエルが幼少期のぽっちゃり体型からスリムになっていったのも，ちょうど11歳の頃のことでした。

　その当時，メロディとイーライはあまり食事の変化については考えていなかったようですが，私は，初期の食事パターンが彼の問題と多いに関係していたのではないか，食事の変化はダニエルの変容の原因になったのではないかと思っています。たぶん，いくつかのビタミンと栄養素の欠乏が問題と関連していたのでしょうが，食事が正常になったとき，それは消えたのです。気づかずに過ごしていたのでしょうが，ダニエルの抱えていた問題はおそらくすべて，グルテンとカゼインから来ていたのです。たぶん悪循環でなくポジティブなサイクルが確立されつつあったのでしょう。体についても旅行ができるほどの自信をもてるようになっていて，感覚の問題はその頃にはずいぶんと小さくなっていたのでしょう。

　もっといろいろな食事を摂るようになると，グルテンと乳製品への執着がなくなり，ダニエルはいろいろな食べ物を受け入れただけでなく，世界からの新しいシグナルも受け入れられるようになったのです。それと同時に，おそらく以前の食事が原因でダニエルの体の中にあった余分な邪魔者は，どこかに行ってしまったのでしょう。

　「自分はもう落ち着いていて，あまりそわそわしなくなった」とダニエルが言うのはこの頃のことです。これは食事の変化の影響でしょうが，サイクル全体に影響したということが考えら

れます。ダニエルの豊かな物語を目にすれば、こういった取り組みがすべて関連し合っていることがわかるのです。

社会性の発達

ダニエルにとって中学1年生は大きな変わり目でした。今でも仲のよい、最も親しい友人との出会いがあったのです。こだわりから来るつまらない知識が、友人たちの目にはある時突然、クールに見えるようになりました。ダニエルは学校の演劇の技術係として必要とされるようになりました。何年にもわたるスピーカーや電気機械へのこだわりが、今や社会的な関連をもち始めたのです。「自分の能力が認められる、ちょっとした居場所を見つけたようでした」とメロディは言います。

ダニエルは、「友達も作ることに決めた」と言います。それ以前は、もしかしたら他人には興味がなかっただけなのかもしれません。なぜ人の話を聞くことが大切なのか、わからなかったのかもしれません。「親しい友達ができたり、学校外で社会的な活動をしたりして、僕は前ほど躊躇しなくなって、新しいことやすごいことをどんどん経験していったんだ」とダニエルは言います。「僕はどんどん自分を広げて、新しいスキルを身につけていったんだ」

両親はマナーも教え込みました。「僕は失礼な人間だったと言えるかもしれない。自分の言うことが他の人にどんな影響を与えるか、あまり考えていなかった」と彼は認めます。これは、彼の父と母が丁寧に語り、彼の世界と定型発達の世界について

翻訳しようとしたもうひとつの領域です。そうした行動に両親やセラピストたちは注意を促し，なぜ他の人たちがダニエルに腹を立てるのか説明しました。しかし，それだけでは終わりませんでした。適切な社会的行動を体験させるために，ロールプレイも取り入れました。大人たちは，ダニエルが新しい関係のとり方を理解し，練習できるように，具体的な援助をたくさんしました。「僕は今だって，人に対してもっとよく振る舞えるようにと心がけてるんだ」とダニエルは言います。

創造力が溢れ出す

ドラムもダニエルの人生を変えました。12歳の時，ダニエルは父の同僚の家に連れられていきました。大人たちが仕事をしている間，ダニエルはその家にあったドラムで時間つぶしをしました。その日の終わりまでにはすっかり魅了されていました。

「自分の内側からリズムがやって来るのがわかるんだ」とダニエルは言います。「一度そのリズムをとらえれば，後は自然と道筋が心の中に浮かび上がってくるんだ」

ダニエルは自分で電子ドラムのセットを作り，それから「本物」のドラムへと進みました。5歳の時，指のタッピング運動の得点がほぼ「脳損傷」並みと言われた子どもが，熟達したドラマーになったのです。

小学校の後半ではギターを手に取り，ブルーグラス・ミュージックに真剣にのめり込んでいきました。バンドでも友達ができました。「音楽が僕を成長させてくれた。身体能力と魂のつ

ながりを取り戻すきっかけをくれたんだ」とダニエルは言います。

中学2年生では，ダニエルは絵を描くことに目覚め，芸術的なスタイルを展開しました。今それは，視覚的なレパートリーに進化していると彼は言います。ダニエルの描く絵には筋肉や血管の重なりが見られ，細部まで正確です。彼の描く線は長く，滑らかな曲線や平行を備え，既製品のマークのようです。どのくらいペンに力をこめたらよいかわからず，少しの線もかけなかった6，7年前ならば不可能だったことでしょう。

描くことがまたダニエルを鍛え，新しい表現手段となり，自由自在な表現が可能になりました。以前から魅せられていたロケットやロボットも，最近の絵の中には登場しています。

今や，彼の内側のリズムはいろいろな形で現れてきているとダニエルは言います。「【このリズムは】芸術にも，マンドリンにも，ビートボックスにも，話にだって息づいているんだ」と彼は言います。「リズムとつながるっていうのは，死ぬまでずっとつながっていられるものを与えられたということ。クリエイティブな人なら人生で経験していることだよ。もっとよくなろうという意欲が僕には生まれたんだ」

リズムが脳の自己組織化を高めるというのはありうることです。脳独自の信号システムは電気的リズムに基づいています。そして，音楽や他の芸術にはこのリズムをうまく噛み合わせる働きがあります。このリズムパターンは芸術自体を超えて，多くの領域での知覚と経験の統合を促進します。リズムは他者と「シンクロしているときに」働いています。話のリズム，呼吸

のリズム，ジェスチャーや話すペース，ニュアンスのリズム，などです。ダニエルを見ればわかるように，リズムは自尊心を高め，社会参加を促してくれるのです。

芸術では，自閉症の人は定型発達の人の上を行きます。というのも，普通でない視点をもっているからです。ジューン・グローデンは，彼女の生徒たちが，定型発達の人たちが見落としている被写体に焦点を当てるため，非常に素晴らしい写真家になると言っています。生徒たちの撮る映像は，単にその自閉症の彼／彼女にとって印象的であるというだけでなく，誰にとっても印象的だとジューンは言います。そのことが自己イメージを高め，需要ももたらすのです。写真や他の芸術スキルの多くが，重度の身体的障害の有無に関わらず習得されることはよくあります。グローデンがこれまで見てきたなかで最も抜きん出た才能と認める写真家のひとりは，耳が聞こえず，ダウン症でもありました。「欠陥」によって，彼は素晴らしい独自の「世界を見る目」を手にしたのでしょうか？　それとも，知覚の方法が独特であることは，欠陥というよりは強みなのでしょうか？

ダニエルの音楽や芸術，人生へのアプローチについても同じことだとイーライは言います。それはすべて，ダニエルの歴史が作った彼だけのものなのです。

感情のチューニング

ダニエルには感情が欠けていたわけではありません。ダニエルは笑ったり，泣き叫んだり，怒ったりしましたが，感情は彼

にとって意味のあるものではありませんでした。ダニエルは感情に名前があることを知りませんでした。胸の痛みや目から流れ落ちる涙がどのように作られるか, 本当に知らなかったのです。おしっこに行きたいということにも滅多に気づけない子どもが, 悲しみや嬉しさ, 怒りに気づけるでしょうか？ 何を感じているかわからないのに, なぜ伝える必要性を感じられるでしょう？

ほとんどの人は, もしホラー映画を見ているときに鼓動が速くなり始めたら, すぐにその理由に思い当たります。しかし, ダニエルは身体的な感覚を「感情」とつなげてはいませんでした。世の中がより恐ろしく, 混乱に満ちているように見えていたのは, おそらくこの感情との断絶のためだったのだろう, とイーライは言います。

5日間座って瞑想するという静養期間中に, ダニエルには感じるということがわかるようになってきました。15歳の時です。

「瞑想で僕は, 感情を説明できる経験と説明できない経験に分けて考えて整理できるようになって, 自己認識が大きく飛躍した」とダニエルは言います。最初は, それぞれの感情には, それと関連した身体的感覚のテンプレートがあることに気づきました。何か嬉しいことがあったとき, 人は笑い, あたたかい気持ちになり, 生き生きとします。悲しいことがあれば, 表情はゆがみ, 気分は重くなります。

ダニエルが自閉症を「超越した」と言うのはこのあたりからです。「社会的文脈であまり負担を感じないという意味で, もう僕には損傷は残っていません。奇妙な行動や選び好みも,

ユーモアや,自分と他人を楽しませる感覚の一部になりました」

学んだレッスン

ダニエルに根本的な変化をもたらしたもの,彼のストレスを減らし,スペクトラムから抜け出すことを可能にしたものが何だったのかを知ることは不可能です。それは単なる成長の結果だったのかもしれません。自閉症は「発達的な遅れ」とも言うことができます。もしかしたら遅れて発達し,追いついただけなのかもしれません。ダニエルは聡明で,好奇心が強く,友達の住んでいる世界の一部でありたいと願っていたことも,確かに要因になったでしょう。これらすべてが全体の一部であったのでしょうが,ダニエルが完全に「自閉症を超越した」のは,このすべてと,両親がしたことすべてが組み合わさったからではないかと私には思えるのです。

ダニエルが成し遂げたことは賞賛に値しますが,「変容(トランスフォーメーション)」とも言えるほどの成長を可能にしたものが何だったのか,正確に知ることはできないでしょう。子どもたちが再びつながりを取り戻し,回復していく様子を追いながら,起きていることを懸命に観察していくことが,自閉症の子どもたちに本当の違いをもたらすものが何なのかを知る唯一の方法です。

「いろんなことがとてつもない問題となっていましたが,そのおかげで,今ダニエルは自発的で,クリエイティブで,魅力的な少年になっています」とイーライは言います。「ダニエル

には少し突出した部分があります。しかし、もう剥き出しのままではなく、何も傷つけることはありません。ただ彼を面白い少年に見せているだけです」

次の章では、ある課題と私からの要望について説明します。自閉症革命にあなたにもぜひ参加していただきたいからです。

覚えておいてください
- とてつもない変容（トランスフォーメーション）は可能です。
- 自閉症の人に定型発達の世界について語ることは、定型発達の世界のよりよい理解への架け橋となります。逆もまた然りです。
- 身体的問題を取り除くことは「類いまれなる才能」への近道です。
- 小さなこだわりから始まる興味は、スキルや創造性、対人関係の豊かな資源（リソース）になる可能性があります。
- 人は「類いまれな人」にもなれるし、同時に自閉症にもなれるのです。
- つながるというのは、他の人々との関係についてだけ言っているのではありません。自分自身の創造性の内なる源とつながることもそうです。
- どんな条件に置かれている人も皆、無条件の愛を受け取るだけの価値があり、それを必要としています。人は安全と感じ、自分の人となりを理解されたとき、学習が花開くのです。

これも覚えておいてください
- 自閉症を完璧に克服する必要はないし、問題をすべて「類いまれなる才能」にする必要もありません。
- これだけがただ一つの最高のあり方というものはありません。

第9章

革命を進めよう！

　思い返してみると，自分が自閉症治療に革命を起こしたいと思ったきっかけは，高名な胃腸科専門医の言葉だった，とキャロル・カナリは振り返ります。

　「あなたの息子さんは自閉症なんです。自閉症の子どもというのはこんな感じなんですよ」と，スチュアートの慢性的な下痢のことをその専門医は説明しました。当時5歳だった子どもの食事の食物繊維をあと少し増やして，あとヨーグルトも，と言われたのです。

　診察後の帰り道，車のラジオから偶然流れてきたのが，自閉症擁護運動家で自閉症の子どもの母親でもあるカリン・セルシの声でした。カリンは，自分の子どもの自閉症の改善にグルテン除去食，カゼイン除去食がどれだけ役立ったかについて語っていました。

　キャロルの頭の中ではふたつの正反対の治療法がぐるぐる回っていました。医者の言う何とも希望のない方法と，母親の立場で語られる可能性。医者の言葉はどう考えても納得がいか

ないものでした。というのは,スチュアートは毎日バナナ 2 房,オレンジジュース 1 ガロン,トリスケット 1 箱をすでに摂っていましたから。彼の小さな胃のどこにそれ以上の食物繊維が入るというのでしょうか。

「帰宅する頃には,医者の指示とは正反対のことをしようと決めていました」

ヨーグルトを増やす代わりに,キャロルは息子の食事から乳製品を取り除きました。

スチュアートは,トイレット・トレーニングをずっと拒んでいたのですが,「一週間もしないうちにトイレに行き始めました」。

キャロルはこの成功に勇気を得て(また,息子が入っているときにトイレから聞こえる恐ろしい音にも励まされて),もっとやってみようと思いました。かかりつけの小児科へ行き,スチュアートの食事からグルテンを取り除いても栄養不良にならないようにしたいんです,と告げました。「ちょっとお母さん,おかしいんじゃないですか」とその医者は言いました。グルテンフリーが健康に害になるのですか,とキャロルが尋ねると,その医者は,害にはならないけれどものすごく大変だし,時間の無駄だからわざわざやらなくても,と言うのです。

どうであれ,キャロルは自分がよいと信じることを実行しました。そして,今回もまたスチュアートの体の反応はとてもよいようでした。

これでいいんだ,後戻りする必要はない,とキャロルは思いました。このとき,スチュアートの体に関する知識においては

自分が専門家に劣ることはないのだ、と確信したのです。いずれ、彼ら専門家の意見を聞くことはあるかもしれないけれど、この自閉症との闘いを人に任せてはならない、母親の自分にこそ主導権があるのだ、と。

「ひとついい結果が出たら、そのまま努力を続けなくては」と、今キャロルは語ります。「その過程で、私の場合は試したことが子どもに何らかのいい影響があったという、疑いの余地のない証拠が得られました」

私たちの知るべきことと知る必要のないこと

ここまで読んでこられてすでにお気づきのことと思いますが、自閉症の治療において最も問題となるのは、何が効果があって何が効果がないかに関して、十分な情報がないことです。どれがお金や時間をかけるに値するもので、どれが無駄かということがわからないのです。さらに難しいのは、自閉症を抱える人は皆それぞれに異なっているということです。これが**自閉症スペクトラム**の幅の広さです。ここまでお話ししてきたどのレベル、どの部分についても、人によって違った現れ方をします。免疫不全や消化器の不調にはかなり多くの種類があり、ミトコンドリアの問題や感覚の異常が起こり、体が傷つけられてしまう道筋は何十も想定され、遺伝子変異には何百ものレベルが考えられるのです。また、子どもがさらされる環境からの有害物質は何千種類にも達します。

またさらに難しいのは、人によって症状が違った現れ方をす

るし，年齢や世代によっても必要な治療が違ってくるかもしれないということです。ある時点でその人に効果がなかった治療法が，後には効果があるかもしれません。最初に試したときには何か妨害となる大きな岩のようなものが立ちはだかっていたのだとしても，他の治療法がそれを取り除いてくれたとき，2回目あるいは3回目に驚くほど高い効果を上げることがあるのです。

　以上のようなことから，あなたのお子さんの問題を一度にすべて解決することがなぜ実際には不可能なのか，おわかりいただけるでしょう。とてもうまくいったとしても，その後も何かお子さんの健康を害するようなものがないか，常に警戒している必要があるのです。あなたもお子さんも常に毒素に触れないよう注意し，超健康的な食事を続け，微生物を避け，ストレスをできるだけ少なくしなければなりません。越えるべき丘は，すっかり湖の水位が上がって見えなくなっているとしても，依然としてそこにあるかもしれないのです。

　あなたが自閉症に悩まされていい理由はありません。もちろん，自閉症が自分には関係のないことだったらどんなにいいだろうと考えるときがあるに違いありません。ですが，これはあなた自身，あなたのご家族が日々取り組んでいくべきことなのです。私がこのようにお話しするのは，あなたをがっかりさせるためではありません，むしろ逆です。自閉症に打ち勝つためには長い期間の努力が必要であると確認することで，その途中，どうしても避けられない挫折に出合い，あなたがやる気をなくしそうなときに備えているのです。

お子さんを助けようとして，多くの人が関わることになるでしょう。お子さんに関わることは，あなたにとってだけでなく，その多くの人にとっても幸いなことです。カレブを助けようと申し出てくれた人たちは，その結果，職業も変わり，人生も変わった，とジョイは言っています。

　社会としても人類の種としても，私たちは今，自閉症や他の慢性病に関し，従来とは明らかに異なる事態に直面していると思います。これまでの歴史の中で，自閉症や学習障害，行為障害のせいでこれほど多くの若者（子ども6人に1人！）が本来もつ可能性を制限されてしまう時代はありませんでした。また，幼年期のアレルギー症，歳を取ってからのパーキンソン病やアルツハイマー，癌，中年期の自己免疫不全に苦しむ人も数多くいます。私の考え方が正しければ，そういった病気は多くの場合，避けられないものではなく，その人にいくつか条件が重なった結果起こっているという点で，ますます気がかりなことなのです。

大切にしたいもの

　自閉症は多くの痛みと苦しみをもたらします。下痢，発作，睡眠障害，社会不安，感覚異常，言語的問題，不器用さ，反復行動，「自分が人とは違う」という感じなどにとどまらない，数多くの残念な面があります。成人後の就職率の低さもひとつの大きな問題で，自閉症を抱える人の自立を困難にしています。
　ですが，もちろん自閉症の特性には素晴らしいところも多々

あります。

　人と異なる視点をもつ結果生まれる，驚くべき洞察や創造性，無二の感性による全く独特な世界の受け取り方がそれに当たります。自閉症の人の芸術的な才能は，写真，作曲，舞台デザイン，ガラス工芸など，あらゆる領域にわたります。

　また，高い知性と緻密な部分への注意力もあります。大学，企業の役員や政府機関の多くのポストは自閉症スペクトラムの高機能な人たちによって占められています。彼らの社会的なスキルは平均以下かもしれませんが，それを補う能力は余りあるほどです。自閉症の人たちがいなかったら，現代の多くの革新は起こらなかったことでしょう。

　キャロル・カナリにとっては，スチュアートの優しい性格がとてもいとおしいのです。どこかが痛いとき以外は「本当に優しい子なんです」と彼女は語ります。「こんなに気持ちが通い合い，一緒にいて報われる気がする子どもがいて，本当に私たちは運がいいんです。スチュアートは実に多くのものを私たち親に与えてくれます」

　ダニエルは，高い知性と音楽の才能，創造的な能力で，明らかに世界に貢献することになりそうです。

　ジミーとカレブは，自閉症の問題に阻害されない，自分の人生を十分に生きる方向へと向かっています。

　幼いクリスタルの未来はまだわかりませんが，少なくともいい方向へ向かっていて，親にとっても楽になってきています。

　アナ・トッドは仕事を変えようと計画しています。自閉症と慢性疲労から自分が学んだことを仕事に生かしたいのです。現

在，医学部入学に向けて勉強し，妊娠できるような体を目指し，健康増進に努力しています。

そして，ジュディ・エンダウは自閉症を抱えてはいますが，相談を受けたり本を書いたり講演をしたりすることで，自閉症を抱える人たちの人生に大きな変化をもたらしているだけでなく，典型的な普通の脳の人たちに，自閉症とはどんなものなのかを知ってもらうという点で，大きな影響を与えています。

苦しみと不屈の気持ち（レジリエンス）

自閉症の診断はどんな親にとっても心情的に非常につらいものです。心の準備がしておけるようなものではありません。希望や夢が砕けて消えてしまうように感じるかもしれません。医療システムや学校システムも，複雑で手がかかる扱いにくい人々を受け入れる準備ができていません。一般に，世の中の人は表面的な行動しか目に入らず，実際に何が起こっているのかを理解できないので，早急な判断をしがちです。

キャロル・カナリにとって最も受け入れがたいのは，スチュアートが親戚の子ととても似ているところがあるのに，「この子は百倍も問題」ということです。キャロルの兄弟はアスペルガー症候群的な性質を生かしてエンジニアリングや化学といった分野で職業的に成功しているのに，息子は基本的な自己コントロールの部分で苦しんでいるのです。

多くの人にとって受け入れにくいのは，子どもの自閉症に環境要因が関与しているかもしれないということです。アメリカ

では、私たちは政府が危険物質から自分たちを守ってくれると信じて育っています。日常で使われている化学物質の多くが十分な検証を受けているわけではなく、政府が必ずしも国民の福祉のために動いているわけでもないと知り、ショックを受けます。責任をもってやってくれていると信じていた人たちが私たちの安全を守ってくれていなかったとは、いったいどういうことでしょうか。この現実を理解すること自体がまず大きな努力を要しますし、その現実に対し、怒りがわいてくるのも当然のことです。

けれども、医療や学校に関わる多くの人たちと連携するにしても、子どもにとって真に必要なものを整える主体は自分であるということをまずは念頭においてください。子どもに何かを教える際にタイミングをはかるのと同じように、あなたが、専門家にお子さんのことを理解してもらい、彼らがどのように子どもの役に立てるのかを知ってもらう、ちょうどよい場面を見つけていくのです。

本来そばにいてお子さんを心から慈しみたいと思っているのにそうできないときがあるとしたら、その原因として、怒りの感情や、何か苦痛に感じていることがないかどうか考えてみてください。お子さんの不安を落ち着かせ、体を健康にしていくためには、あなたの存在とお子さんを心から愛する気持ちが必要なのです。

診断自体はそれ以上の意味はありません。診断の結果としてこれから起こることだけでなく、その診断の意味を変えていく力があるのはあなた自身です。いかなる痛みを伴っていたにし

ても，革新的な方法を学ぶための連帯感や目的を見出し，子どもを慈しみ，世の中に大きな影響をもたらした親御さんは無数にいます。

あなたが責任をもって担うべき。しかしあなたには援助が必要

　実のところ，あなた自身がお子さんの治療を推し進める中心的な存在となることが必要なのです。医師や，新しい治療技術を取り入れた専門家や教師たちからどうやってお子さんを「治す」ことができるのか教えてもらいたいのはやまやまでしょうが，そうはいきそうにありません。

　この本を書きながら関係するすべての領域を眺めてみて，自閉症に変化をもたらすために必要な知識を十分に得ることがどれだけ難しいかがよくわかりました。難しさのひとつは，専門家の訓練に関することです。自閉症に関する総合的な知識だけでなく，アレルギーや腸内細菌，脳神経細胞から発作に至るまでの詳細な知識をもち，訓練を受けた専門家を見つけるのは大変です。難しさのもうひとつは信念の違いです。人は象の一部分しか知らないのに，それが象の全体だと信じ込んでいるのです。医師や専門家はそれぞれの専門分野に限り，また医療保険がカバーする限られた時間の分だけ力を発揮します。ごちゃごちゃと絡まったクモの糸を解きほぐす，長く曲がりくねった道筋で，あなたとお子さんを導く方法を知っている専門家はあまりにも少なすぎるのです。

通常，お子さんの全体像を理解することができるのはあなたと，運がよければ，あなたのパートナーを加えたふたりだけです。あなたはお子さんの応援団長，通訳，医師，栄養学者，科学者の役割に加え，母親か父親の役割をすべてひとりでこなさなければなりません。キャロル・カナリとその夫は，スチュアートのためにこれらの役割を果たし続けています。ダニエルのためにイーライ・バーグとメロディ・パークが，ジミーのためにシンディ・フランクリンが，クリスタルのためにネルとエリック夫妻が，カレブのためにジョイとクリスチャン夫妻が同じように奮闘しています。成人となったアナ・トッドとジュディ・エンダウは，自らが周囲を啓蒙する役割を果たさなければなりません。

　上に挙げた人たちにはもうひとつ共通点があります。それは，たとえ医師やセラピストには全体像が見えていないとしても，彼らの協力を得ていく道を見出しているところです。キャロル・カナリは，スチュアートに大きな影響を与えた情報を得るために，医学の主流からは外れたところに頼らなければなりませんでした。それでも，医学の主流をなす医師を自分が教育していくのだと早くから考えていました。その医師が次に自閉症を抱えた患者に関わるときに，自分のときより柔軟な接し方ができるようになっていてほしいからです。「自分がスチュアートのためにしていることが正しいならば，それを医学的に立証しなければと思っていました」，「もしこれで効果があるなら，後から科学的に証明されるだろうし，私はその成り行きを見守ろうと思っています」とキャロルは言います。

あなたはおかしいと言った同じ小児科医に続けて診てもらっているのはそういう理由からなのです。スチュアートがとてもよくなったのを見て、その医師は自らの非礼を詫びました。そして今では毎年、キャロルに、彼女が学んだことを説明してくださいと言うのです。「次にその医師に診てもらうご家族が私と同じ壁にぶつからないように、彼にスチュアートのことを診続けてもらうことが私の義務のような気がするんです」とキャロルは言います。

　今では、キャロルは子どものかかりつけ医たちとファーストネームで呼び合う仲になり、彼らをスチュアート治療チームの一員と考えています。キャロルにはスチュアートに関する自分だけにしかわからない知識があり、医師にもそれぞれ専門の知識があります。「医師との間で協力関係を保ち、私の疑問にきちんと耳を傾けてもらい、やりとりをするなかで、医師たちが科学的な内容を、実際に私が使えるような形にして返してくれるようにしたいのです」

　「私は彼らの専門性という利益を享受したいですし、彼らも私の経験から利益を得るべきだと思うのです」

なぜ医学に自閉症革命が必要なのか

　自閉症は医学界に多くの解決困難な問題を投げかけています。それは「自閉症の幅の広さ」、つまり自閉症には絡まり合ういろいろな要素があり、それぞれが自閉症を抱える人ごとに異なるため、研究が難しいからです。また、治療も難しくなってい

ます。最近では，それぞれの専門家がひとつの分野だけに取り組み，一般的には患者ひとりひとりに費やせる時間が少なくなっています。そんな状態で，互いに絡まり合う問題の全体像にいったいどうやって取り組むことができるでしょう。

「実証的医学」研究では，可能な限り似ている人々を集め，他の条件を全く同じにして，単一の治療を試みます。しかし，本当に似ている自閉症の人たちを集めるなどということが可能なのでしょうか。自閉的な行動が見られる人がいたとしても，おそらく遺伝子，細胞，消化器，免疫システム，そして脳はみな異なるでしょう。食生活は異なり，ストレスを感じる原因もさまざまでしょう。そんな状況で条件を同じにするなどということができるでしょうか。たいていの親は現状維持を望みません。というのは，現状はすでに負担が大きく，これ以上時間を無駄にできないと感じているからです。また，自閉症の人はそれぞれ，日ごとにずいぶんと変化していて，とても繊細なバランスを保っていたりするかもしれないのです。

これはいったい何を意味するのでしょう。まずひとつには，ある治療法が自閉症に「効果がある」あるいは「効果がない」と言うとき，実は80%の人には効果がなくても20%の人には効果があるのかもしれないということを見逃すことになります。平均してしまうと，うまくいったことがすっかり帳消しにされてしまうのです。またふたつ目には，ひとつずつ治療法が研究されたとしても，あなたのお子さんにとってどの治療法の組み合わせが適切か考えたり，どれくらいの頻度で治療法の調整をすればいいか，あなたやあなたのかかりつけ医が判断した

りする際の参考にはならないということです。

　新しい遺伝子研究やシステム生物学上の発見が次々となされるにつれ，科学者も医師も私たちも皆，たいていの病気がどれだけ複雑なのかに驚き，謙虚に取り組まなければならないと感じます。第2章でお話ししたPKUという酵素の機能障害でさえ，以前は単一の遺伝子の問題だとされていましたが，今ははるかに複雑なものと考えられています。PKUに関わる遺伝子の突然変異には500を超える種類があるだけでなく，それぞれの人によってみな異なるゲノムとのつながりでPKU遺伝子が機能するというのです。チャールズ・スクライバーは高名な小児科医で遺伝子学者ですが，PKUの発症には人によりそれぞれに異なる複雑な道筋があり，それに合わせて治療を進めるべきだと主張しています[157]。

　本書も同じようなパラダイム，思考システムの変更を主眼としているのです。

うまくいった治療法は未開発の科学的宝庫

　もし自閉症の人が誰ひとりとしてよくなっていないなら，治療法をひとつずつ試していく「積み上げ」型で，ほんの少しでも効果のあるものを見つけようと取り組むことには価値があると言えるでしょう。待つ価値もあるかもしれません。

　しかし，自閉症の人は実際よくなっているのです。これまでの研究や資料を利用し，絡まり合った糸の中でいろいろな部分に取り組むことによって，よくなっているのです。**危機感に駆**

り立てられて，あなたやあなたと同じような親御さんたちは，お子さんを危険の瀬戸際から連れ戻すべく，知らないうちに優れた実験を行っているのです。

このような道をたどった自閉症の人がみな同様に成功するわけではありません。まずまずの成功をする場合もあれば，少しだけうまくいく場合，あるいは全くうまくいかないという場合もあります。けれど，とにかく進歩している人がいるということが十分よいニュースです。子どもたちをよくしようとして家族がしている努力は，貴重なデータにあふれる潜在的な宝庫だと私は思います。

この本では，いろいろなレベルの自閉症に関する情報をつなぎ合わせてきました。もし真にシステム生物学的なアプローチが存在するなら，こういったさまざまなレベルを一度に見通すことができ，相互にどのような関わりがあるのかがわかるのかもしれません。今の段階で私たちの手元にあるのは，点のレベルでの多くの情報です。それぞれの点を線で結ぶのに必要な研究は，まだ十分ではありません。先に進むには，今ある中でも最も洗練された測定技術を使って，実際に関わり合う要素の関係図を作る必要があります。

例えば，食物について取り上げてみましょう。食事と自閉症に関する研究の多くは，食事が自閉症的な行動を変えるかどうかを調べようとしています。研究者の多くは，その答えはノーであると信じています。しかし私たちの経験では，その答えはイエスである場合が多いのです。そして，食事制限で効果のあった子どもについては，行動以外にもはるかに多くの変化があっ

たと多くの家族が報告しています。子どもの食事のあり方を変えることで，もしかすると，

- 体の細胞が変わるかもしれません。というのは，食べ物が，
  ——分子や代謝過程に関わる栄養を変えるため。
  ——脂質プロファイルを変えるため。また脂質プロファイルが細胞膜や分子から出る信号を変えるため。
- 消化システムが変わるかもしれません。というのは，食べ物の変化で，
  ——一部の腸内細菌が死に絶え，そのぶん他の腸内細菌に栄養が行き渡るため。
  ——脳に影響を与える，微生物の副産物や免疫システムが変わるため。
  ——トイレット・トレーニングがうまくいくようになるため。
  ——口臭がなくなるため。
- 免疫システムに伝わる刺激が変わるかもしれません。というのは，食べ物の変化で，
  ——発疹がなくなるため。
  ——アレルギー反応が少なくなったり消えたりするため。
  ——睡眠が改善されるため。
  ——炎症反応が減り，脳の感覚処理システムの過敏さが減少するかもしれないため。
- お子さんの脳が変わるかもしれません。というのは，食べ物の変化で，

——脳細胞の健康状態が改善するため。
　　——脳の血流が改善するため。
　　——発作の強さや頻度が減ることがあるため。
　　——脳内の感覚処理に必要な信号が増え、雑音が減るため。
　　——脳内ネットワークのつながり／調整が強くなるため。
　　——感覚的な経験が多様になるため。
- お子さんの行動が変わるかもしれません。というのは、食べ物の変化で、
　　——イライラやジャンプするような行動が減るため。
　　——攻撃性が減るため。
　　——食べることが増え、お子さんの感覚世界が広がるため。
　　——注意力が増すため。
　　——集中力が持続するため。
　　——衝動性が収まるため。
　　——言葉が増えたり複雑になったりするため。
　　——目がよく合うようになるため。
　　——人との関わりが増し、コミュニケーションが改善するため。
- 遺伝子発現が違ってくるかもしれません。というのは、食べ物の変化で、
　　——DNAの修復システムをサポートする栄養が増えるため。
　　——酸化ストレスのような、DNAにダメージを与える過程に関わる物質が減るため。
　　——より健全な遺伝子発現が促されるため。

- より優れた才能が現れる余地ができるかもしれません。というのは，食べ物の変化で，
  ——脳の邪魔をするものや脳に混乱を起こすものが取り除かれるため。
  ——脳を支えるすべてのシステムがはるかにうまく働くようになるため。

他にもさらに多くの効果があるかもしれません。

現状では，いくつかの行動に関する研究の他に，ここまで書いたポイントについて検証する，自閉症と食物に関する研究は実質的にほとんどありません。あなた自身が目を向けなければ，システム生物学の絡まり合う要因の全体像をいったいどうやって見渡すことができるでしょう。見渡すのがとても難しいとしても，初めての食べ物を口にした幼児の体の中で，上に書いたような現象がすべて一度に起こっているかもしれないのです。食物の変化で起こる，これまで述べてきたような変化に幼い子どもたちの体が対処できているのであれば，私たちの科学もその状況を解明していかなければならないでしょう。

全‐身体的な自閉症科学：
長期的な複合的治療法の研究

自閉症を抱える人のほとんどは，単一の治療法だけでは大きな変化が期待できないということはすでに知られています。たいていは，時間をかけて多くの治療法を組み合わせていかなけ

ればなりません。人によって効果がある方法が違うということもわかっています。では，科学的にはどうやって研究できるでしょうか。

それには**システム生物学**が必要で，システムをそれぞれバラバラに見るのではなく，システム同士がどう関わり合っているかを研究することになります。

コンピュータの処理速度やデータ分析技術，携帯型データ収集装置（携帯電話のような形状のもの），少ない被験者に対して以前より多くの数値を測定できる実験機器などの爆発的な進歩のおかげで，新しい柔軟なシステム科学が可能になっています。体全体を対象とする自閉症研究には，これらの方法が必要なのです。例えば，以下のようなものです。

- **単一対象を繰り返し測定する方法**：ひとりひとりを長期にわたって追跡し，変化の割合を調べ，過去と比較する方法。これによって，個々人に大きな違いがあるために起こる混乱を避けることができます。
- **集中的で長期にわたるデザイン**：遺伝子発現，代謝，脂質，免疫システム，腸内細菌，脳の血流，脳波，脳ネットワーク，行動，学習，人との関わりといった複数の要素について，長期にわたり繰り返し測定するやり方。この方法で広い幅のスペクトラム上にある個々人がどのような要素で構成されているかを見ていくことができます。
- **電子自動測定記録などの方法**：親や養育者，自閉症を抱える本人が一日中記録を入力でき，即時に変化を追うことが

悪く見えたり，よくないと感じられる反応は，常に危険なのか？

　皆さんは，お子さんの体が起こす反応のうち，悪い性質のものと，新たな状態へと変化する過程のものとの違いをどうやって見分けているでしょうか。アナ・トッドの場合は，医学的な治療を開始したとき，2週間も体調が悪く，不器用さがひどくなっていましたが，その間，脳が「再計算して」いたようです。その後，体の動きはよりスムーズで力強いものに変わりました。

　感染症の菌，例えばスチュアートの消化器専門医が発見した何百万もの寄生虫などを殺菌すると，一時的な「個体激減反応」（ヘクスハイマー反応とも呼ばれます）が起こることがありますが，これは菌が死滅していても菌が発する毒素がまだ体から排出されていないために起こるものです。これは数日から1，2週でたいていは消えていきます。しかし，薬剤や食物（および毒素や微生物）に対して起こる反応の中には非常に危険なものもあり，時には生命が脅かされることもあります。

　身体的によくない反応や危険な反応と，次の段階へと変化する過程である反応との違いを見分けるのに，経験豊かな医師のアドバイスを求めることもできるでしょう。

できます。

- **携帯型のモニター**：体に装着する，ストレスレベルのような数値を記録する装置を利用します。ストレスを強くしたり軽減したりする要素を検証することで，解決法を見出すこともできます。

- **「Omics（〜ミクス）」の付くもの**：例えば，ゲノミクス（ゲノム分析），メタボロミクス（代謝分析），リピドミクス（脂質分析），プロテオミクス（プロテオーム研究），ガット・

マイクロバイオミクス（腸内細菌生物学研究）など，その他にも数多くあり，一度に何千種にもわたる要素を測定します。これを行うことで，時間の経過の中で多くのシステムで起こる幅広い変化が観察できます。

- **動的な脳の動きの測定**：体全体に働きかける治療の結果として変化しやすい，身体的な数値を見ること。例えば，脳波，血流，代謝，感覚処理，情報処理，脳神経間のネットワークなど。脳のどの細胞，組織，情報処理機能が治療に反応しているか，どのような身体的な変化がそうした脳の変化と共に起こるかが観察できます。近い将来，携帯型モニターでこれらの変化が記録できるかもしれません。

- **複数レベルで入れ子構造の統計手法**：一度に2，3の変数や変化だけを見るのではなく，集中的な情報を分析する方法。体あるいは脳のシステムに焦点を当てた治療を行う医師やセラピストが，子どもたちをグループで担当することもあります。

- **相対的な効果研究**：臨床的な治療法を比較する方法。一貫してより効果の高い臨床的方法があれば，モデルとして使うことができます。

- **コミュニティを基本とした参加型研究**：コミュニティのメンバー，つまりあなた自身，親や自閉症を抱える本人，臨床家，養育者などが科学者と組んで問題を特定し研究する，最も適切な方法を決定し遂行するやり方。

治療の成功を逆行分析する

逆行分析とは、どのように機能しているかを見ることで、あるものがどのように組み立てられているのかを解明することです。自閉症の子どもたちの多くが（他の子どもたちも）よく自発的にやってのけることで、例えば、時計を分解してまた元に戻すというようなことです。

自閉症がよくなっている人がすでにいるわけですから、「よくなる」ステップを逆に追って、自閉症がどう「働いている」かを知ることはできるでしょうか。

アメリカ国立衛生研究所が、「寛解」した自閉症についての研究を行っています[158]。すでに自閉症が改善した子どもについて徹底的にデータを集め、治療前にまず本当に自閉症であったかを調べ、各種の検査、遺伝子や脳のテストを行っています。

もしこういったことを受診の現場で行ったらどうなるでしょう。新たに診断がついた子どもが受診したとき、治療者が基本的な検査を行い、治療をするにつれ、どのような変化が起こってくるかを追跡するのです。システム生物学的に、どのような要素が絡んでいるか、どのような変化がどのような順序で起こるのかを測定していくこともできます。

このような複数の関係する要素の変化を追跡することで、どのように自閉症が起こっているのかについて、非常に多くの情報を得ることができます。分子化学的要素を追跡する基礎科学研究者は、さらなるデータを得ることになるでしょう。

自閉症の改善が起こっているとき，どのような生物学的状態にあるのかがわかれば，より確実にそれを追跡することもできます。自閉症だけでなく，他の多くの慢性的な病気についても同じことが言えます。

自閉症革命の草の根レベルの科学

　自閉症との闘いでもっともストレスがたまるのは，自分で自分の道を切り開かなければならないところかもしれません。皆さんは，自閉症が家族の中に起こったとき，子どもだけでなく自分を含む家族全員を尊重しながら，科学的なデータを収集する役割を果たすことになります。

　多くのご家族が，何年にもわたって治療の効果を追跡し，データの維持管理を行い，サポートグループに参加しています。観察力が高いほど，お子さんがよくなるためのチャンスを見出せますし，何が有効かはっきりし，経験が積み重なると，他の人のためにも役に立つことになります。

　この革命が実際に始まったとき，それぞれの家族の画期的な大発見は隣人によって再発見されなければなりませんでした。今ではサポート体制も整いつつあります。親の鋭い観察の結果，重要な科学的研究がどんどん生まれているのです。

　では，どうしたら草の根レベルで科学者になれるでしょうか。

1. 体系的にひとつずつ実験しましょう。一度に多くのことを試してしまうと，何が成功の原因か，何が問題のもとになっ

第9章 革命を進めよう！ 353

> **好ましい変化を研究する**
>
> 　複数の要素にわたり集中的に治療を行うときには，子どもの変化について観察する研究者が必要となります。この方法のひとつのモデルは，瞑想の研究です。
>
> 　シャマサ・プロジェクトは，科学的な方法で瞑想を厳密に研究するために設けられました。このプロジェクトでは，3カ月間の集中的な瞑想の前，途中，後で身体的な測定を行います。カリフォルニア大学デイビス校の教授クリフォード・シャロンによって行われたこの研究によって，瞑想により人の脳や感覚だけでなく染色体の先端にさえもプラスの大きな変化が多く起こり，精神的に穏やかになり過剰反応が収まり，衰えた細胞が実際再生するということがわかりました。

ているのかがわからなくなります。可能なら，一度にひとつずつ変化させてみましょう。そして注意深く観察するのです。

2. データを集めましょう。治療や行動，睡眠，活動，そしてもちろん，食事，有害物質，微生物，ストレスを追跡するのです。ファイルにまとめてもいいですし，コンピュータやネット上でもかまいません。巻末には記入表の例を載せてあります。

3. 自閉症研究機関（Autism Research Institute）では ATEC（Autism Treatment Evaluation Checklist, 自閉症治療評価リスト）と呼ばれる治療チェックリストを作成しています[159]。観察したデータを記録するために利用でき，公表されている科学的裏付けも含まれています[160]。プリント

アウトしたり，そのままオンラインで利用することも可能です。www.autism.com/ind_atec_survey.asp.
4. 集めたデータやどう問題を解決したかについて，誰かと話し合いましょう。あなたと同じようなご家族のためのサポートグループやデータ維持管理システム，ワークショップや会議が世の中にはたくさんあります。
5. ネット上のデータベースに参加し，ご自身のデータを他の人と共有しましょう。こういった資源が充実するにつれ，そのデータベースに参加することがますます大きな意味をもつようになるでしょう。
6. 治療法とその基礎となる科学的な裏付けを注意して調べましょう。多くの研究のうち，無料で手に入るのは抜粋，つまり短い要約です。図書館，大学や擁護団体が，研究論文全体を読めるよう援助してくれることもあります。
7. 治療にとって有意義な研究を擁護する活動をしましょう。
8. 医師，その他の医療関係者やセラピストに対する，包括的で全‐身体的な自閉症についての教育訓練を提唱しましょう。自閉症はどれだけの変化，改善が可能なのか，他の関係者とどうやって協力すべきかを知ってもらう必要があります。医療・支援関係者に，適切なケアをどういったタイミングで紹介すればいいのかを学んでもらうだけでも，大きな変化をもたらすでしょう。
9. 患者の変化に応じて進化する，複雑で個々に合わせた治療ができるような訓練を専門家が受けられるようサポートしましょう。現時点では，医学部や研究室，あるいは他の専

批判的な目をもって研究論文を読み，学びましょう

　研究が有効なのは，その手法と仮定が正しい場合だけです。研究者は，自分たちのとった手法が必ずしも有効ではないことに常に気づいているとは限りません。表面的な部分に隠れていて見えないところまで読み取れるようになりましょう。

注意しておくべき点は：
- 互いに異なるいろいろな人を集めてデータを取っているかどうか。
- 全体像から見て，大切な部分を欠いていないか。その研究は一部を取り出して背景を無視していないか。
- グレーゾーンを無視していないか。大きな効果があることだけを追い求めて，小さな結果がマイナスのものだったりとても有用なものだったりすることを見落としている場合もあります。
- 原因と結果の因果関係を取り違えていないか。単に同時にふたつのことが起こっただけなのに，片方が原因で片方が起こったと科学者が主張することがあります。
- 研究そのものの本来のサイズや範囲を超えた結論づけを行っていないか。一握りの人々，あるいはせいぜい数十人ほどが対象の研究は，自閉症のようなバラエティに富む状態に関しては，特に注意して見る必要があります。どんな改善も偶然起こったということがありえます。小さいグループでは本当に起こったことであっても，全体の結果に影響するほどではないということもあります。お子さんに及ぶ危険も恩恵も，研究から示されるレベルよりもずっと大きな場合があるかもしれません。
- 動物実験は体の機能を調べるうえでは素晴らしいものです。それぞれの遺伝子がどう働き，ある体の部分がうまく働かないとき何が起こっているか，といったことが観察できます。医薬品の効果や副作用を調べるために動物実験は有効ではありますが，ねずみと人間ではあまりにも違うという大前提があります。

門的なプログラムにおいて、そのような訓練は行われていません。この種の訓練はチーム全体に向けて行われるべきです。チームというのは、医師、看護師、栄養士、作業療法士などに加え、一般のサポートを行う人も含めます。多くの分野が治療に関係するので、できる限り多くの人に関わってもらうことが必要です。

全体像から強さを引き出す

　自閉症に関する教育マニュアルは、決してシンプルなレシピにはならないでしょうし、臨床実験をもとに立てる治療計画は総合的に見たものとはならず、刻々と起こる変化に合わせることができないでしょう。ご自身で他に何を試すにしろ、今お子さんにとって役に立つかどうか、お子さんに必要な基本的な部分がカバーされているかどうかを判断するための枠組みを使うことで、先に進むエネルギーが得られるかもしれません。それがこの本で私がお伝えできる部分です。

　私が提案する枠組みはまず、**お子さんにかかる全体的な負担をできる限りあちこちで減らし、可能な場面では賢いサポートをする**というところが始まりです。体は余裕があり本来の流れに乗っているときには、驚くほど自己修復能力が高いのです。ですから、必要なときにできる限りのサポートをして、どんな結果となるかを確かめてください。

　ここから、この本を通じて私が提案してきた枠組みの続きを要約していきます。ここまで読んできたあなたが、体全体を視

野に入れるようになっているとすれば，読んだ内容を思い起こし，これまでの提案に対して新たな見方をする手助けになるはずです。

- 自閉症は複数の問題が重なり，クモの巣のように絡まり合った状態から起こります。
- いくつもの問題が総合的な負荷となってお子さんの脳と体が対処できるレベルを超えたとき，自閉症が起こります。
- 自閉症は，発症する前からどうなっていくのかの道筋が決まっているわけではありません。一生を通じてどこかで，あるいは一日で，よい方向へも悪い方向へも変わることがあります。
- 絡まり合う糸のどこか一点でのストレスが，無関係なように見えても他のことがうまくいかない要因となることがあります。逆に，ストレスを取り除くことで小さな変化が起こるかもしれず，結果としてお子さんの体内システムに自己修復する余裕が生まれ，健康面での大きな転換点となるかもしれません。
- 良質の栄養と食事は，体の細胞と全身の健康を回復し，維持するのに不可欠です。
- 単純なやり方が一番よい効果を上げることがあります。自閉症の壁に穴をあけるのに必ずしも大砲が必要なわけではないのです。食事の変化と，小さなゆっくりとした動きが，劇的な変化が起こる余地を生むことがあります。
- たとえ強い薬剤のような強力な方法を使うとしても，食事，

有害物質，微生物，ストレスに留意して，健康によい習慣を基本とすることが大きな助けとなることがあります。
- 遺伝子によって避けられないリスクが起こることはありますが，健康によい，毒素の少ない日常の環境を作ることで，そのリスクを減らすことができます。
- 自閉症を引き起こす原因が何であれ，それによって自閉症の人はますます傷つきやすくなるため，毒素が与えるダメージもずっと大きくなります。
- 腸と免疫システムの健康は，全体的な健康の鍵／礎となるものです。消化器系を回復させ炎症を抑えるため，体によい食事をし，アレルゲンを避け，ばい菌の感染経路を探して取り除き，プロバイオティクス食品（体によいバクテリアを含む食品）を摂り，十分な睡眠をとって，ストレスをコントロールしましょう。
- 感覚にかかるストレスや社会に接することでのストレスを減らし，過重負担を減らしましょう。お子さんの置かれる場面をよく理解し，どの環境がお子さんが耐えられるストレスの限界となるかを調べ，限界にきてしまう状況を避けるか，ストレスを減らしましょう。ストレスを減らすような活動，例えば運動や，マインドフルネス，感覚統合，ボディワーク，ヨガ，武道，芸術，動物療法や音楽療法なども検討してみましょう。
- お子さんの日常を一緒に過ごしてみましょう。なぜ毎日がこんなにも大変なのかをわかりやすく説明してもらったり，理解できないことを翻訳してもらったり，自分の力が

発揮できる環境を作り上げたりするためにも，お子さんにはあなたという協力者が必要なのです。
- 何らかの結果が得られるだろうかと心配しないでください。単にお子さんの側にいて，学んでいく過程を脇で応援するだけでよいのです。お子さんが何か好きなことをしているときに，ちょうどいい，今ならうまく教えられるという瞬間を見つけましょう。お子さんが何かにすっかり魅せられているときには，それを何回も繰り返すだけでなく，豊かに広げられるよう援助しましょう。コミュニケーションのとれる場面を利用して，世界を広げてあげましょう。
- お子さんの力を過小評価してはいけません。全員とは言いませんが，自閉症の実に多くの人たちには驚くべき能力があるのです。
- 無条件の愛を思い出してください。

　ここに挙げたような基本的な事柄をできるだけ多く試してみてください。一度にやれる範囲でのできるだけ多くという意味ですが，自分がイライラしない程度に留めるようにしましょう。これらすべてのことに取り組むために必要な知識を得ようとがんばっていると，知り合いの医師や心理士，セラピスト，そして自分自身にも同情したくなるでしょう。こういったことを一度に考えられるほど十分な訓練を受けた人はどこにもいません。毎日，毎年，これらのことを全部完璧にやれる親はどこにもいないのです。

　今あなたがやっている方法で壁にぶつかったとき，つまりお

子さんはもっとやれる，今よりよくなれると感じるときには，うまく探りを入れたり検査をしたりすることで，その原因が何かわかるかもしれません。豊富な情報をもつ臨床家なら，この壁を乗り越えるのに一番よい方法の組み合わせと順序を見つけるために科学をうまく利用し，適切な判断ができるかもしれません。

　よいニュースは，破壊的な悪循環を再生の方向へと向かうよいサイクルに変えていくと，こういったことが時が経つにつれてずいぶん楽になるということです。運よく早い段階で適切な方法に出合えると，自閉症に伴う苦難は数年のものかもしれません。さらに他の方法を探して多くの方法を試さなければならない場合は，お子さんは世間で言う「普通」の範囲には達しないかもしれません。しかし，並外れた能力を生かすのに，普通の脳の人と同じ言葉や礼儀作法を用いる必要はないのです。単に下痢や発作，かんしゃくが収まるだけでイライラは減りますし，あなたの生活もより充実した方向へと大きく前進します。

　実のところ，あなたにとってここまでお話ししてきたことをやらない，などという手はないのです。お子さんのためにあなたが独自に考えて進める治療の工夫は，お金の節約になるだけでなく，未来のかけがえのない心の平和にもつながるのです。

　社会としてもやらない手はありません。自閉症の人たちをケアするためにかかる費用は，縮小する予算に反し，どんどん増え続けています。自閉症のために費やす予算から最善の成果を上げる必要があるのです。もし自閉症の人がずっとよくなるとしたら，その人たち自身や家族だけでなく，社会にとっても節

約になるのです。

　自閉症の人たちが健康を取り戻せるよう助力することで，私たちは環境が要因の深刻な病気を治す方法を学ぶことができます。このことで自閉症の多くの人たちを助けることになるだけでなく，何百万もの他の慢性疾患の人々を助けることにもなります。自閉症の人たちから学ぶことで，私たちは新しい視野や感性を得ることができます。彼らは，私たちに彼ら自身のことを教えてくれるなかで，地球上の現在の問題にどう対処するかについても多くのことを教えてくれるのです。

　次の最終章では，あなたの家族全体や次に生まれてくるお子さんの健康を改善するための提案をお伝えします。

覚えておいてください

- 科学は自閉症に対して新しい方法をとる必要があります。
- 私たちは総力を挙げてこの大きくて複雑な問題を解決しなければなりません。
- 親御さんたちは注意深く細部まで観察することで、お子さんを援助することができます。
- 親、医師、セラピスト、その他の医療・支援関係者、そして自閉症を抱える人たちは、みな共にチームとして取り組む必要があります。

これも覚えておいてください

- お子さんの治療をするのに医学の手助けは必要です。
- お子さんとの暮らしを楽しみましょう。安心して、ストレスを感じていないときには、お子さんはずっとうまく学べるのです。
- 治療を増やしたり頻度を上げたりすることが必ずしもよい結果につながるとは限りません。有害なこともあります。
- 多くの治療法を行うことで疲れ果ててしまうよりは、注意深く選んだ少数のことをきちんと行うほうが望ましいでしょう。

第 10 章

あなた自身，これから生まれる赤ちゃん，あなたの家族，そしてあなたの世界のために，やってみましょう

　2日続けて胸のむかつきとともに目が覚めたローズ・ブレアーはパニックに陥りました。これは食中毒などではありません。妊娠でした。

　夫のルイスと彼女は，これ以上子どもをもうけないと決めていました。彼らはもうすぐ13歳になるフォスターと，6歳のネイトというふたりの息子を愛していましたが，どちらも自閉症スペクトラム圏で，種々の健康問題に苦しんでいました。ローズたちふたりは，この種のケアを必要とする3人目の子どもに自分たちが対処しきれないことを知っていました。

「本当は子どもはたくさん欲しいのですが，私たちは他のふたりがどのくらい苦しんでいるかを見ているので，もうひとり自閉症の子どもを授かるという危険を冒したくはありませんでした」とローズは言います。

　ローズは確率をよく知っていました。自閉症スペクトラム圏の子どもを1人もつ夫婦は，20分の1の確率で，2人目も同じ

く自閉症スペクトラム圏の子どもを授かります。（言い換えれば，20人子どもをもつと1人，これに対して一般人口では100人の子どもに1人です）。自閉症圏の子どもを2人もつ夫婦にとって，この確率は3分の1に跳ね上がります。

彼女は，市販の妊娠検査キットを購入して自分の懸念が間違っていないことを確かめた1時間後には，「自閉症の予防」をインターネットで検索していました。彼女はこの赤ちゃんに健康な人生のスタートを切ってもらうために，できることは何でもしようと決意したのです。

「私のふたりの子どもを愛していないのではありません。もちろん愛しています。でも彼らが何に苦しんでいるかをわかっているし，それが繰り返されてほしくなかったのです」と彼女は言います。

もしも自閉症が発症したら

どうして自閉症になるのでしょうか。現在のところ，それはわかっていませんし，何が自閉症を進行させたり何が分岐点になったりするのかは，もしかしたらこの先もずっと，はっきりとはわからないかもしれません。自閉症の勢いは，ある場合には，10トントラックがブレーキが壊れたまま惰性で坂道を下っているかのように，ほとんど何をしても止められないほど強いこともあります。また別の場合では，軽い要因がいくつもいくつも積み重なって山となるまでは「自閉症の境界」を越えないこともあります。おそらくこれが，生まれたときから自閉症だ

と見て取れる子どもたちと，後になってから自閉症が現れてくる子どもたちとの違いなのかもしれません。このような問題の積み重なり方はさまざまですし，自閉症の発症の仕方もさまざまです。

あなたがこの本ですでに読んできたように，多くの事例には自閉症の境界の手前，つまり悪循環を断ち切り，健康を促進するサイクルを作る余地があります。もしかしたらそうした余地は多くあり，物事を好転させられるチャンスは日々の中にあふれているのかもしれません。

あなたに次のお子さんが生まれる前に，この章ではあなたのお子さんのことから離れて視野を広げてみることにしましょう。この視点をもつことは，次のお子さんだけではなく，あなた自身，あなたの家族全体，そして私たちが共有しているこの世界に必然的に関わってきます。私は，科学が発展したあかつきには，人々が自閉症の人たちを炭坑のカナリア*のように，いずれは私たちすべてに影響を及ぼす共通の問題から真っ先に影響を受ける人たちとしてとらえ始めると信じています。

私が現在，研究に力を入れているのは，自閉症と診断された子どもたちの弟や妹を調査することです。共同研究者と私は，彼らの脳波やストレスから，代謝，免疫，および毒性まで，あらゆる種類の脳や体の指標を調べています。目的は，自閉症が

---

* 訳注：炭坑で有毒ガスなどが発生している場合に，人間よりも先にカナリアなどの小動物が影響を受けるため，その場所が危険であることを知るために炭坑にカナリアを連れて行ったことから。危険性のセンサーの役割を果たすときに用いられる隠喩。

誕生時に焼きごてを押されるかのように決定されるのではなく、あらゆる条件の結果として発症するのだという仮説を検証することです。私たちは、ある治療法が他のものよりも優れているかどうかを探ったりはしませんが、より広範囲の脳と体の症状を詳細に見ていき、現在診断に用いられる行動が現れるよりもずっと前から、自閉症の兆候が現れていないかどうかを調べています。私たちの研究や現在実施されている他の研究が完了した際には、より正確で、早期に行える自閉症の発見システム、そして予防研究に向けた手がかりが得られるはずです。

それまでは、遺伝、家族歴、食生活、化学物質や感染症、胎児へのストレスなどの理由から、生まれてくる次のお子さんに自閉症のリスクがあると思われるのであれば、特に高い意識をもって行動するつもりで妊娠を迎えてください。ローズ・ブレアーが望んだように、後の多くの頭痛の種を減らすことができるかもしれません。

私は「予防原則」、ことわざで言えば、備えあれば憂いなし、を実践することをお勧めします。後に重大な健康問題に対処しなくてはならなくなるより、悪いサイクルの加速を止められる望みがもてる今のうちから、比較的単純ないくつかのことをやる方がはるかによいのです。私の提案は基本的に、より健康な生活スタイルを取り入れることですが、ひょっとしたらあなたの健康にしか役立たないかもしれません。それでもうまくいけば、それがあなたのまだ生まれていないお子さんにもよい影響を及ぼすでしょう。

脆弱さの源

　すべての自閉症の子どもの親に健康問題があるわけではありませんが，研究の結果は，驚くべき数の母親や父親，そして近親者に，アレルギーを含む栄養やホルモンの問題（そのいくつかは癌を誘発しうる），神経学的，精神医学的，消化器系の不調，化学物質や環境物質への過敏さなどの経歴があることを示しています。例を挙げれば，ある研究では，統合失調症の診断を受けた親は，受けていない親に比べ，自閉症の子どもをもつ危険性が2倍高いという結果が得られました。有名な*Pediatrics*（小児科学）という雑誌に掲載されたこの研究では，より高い割合で母親にうつ病やパーソナリティ障害が見出されました（父親側の場合には見出されませんでした）[161]。親に癌がある場合も同様かもしれません。

　自閉症と診断される人の中で，現在判明している脆弱X遺伝子，idic(15)，あるいはレット症候群とつながりのあるMeCP2遺伝子のように，遺伝子上に欠損をもつ人はごくわずかです。遺伝子研究が進み，現在知られていない遺伝子との関連が見つかると，この割合は増えていくかもしれません。高齢の親，特に両親の年の差が大きいほど，自閉症スペクトラムの子どもをもつ確率は高まります。これは卵子や精子に何らかの，おそらくは環境からの影響による損傷が起きていることを意味しているのかもしれません。しかし，ここまでこの本を読んでこられた皆さんにはすでにおわかりのように，例えばフェニー

ルケトン尿症のように、判明している遺伝子上の欠損をもっている場合であっても、それはさまざまな現れ方をしますし、状況を改善させられる方法が、直接的でないものも含めて、さまざまに存在するので。

長男のフォスターが自閉症を発症したとき、その状態を見たほとんどの家族がそうなるように、ブレアー夫妻はひどく驚かされました。しかし振り返ってみると、前兆と思われるいくつかの出来事を彼らは目にしていました。

ローズは人生のほとんどを免疫系の問題とともに過ごしていました。定期的に関節炎の発作を起こしましたし、扁桃腺も何年にもわたり炎症を起こしていました。彼女が子どもの頃、両親は扁桃腺を摘出することに反対で、彼女は抗生物質の苦しみに耐えなくてはなりませんでした。彼女は自分が、他の人が風邪をひく冬ではなく、草花やカビのアレルギーに苦しめられる春と秋に病気になるという、一年を通じてのパターンをもっていることに気づきました。これは、アレルギーによって彼女の免疫系が徐々に侵食されていたことを意味します。フォスターとネイトを妊娠している期間の彼女の白血球の数値は極端に高いものでしたが、主治医は特にそれに対処するよう彼女に指示することはありませんでした。

加えて、夫のルイスは最近自分が、免疫異常からグルテンが適切に消化されないセリアック病をもっているということを知りました。

妊娠前から妊娠期間中

　妊娠期間，出生時，そして乳幼児期は，特定の脆弱性が見られる期間ですが，この時期に脳や消化器が発達し，体は外界と初めての接触をもちます。

　私たちは，胎児にとって何が役に立ち，何が潜在的に危険かについて，驚くほど何も知りません。明らかに，過剰なアルコールの摂取や薬物乱用は子どもに恐ろしい影響を与えますし，いくつかの薬物療法は妊娠期間中の禁忌とされています。しかし，それらを除けば，一般に言われる「ママになったらすること」とは，タバコを避け，体によいものを食べ，体重を増やしすぎず，妊婦用ビタミン剤を摂ることだけです。

ブレアー家：ほんの小さな修正が状況を一変させた

　ローズが第三子の自閉症を予防するためにインターネットで調べたとき，彼女はあまり多くのことを見つけられませんでした。しかし，見つけた情報をもとに，彼女は食生活を変えようと決意し，無農薬食品のみを摂取して，加工食品を摂らないようにしました。同様に，殺虫剤や強い洗剤も避けるようにしました。

　彼女は妊娠期間中の炎症が乳児に悪い影響を及ぼす可能性があると知り，ビタミンBと魚油をサプリメントに追加し，インフルエンザの予防接種は受けないことにしました。彼女は数

年前，人生のほとんどにわたって腫れていて，これまでの妊娠期間中には明らかに炎症を起こしていた扁桃腺をついに摘出していたことに安堵しました。

ローズが行った修正は本当に些細なことばかりで，生まれてくる子どもも自閉症になるかもしれないという不安を和らげることにはあまり効果がありませんでした。「私はほんの少しの修正しかしていません。妊娠期間中は常に心配していました」と彼女は言います。

超音波検査を受け，胎児の頭囲を測定するたびに，とりわけローズは不安になりました。頭囲が大きいことは自閉症の潜在的な指標で，フォスターとネイトの誕生時の頭囲はどちらも明らかに大きかったのです。

ローズの心配をよそに，彼女の妊娠は最後の最後まで問題なく進みました。

陣痛が始まったのは予定日を2週間過ぎた頃でした。彼女は子宮口が7cmに開いて止まったままの状態で病院内を10時間ほど歩き回りました。自閉症への心配があったので，彼女は担当医に出産のプロセスがゆっくりと着実に進行するように依頼していましたが，担当医は最終的にはピトシン（陣痛促進剤）を使い，その15分後にジョーダンが誕生しました。ローズは憤慨していましたが，ジョーダンは健康で，兄たちが生まれたときよりも3インチ（7.6cm）身長が高く，顔にアザがあるものの，頭囲も通常の大きさでした。

出産後のジョーダンの様子は，ローズとルイスの恐れを徐々に和らげていきました。

他のふたりと比較して,「すぐにジョーダンの方が機敏そうに見えました」とローズは言います。「彼はあまり泣きませんでした。母乳で育てることにも問題はありませんでした」

しかし,ネイトも問題があるようには見ていませんでした。そう,最初は。

食べ物

妊娠期間に限ったことではありませんが,妊娠中は特に多くの緑黄色野菜や果物,(もしアレルギーがなければ)全粒粉,そして良質なタンパク質を摂り,植物中心の食生活で高い栄養価を保つことが賢明であると,研究では示唆されています。加工食品や添加物は,妊娠中の安全が確認されているものでも,控えるほうが得策です。そうした安全検査は,自閉症のような発達上の問題について検証するものではありません。

栄養上の問題をもつ母親から同じ問題を抱える子どもが生まれることは多いので,妊婦用ビタミン剤をこまめに摂ることが大切です。妊娠中の栄養素で特に重要であると考えられているのは,(特定の先天性異常を予防する)葉酸,必須脂肪酸,そしてビタミンDです。ある研究では,妊婦用ビタミン剤を摂っていなかった女性の場合,子どもが自閉症になる危険性が60%高くなり,また,母親と幼児がメチル化と葉酸に関連する脆弱な遺伝子をもっていると,危険性はさらに高まることが示されました[162]。最近の研究のひとつでは,一日のビタミンD摂取量が4千国際単位であった母親の早産の危険性が減少した

ことが報告されています[163]。欠乏を防ぐために摂取を検討すべき他の栄養素には、亜鉛、コバラミン（ビタミンB_{12}）、セレンがありますが、研究ではまだこうした栄養素の妊婦に対する適切な用量が明らかになっていないので、過剰に服用しないことが大切です。自閉症におけるメチル化の問題については、何らかのメチル化されたビタミン（例えば、メチルB_{12}としても知られるメチルコバラミンなど）やメチル葉酸塩がより有効かもしれません。しかし、そのリスクに関してはさらなる研究が必要です。妊娠前からビタミン（特にビタミンD）とミネラルの水準を最適にできれば、それが最も望ましいことです。ミネソタやトロントなど、北部の都市に住んでいるソマリア出身者の自閉症率が高いことから、研究者はそれが日照不足から十分なビタミンDが作られないことによるものかどうかを調査しています（皮膚の色が濃いと、同じだけ日光を浴びても生成されるビタミンDは少なくなります）。

　妊婦が感染症に罹ったときに、細菌やウイルスに抵抗するための免疫反応が胎児に影響を及ぼすかもしれないというデータがあります。アレルギー反応が同様の影響をもつかどうかはわかっていませんが、アレルギー反応を引き起こすような食べ物や環境要因は避けることをお勧めします。（妊娠に対する安全性が確立されていて、医師が特定的に用いるよう処方したものでなければ、抗アレルギー薬の使用には慎重になるべきです）

有害物質（トキシン）

　環境からの有害物質，特に比較的自分でコントロールしやすいアルコール，ドラッグ，殺虫剤などはできるだけ避けてください。無農薬，無添加のものを使用し，大量生産のものは避けましょう。

　妊娠中は家をリフォームするのに適した時期ではありません。壁紙を張り替える，床を仕上げるなど，あらゆる修繕は，それまで壁などに留まっていた化学物質をもう一度まき散らし，あなたの鼻，肺，消化器，皮膚を通して，体や血液，場合によっては胎児に取り込まれます。どうしても行わなければならない場合は，リフォームが行われている間は別の場所に滞在し，作業後もチリや臭いが落ち着くまでは戻らないようにしてください。

　妊娠中はあなた自身に手を加えるのに適した時期でもありません。あなたの鼻がどんなだって，どんなでなくったって，赤ちゃんはそれが大好きなのです。不必要な手術は，今はやめておきましょう。

　デトックス・プログラムは，赤ちゃんのためになるような物質を循環させ，放出してしまうので，妊娠中や妊娠前の半年から一年以内に行うのはよい考えとは言えません。

　不必要な服薬や歯科治療は避けてください。どうしても薬を飲まなくてはならない場合は，医師に栄養素の不足を引き起こす恐れがないかどうか確認してください。例えば，ある種の抗

うつ薬は葉酸を消耗させますし、抗けいれん薬はカルニチンを減少させます。これらの栄養素は普段から重要ですが、妊娠している間はさらに重要性が増します。栄養サプリメントなどでこれらのリスクを減少させることはできますが、まずは医師に相談してください。

超音波エコーは最小限にして、必要以上に赤ちゃんをのぞき見するのはやめましょう。家族や友達に見せる目的だけの場合はなおさらです。どんな医療的行為にもある程度のリスクはありますし、今はできるだけ多くのリスクを避けることが望ましいでしょう。

微 生 物

先ほど述べたように、妊娠期間中の感染症は免疫反応を引き起こし、自閉症や統合失調症などを含む神経発達上のリスクを増加させます。この点については、予防のための基準が得られるほどには十分に調査されていませんが、十分な栄養を摂れる食生活、ストレスの軽減、健康な睡眠サイクルを維持し続けることが重要です。

風邪や伝染病を媒介する微生物などを避けるという、通常の予防措置にさらに力を入れてください。特に、食事前には手をよく洗い、他の人と（一緒に生活しているお子さんなどとも）食べ物を交換することは避け、可能であればインフルエンザの予防接種は妊娠する前に受けてください。長袖の洋服を着用する、蚊の活動がさかんな夕方の外出は避けるなどして、虫が媒

介する病気を避けてください。寿司や貝類など，生のものを食べることも避けてください（foodsafety.gov には，妊娠中に避けるべき他の食材についての情報が掲載されています）。性感染症を防ぐためにコンドームを使用してください。パートナーが最近まで他の性的関係をもっていた場合はなおさらです。熱帯病への感染のリスクを低下させるため，その地域で育ったのでなければ特に，熱帯地域への旅行はキャンセルしてください。

猫は，未出生児の脳に影響を与える恐れのあるトキソプラズマ症を媒介する場合があります。妊娠中は猫の排泄物を別の方に処理してもらってください。

ストレス

妊娠中のストレスが，免疫システム，ホルモン系，またその他の仕組みを通じて発達に影響を与えることはよく知られています。ストレスは，避けようとしている感染症のリスクを増加させます。

お定まりのことですが，ストレスを軽減させるのに最もよい方法は，定期的な運動と十分な睡眠をとることです。軽いヨガのクラスに参加する，夜に夫と散歩をする，お子さんを乗せたバギーを押す，などでもよいのです。もしまだ妊婦教室を見つけていないなら，呼吸法やリラックス法を教えている教室を探してみてください。

出産の後

　食べ物の分野ではあまり多くの研究がなされていませんが，固形食を迎えるまでは母乳をなるべく頻繁に与えることが最良であり，また，少なくとも一年は母乳を続けることが望ましいでしょう。母乳は栄養素をもたらすと同時に赤ちゃんの免疫を補助します。生後数カ月間，赤ちゃんの免疫は非常に未熟で，母乳は赤ちゃんの安全を保つのに役立ちます。

　母乳で育てることによって，あなたはより頻繁にお子さんを抱っこすることになりますし，それは素晴らしいことです。出産後できるだけ早く赤ちゃんを抱いてください。授乳時は，哺乳瓶で与えるにせよ，母乳を与えるにせよ，赤ちゃんの頭を支えて立たせることで，喉の奥に溜まったミルクや母乳が耳管を通じて上がっていかないようにして，耳の感染を防いでください。

　いくつかの最近の研究からは，どの時期に固形食，なかでもグルテンを含んだ食べ物を導入するかが，グルテン過敏やセリアック病を発症するかどうかに大きく影響することが示されています[164]。現在のところ，この種の研究結果は頻繁に更新されるので，確かなこととして推奨しにくくなっていますが，固形食を導入するのに最適な時期についてはご自身でさらに調べ，少なくとも医師に相談することをお勧めします。

　あなた自身の食生活も大いに関わりがあります。お子さんはあなたからタンパク質を得ていますし，それに対して敏感に

なったりアレルギーをもったりします。もしもお子さんが，機嫌が悪かったり，お腹が痛そうにぐずっていたら，まずはあなたの食事を見直して，グルテン，乳製品，卵，ピーナッツ製品，大豆，魚介類，そして鶏肉など，アレルギーを起こしそうなものの摂取をいったん中止してみてください。そうした物質は母乳に入ってお子さんに影響する場合があるからです。繰り返しになりますが，栄養価の高い，植物中心の食生活が重要です。同時に，献立に変化をつけ，さまざまな食材を使い，同じ食べ物を毎日は摂らないようにしてください。あなたやお子さんが免疫上の弱さをもっていると，同じ食材を繰り返し摂取することで問題となる場合があるからです。

　サプリメントについては，タラ肝油や魚油が有益であることを示す研究があります。通常のマルチビタミンに加え，適切な値の範囲内でビタミンDのサプリメントを摂ることを検討してみてください。

　プロバイオティクスは，特に子どもが繰り返し病気に罹るようであれば，腸内細菌の健全なバランスを保つのに役立つかもしれません[165]。他の要因も関わりがあるものの，いくつかの研究では，妊娠中にプロバイオティクス製品を摂取していた母親の母乳で育てられた子どもは，アレルギーを形成しにくいことが示されています。乳児に対するプロバイオティクスも，小児疝痛になりにくくしたり，場合によってはアレルギー形成を抑える働きがあるかもしれません。子どもの免疫システムに重大な問題がない限り，プロバイオティクス自体のリスクは低いと言えます。

妊娠中は，あなたに使われるはずの必須脂肪酸が赤ちゃんの脳の発達のために使われ減少してしまうため，魚油はお母さんにとっても重要です。産後うつは必須脂肪酸の欠乏と関連している可能性があります。

乳児用ビタミン剤は，非常に当たり外れが激しく，含まれているのが3種類（ビタミンC，鉄分，葉酸）だけのものもあります。幅広い栄養素を含んでいるブランドのものを購入してください。

固形食を始める際は，段階を分けて，ひとつの食材ずつ，反応を見ながら行ってください。もし何らかの反応が見られたらいったんやめて，現れた反応が引くかどうか様子を見てください。もしそれが引いていったら，その食材を後回しにして，別のものを食べさせてください。内科医や栄養士の助言を求めるのもよいでしょう。

当然のことですが，赤ちゃんに定期的な小児医療を受けさせてください。お子さんの自閉症について心配しているあなたに耳を傾け，対応してくれる小児科医を見つける努力をしてください。あなたを心配させたり，大丈夫だからと放っておいたりしない医師が望ましいでしょう。

しかしながら現時点では，公的な自閉症への注意喚起自体が生後18カ月以降であることもあり，小児科医は生まれて間もない乳児の自閉症リスクを精査するようには勧告されていません[166]。乳児研究者たちのネットワークがもたらすデータが，小児科医が何に注意を向け，何をするべきなのかを知る助けになるかもしれないので，この状況がこの何年かで変化すること

を期待しています。

ブレアー家:困難な門出

　フォスター・ブレアーには出産時から問題が見られました。17歳のローズは誘発分娩を受けねばならず、フォスターは吸引分娩されました。乳児の頃、彼は昼夜を問わず泣き、疝痛、耳の感染症、湿疹に苦しみました。

　「最初から私たちは、この子は何かおかしいな、と感じていました」とローズは語ります。

　フォスターはいくつかの言葉を覚えましたが、1歳3カ月でそれらをすべて失い、それ以降は言葉でのやりとりをしていません。小さい頃、彼はおもちゃの電車を並べたり、車輪を回したりを際限なく繰り返し、常に同じやり方で遊ぶという強迫的な行動を示しました。また、彼は不安にも苦しめられていました。

　「これは普通のことで、何の問題もありませんよ」。ローズのかかっていた小児科医は繰り返しそう述べました。フォスターが自閉症という診断を受けてから、その小児科医は、自閉症っぽい子どもは電車が好きだということ以外は自閉症について何も知らないことを白状し、自閉症についての情報をローズに尋ねました。

　ネイトは赤ちゃんの頃、フォスターとは違っていました。穏やかでよく笑い、泣くこともあまりありませんでした。しかし7、8カ月の時、軽い湿疹を患い、その時点では誰も予想しま

せんでしたが、それ以降、定型的な発達段階から外れるようになりました。

ローズはその頃には新しい小児科医を見つけていました。自閉症の専門家と謳われていたその新しい小児科医は、ネイトは大丈夫だと言いました。

「今から振り返ると、ネイトに遅れがあったのは明らかでした。あの小児科医がそれに気づかなかったとしても」とローズは言います。

ローズは、自分を長年苦しめてきた季節性のアレルギーを起こさせたくなかったため、ネイトを2歳半まで母乳で育てました。（フォスターを産んだとき、まだ10代だったローズは、フォスターに母乳を与えることがほとんどできませんでしたが、ネイトにはなんとかよりよい人生のスタートを切ってほしいと望んでいました）。ネイトは、ローズが授乳をやめた直後からバランスを崩し始めたように見えました。赤ちゃん返りが始まり、言葉を失い、常にかんしゃくを起こすようになりました。彼はいろいろな食材を食べなくなりました。

ネイトは絶え間ない咽頭炎とそのための抗生物質治療を受けており、これを避けるために扁桃腺の摘出手術を1年後に受けました。これはいくらかは奏効したようで、彼の言葉は戻ってきましたし、長兄よりも発達上進んでいました。しかしそれでも、彼はまだ明らかに自閉症スペクトラムの圏内にいました。

3度目の妊娠期間中に、ローズは、自分の心配にきちんと耳を傾けてくれて、より多くの助言をしてくれる小児科医を見つけようと固く心に誓いました。彼女は自閉症を数多く診察して

いるオステオパシー*の小児科医に狙いを定め，妊娠35週目に初診を受けました。

　ジョーダンの出生直後，彼の顔にアザがあったため，ローズは彼をすぐにその医師のところに連れていきました。医師はジョーダンが出産時に受けたダメージを軽減させるため，オステオパシーの治療を受けさせました。顔のアザは24時間以内になくなりました。オステオパシーの訓練を積み，資格をもった医師たちは，手を使ってゆっくりと優しく，分娩中に加えられたねじれやひねり，そして圧力から起きた歪みを軽減させるのです。

　「私は彼が兄たちのように黄疸を示すのではないかと心配しましたし，もし治療を受けなければそうなっていたと思います」とローズは言います。ジョーダンを担当したオステオパシー治療者は，血液の流れや排出をよくしたことで，体の自然な循環がアザを回復させるのを助けたと言っています。

　その後，医師はジョーダンにはプロバイオティクス，ローズにはビタミンB_{12}を処方しました。ローズは母乳を精力的に与え続け，また多くの果物や野菜を摂り，加工食品を避けました。

---

* 訳注：整骨療法。病気の原因を骨格のずれ，歪みに求め，その修復によってあらゆる病気は治るとしている。骨格，筋肉，血液，リンパなど，全身の流動・循環を矯正し，自然治癒力を高める。アメリカでの有資格者（Doctor of Osteopathy: D.O.）は M.D. と同等に診断，施術，投薬などが認められている。

隠れたアレルギーを見つけ出す

　生後 3 週の時，ジョーダンは呼吸器系の感染症に罹り，すべての親が恐れおののくあのゼーゼーいう呼吸をしていました。ネイトは週に 3 〜 4 回アレルギー発作を起こしていましたし，ローズの季節性アレルギーは時々喘息の発作を引き起こしていましたから，ローズはジョーダンもこの家族の宿命を受け継いだのだと考えました。

　しかし，小児科医は別のことを考えていました。医師は，ローズが授乳をやめてからネイトの状態が悪化したのを覚えていて，ローズと子どもたちが小麦アレルギーの検査を受けたことがあるかどうかを尋ねました。ローズはそんなことは疑ったこともありませんでしたが，家族全員が検査を受け，全員に小麦アレルギーがあることが判明しました。父親のルイスはセリアック病であるとも診断されました。ローズは，ジョーダンが生後 5 週の時点で小麦を食べることをやめ，他の家族もすぐにそれに倣いました。

　現れた変化に皆がびっくり仰天しました。

　ジョーダンの肺はすっかりきれいになりました。夜間も長時間眠れるようになり，おならも少なくなりました。その年はそれ以外の健康問題は見られませんでした。

　ネイトは卵アレルギーの検査でも陽性で，亜鉛，鉄分，そしてビタミン B_{12} が欠乏していました。小麦と卵を摂ることをやめ，サプリメントを飲み始めると，喘息発作を起こさなくなり

ました。1週間に3〜4回,一晩中起きていた発作が全くなくなったのです。

彼は学校でも進歩を見せ始めました。「今では多くの言葉を使い,他の人と言葉でのやりとりをします」とローズは言います。食生活を変える前のネイトの言葉は2歳半ほどの水準で横ばいでしたが,1年とちょっとが過ぎた今,彼は5歳の水準にまで飛躍しました。

「うまくやっている彼を見るのは素晴らしいことです」とローズは言います。「本当に進歩しています」

長男のフォスターも進歩を見せましたが,弟たちほど劇的ではありませんでした。定期的に悩まされていた腹痛や下痢,便秘がなくなりましたし,湿疹もよくなりました。おそらくは栄養素を消耗させていた小麦アレルギーが止まったためでしょう,身長も昨年1年で15cm近く伸び,今では185cmに達しようとしています。しかしながら,行動面での改善は見られず,言葉も出ないままです。

小児科医は,他にももっとフォスターを助けるためにできることはないかと一連の検査を準備しています。

「機嫌がいいと彼は人当たりがとてもいいんです。すごく楽しんでいます」とローズは言います。「機嫌が悪い時はやかましくて,他の人のことを無視し,顔を隠してしまいます。最近はこのふたつを行ったり来たりしています」

時々フォスターの意識がはっきりしていることがあるとローズは言います。「彼が何か単語を話したり,私たちを見つめる様子を見ると,彼に表現できる以上のことが彼の中で起こって

いると感じます」。例えば、その何年か前に、彼が9足目の靴を欲しがったことがありました。両親は、そんなにたくさんの靴が必要な子どもがどこにいる、と買うことを拒みました。すると彼は YouTube で見つけた、人が他人の第一印象を決めるのは靴からだという趣旨の動画を両親に見せました。彼は自分の言葉では両親を説得できませんでしたが、YouTube を使って彼の主張を裏付ける証拠を示すことができたのです。ローズとルイスはこの理屈に降参して、彼が望んだ黒のスリッポンシューズを買い与えました。

ローズは食生活の変化から、自分自身も変わったことに気がつきました。関節炎はこれまでのように彼女を苦しめなくなりましたし、アレルギーや喘息もかなりよくなりました。「私は疲れにくくなりました。エネルギッシュで、幸福を感じるようにもなりました」と彼女は言います。小麦を食事から排除してから、ルイスの体調も以前よりずいぶんよくなりました。

ファストフード・レストランを利用できないことや、子どもの学校昼食にピザを食べさせられないことは大変だけれど、不便さを補ってあまりあるとローズは言います。彼女が行った修正は小さなものでしたが、「これまでと全然違います」。

トラブルが進行している際、目にしやすい兆候

ブレアー家の3人の子どもが早期にトラブルの危険信号を発していたように、研究でも、乳幼児期の出来事と、後に診断される自閉症とのつながりが指摘されることが増えています。こ

うした初期の問題が見られたとしても，後に必ずその赤ちゃんが自閉症を発症するとは限りませんが，可能な限り，健康でよりよい生活を目指して対処されることをお勧めします。

疝痛：疝痛は気をつけるべきことのひとつです。第4章で登場したカリーヌ医師は，授乳の後に横になってゆったりすることが赤ちゃんには必要だと考えています。これは白黒がはっきりしない問題で，機嫌の悪い赤ちゃんは「病気」ではありませんが，それが知らない間に後に現れる問題へと陥りやすくさせる素因となることがあります。気難しい赤ちゃんは，不快な身体的，感覚的体験にとらわれていて，自由に自分の置かれている環境を受け入れたり探索したりすることができません。自閉症と診断される子どもたちの多くは，赤ちゃんの頃，お腹が痛そうな様子でぐずっています。確かなことはわかっていませんが，疝痛は悪いサイクルが始まっていることを示すひとつのサインなのかもしれません。

もしもミルクをあげている赤ちゃんに疝痛があるなら，ミルクを別のものに変えることを検討するべきですが，乳児や小児は大豆に敏感であったり，アレルギーを起こしたりしやすいので，大豆が含まれるミルクには注意が必要です。低アレルギー性のミルクやアミノ酸ミルクなどに変更をしても疝痛が続くようであれば，小児科医に相談してください。（アミノ酸ミルクはタンパク質がそれぞれのアミノ酸に分解されているので，タンパク質へのアレルギーを起こしにくくなっています）

ジョーダンの治療のようなオステオパシーでは，乳児の疝痛

は消化を司る神経への圧迫から起きているかもしれないと言われています。食事や活動の変更で効果が現れないケースでは,オステオパシーによって改善が見られるかもしれません。

排便や消化器の問題：もしもお子さんが,便秘やその他の排便・消化器系の症状を慢性的に起こすようであれば,後のより大きな問題に引き継がれていくことがあるので,それらを改善する努力を惜しまないでください。反射やアレルギー,感染症,その他の医学的問題の検査を受けてください。母乳を与えている場合はご自身のアレルギーについても精査して,疑わしい食材を排除してください。お子さんのミルクや食事にも注意して,乳児用プロバイオティクスを試してみてください。

頭囲：小児科医はお子さんの頭囲が通常よりも大きいとは伝えないかもしれませんが,研究では,フォスターがそうであったような大きい頭囲は自閉症のサインとなるかもしれないと言われ始めています。ローズはフォスターに服を着せるとき,襟を通すのに四苦八苦したことを覚えています。大きい頭囲自体をターゲットにした治療法はありませんが,特にアレルギーを中心とした,体や発達上の問題をすべて明らかにしておくことは助けになります。(重篤なアレルギーをもつ子どもたちはしばしば,頭囲が大きいという特徴をもっています)

アイコンタクトと共同注意：もうひとつの自閉症の早期のサインは,アイコンタクトが十分でないこと,あるいは9カ月以

降になっても，誰かがある方向を見ていたり指差したりしていても，その方向を自発的に見るということ（これを共同注意と言います）がないことです。近年，自閉症を念頭にデザインされた早期介入プログラムのいくつかは，こうした技術に特に焦点を当てています。このような子どもからのサインに対してあなた（親）が敏感になり，対処できるようになるのを助ける乳児介入プログラムもあります。

　複数の感覚を協調させて用いるようにしてください。言葉，笑顔，そして手ぶりを同時に用いてあなたのメッセージを強化し，赤ちゃんがそれらの意味合いをつなげられるようにしてあげてください。複数の感覚を通して同じメッセージが提示されると，赤ちゃんにとっては学習しやすいということが研究では示されています。

感染症：感染症は起きて当たり前のことですが，それが多くなっているなら，免疫，アレルギー，栄養や有害物質の問題も含めて，何がこの子を困らせているのだろうかと考えてみてください。赤ちゃんの腸内微生物を守るために，絶対に必要な場合以外は抗生物質の使用は避けてください。抗生物質は風邪やインフルエンザなどのウイルス性の感染症には何の働きももたないことを忘れないでください。それは腸内細菌を殺す作用しかもちません。その上，過剰な抗生物質の摂取は菌に耐性をつけてしまいます。アメリカ小児科学会は，子どもが重症だと判断されない限り，耳や副鼻腔の感染症の初期段階に対する抗生物質の使用を推奨していません。オステオパシー治療が，おそ

らくは血流の改善や滞りを減らすことによって、耳の感染症を和らげたり予防を助けたりすることを示す複数の論文のデータがあります。もしお子さんが本当に抗生物質を必要とするなら、プロバイオティクスを始めて、抗生物質が終了してからも少なくとも1カ月はそれを続けるようにしてください。もし母乳を与えている場合で、あなたが抗生物質を必要とした場合、母乳から赤ちゃんにもそれが伝わることを覚えておいてください。あなたが抗生物質を服用する際は、赤ちゃんにもプロバイオティクスのミルクを与えることを検討してみてください。

吸入・飲み込み：吸入や飲み込みの難しさは、食事に影響し始めると問題となってきますが、後の発話や言葉に影響を及ぼす問題の兆候である場合もあります。吸い込みが苦手な場合、空気の飲み込みが起き、疝痛や、慢性の消化器系症状を引き起こす問題へとつながっていく場合があります。嚥下効率が悪いと、ミルクが耳管を通じて中耳に入り、感染症を引き起こしやすくなります。

筋肉の低緊張、口や舌の協調不足、そして口や喉の形が、こうした吸入・嚥下困難の原因である場合があります。外科的作業療法や、吸入・嚥下を専門にした言語聴覚士、または頭蓋に対するオステオパシーが助けになる場合があります。筋肉の低緊張には、タラ肝油とビタミンEを乳児用の用量で摂取することが助けになる場合があることが研究では示されています。もしも筋肉の低緊張がより重篤である場合は、小児科医と相談の上、ミトコンドリア、代謝、または遺伝子などの検査を受け

乳児と親の共時性

　赤ちゃんは生まれてくる前から物事を関連させる学習を始めます。赤ちゃんは母親の心臓の鼓動や呼吸のリズム、ストレスや喜び、さらには特に母親の声など、外の音も感じ取っています。

　赤ちゃんは生まれた瞬間から、世界とどのように関係するかを学び始めますし、これは周囲の人からどのような反応が返ってくるかによって決まります。そして成長するにつれ、より多様な関係の仕方を身につけていきます。母親（そして父親も）は赤ちゃんに「同調する」ことができ、このペアが、リズムを共有したり、どちらかが相手を調節したり、あるいは双方で「調節し合う（協同調節）」ひとつの単位となります[167]。

　この「調節し合い（協同調節）」、言い換えれば共時性は、全 - 身体的なプロセスで、脳、ホルモン、ストレスへの反応、免疫機能、消化にまで及ぶ、すべてに影響を与えます。それはすべての感覚を豊かにし、整えます。それは家族を無償の愛の自然な状態にし、可能な限り最高の状態にするのです。

　未熟児で生まれた赤ちゃんと臨月で生まれた赤ちゃんの乳児 - 母親共時性を比較した研究では、それらの間に差があることが示されていて、未熟児の赤ちゃんは自発的に同調するのが難しいことがわかっています。研究では同時に、出生後1年でのこの同調性を高めるための介入が、健康、学習、そして発達に重大な影響を与えうることも示されています。この乳児と親のつながりは、将来における両者の関わりの基盤となります。

　自閉症を発症する可能性が高い赤ちゃんの場合、このつながりを構築するために追加の働きかけが必要となるかもしれませんので、赤ちゃんと気持ちを通じ合わせ、共時性を獲得するための技術をさらに身につける必要が出てくるかもしれません。

てください。

予防接種

ジョーダンは、初期に見られた疾患や家族がもっている免疫の問題を回避するために、すべての予防接種を通常よりやや間隔をおいて受けました。3種混合ワクチンを受けた後に軽い発熱を示しましたが、それ以外に問題はありませんでした。

私たちには、母乳を与えていた母親の食事から小麦を除いたことが直接、彼の免疫システムを強くしたのかどうか知ることはできませんが、小児科医の言葉は言い得て妙です。「予防接種のように、あなたが子どものために・し・な・く・て・は・い・け・な・い・ことをしてあげられるようになるために、あなたに・で・き・る・ことをしましょう」

毒素（トキシン）を避ける

私たちは、毎日を過ごしている環境に含まれている化学物質がどのような影響をもっているかを厳密には知りません。それらを調査した研究は動物を対象に多くなされ——ヒトを対象にした研究も始まりつつあります——いくつかの化学物質がエストロゲンなど、私たちのホルモンに干渉し、癌のリスクを増やす場合があることを示しています。他にも、多動性、発達障害、そして臓器へのダメージと関連づけられている化学物質があります。こうした化学物質は、缶詰、プラスチック容器、耐火性

をもつ布や家具，そして化粧品など，日常に見られる製品に含まれています。

以下は，潜在的に危険な化学物質をできるだけ排除するための提案です。

- 手洗いはこまめに行ってください。ばい菌を減らすことに加えて，ほこりに含まれる危険な化学物質を取り除くことができます。
- 危険な化学物質がなるべく少ない，あるいは全く含まれていない製品を選んでください。www.goodguide.com をはじめとして，ネット上でもさまざまな指針を得ることができます。
- 食べ物や空気中に含まれる農薬には注意が必要です。www.whatsinmyfood.org をご覧ください。行政が農薬を散布する際は，窓を閉めて屋内に留まってください。農薬が使用されている畑からなるべく離れて生活してください。研究では，農家で育つ子どもは，自閉症を含む神経学的問題や行動上の問題をもつ危険性が高いことが示されています。
- プラスチック加工に用いられる可塑剤など，内分泌攪乱物質に接触しないようにしましょう。www.endocrinedisruption.org や www.e.hormone.tulane.edu でそうした情報を閲覧することができます。離乳食を自分で調理することは助けになります。バナナをすりつぶすのは，レトルトの離乳食を開封することに比べてもそれほど難しくはありま

せん。他の食材も比較的容易にピューレ状にすることができます。バイタミックスなどのミキサーやフードプロセッサーを用いることで、献立のバリエーションを増やすことができます。

- 食べ物をタッパーに入れたままで電子レンジにかけないでください。ガラスの容器はより安全です。電子レンジや、事によると食洗機からの熱でも、プラスチックからの化学物質を食べ物に広げてしまう恐れがあります。ひびが入っていたり、塗装が剥げていたり、水垢の落ちない容器は使用しないでください。
- もしあなたが幹線道路沿いや工業地帯の近くに住んでいるなら、可能であれば引っ越しを考えてください。高速道路や発電所にごく近い場所で生活している子どもでは自閉症のリスクが増加することが複数の調査で示されています。引っ越しができなければ、あなたに可能なすべての修正をできるだけ手厚く行うようにしてください。
- 家財には合成物質のものを避け、天然素材のものを選ぶようにして、ペンキ、ワックス、洗剤などは可能な限り毒性の低いものを選んでください。石油由来の製品は、長期的に有害となる気体を発生させる可能性があります。
- 機密性の高い家屋は熱効率がよいとされていますが、新鮮な空気を取り込まない家屋は同時に、有害物質を外に出すこともしません。すき間程度でも窓を開けておき、空気の循環を確保してください。
- お子さんを鉛に触れさせないでください。1980年代以前

に建てられた家に住んでいるなら，昔のペンキがむき出しであったり，剥げてきたりしていないか確認してください。都市部の家の庭や公園の土は鉛で汚染されている場合があります。もしも都会で家庭菜園がしたい場合は，土壌の検査を受け，揚げ床で行うことを考えてください。
* 未だに煙草を吸っているのなら，もうやめにしましょう。他の人にあなたの家の中で喫煙させないでください。

問題かな？ と思ったら

　早期介入のプログラムのすべてが自閉症を特異的に扱うものではないかもしれませんが，それらは自閉症の診断が可能になる時期に先立って現れる種々の遅れに対して有効です。それらは問題が複雑化していくのを遅らせることができます。こうした問題はすべて子どもの発達の妨げとなりますので，お子さんに自閉症のリスクがないとしても，これらの遅れに注意を向けてあげることは重要です。あなたができる範囲でこうした遅れに対処することで，お子さんが学習したり，十分な発達を遂げたりする機会を作ってあげることができます。

　ここ数年の研究では，早期介入によって，自閉症が疑われる子どもの発達が大きく違ってくることが明確に示されています。*Pediatrics*（小児科学）誌に掲載された研究では，自閉症に関連する行動に焦点を当てたプログラムを受けた子どもに，IQ の上昇，学習速度の向上，自閉症の重症度の低下が見られました[168]。お住まいの地域ではまだこうした発見に基づいた

支援が提供されていないかもしれませんので、1～2歳くらいの子どもが、まさに必要としているときに自閉症の診断を受けることは容易ではないかもしれません。健康保険の問題も、迅速な診断プログラムを確立し、できるだけ早期に支援を提供する試みを難しくさせているかもしれません。それでもなお、可能な限り早くお子さんに必要な支援を受けさせるために、あなたができうる限りのことをすることは重要です。

　ここまでご紹介してきたローズやシンディ、そして他の親御さんたちは、まさにこの問題のために、診断、適切な治療、十分な保険料の補償を強く求め、自ら声を上げる必要がありました。時が経つにつれ、診断から早期介入までのプロセスが容易になっていってほしいのですが、心配なのは、政府の予算が縮小していくことで、早期治療への経済的な支援が減り、有効性を示す研究の速度が遅くなってしまうのではないかということです。そうなればあなたにとって、より大きな負担となってしまいます。

ブレアー家：前進

　この3～4カ月、ローズはジョーダンの将来について心配するのをやめました。彼はボディランゲージや赤ちゃん言葉を使って話をしています。ローズやルイスが部屋に入ってくると、彼の顔がパッと明るくなります。

　現在、ジョーダンは大きくなっていますし、兄弟たちはみんな具合がよくなっていて、お互いに関わり合い、関係を築き始

めています。

ローズによれば、ネイトは彼が新しく覚えた言葉を使ってフォスターに話しかけます。「私がフォスターに何かをするように言ったとき、彼は（フォスターに向かって）『そうだよ、これやらなきゃ』と言うんです。あれは絶対フォスターを応援しているんだわ」

フォスターは、彼の弟である赤ちゃんが成長しているのがお気に召さないようです。彼はジョーダンに、「立っちゃだめ、立っちゃだめ、立っちゃだめ……」と際限なく繰り返しています。ジョーダンはまだほんのよちよち歩きですが、フォスターにはどこか変わったところがあると気づいているようです。ローズによれば、彼がフォスターと話したいとき、お兄ちゃんの注意を引くためには他の人とは違うやり方でないといけないと感じ取っているかのように、彼は話し始める前にお兄ちゃんの肩をたたくのです。

フォスターも、お父さんや真ん中のお兄ちゃんが来たと思ったのに、よく似た他人だったことにびっくりしている赤ちゃんを守ろうとします。お休みを言うとき、フォスターはジョーダンにお休みのジェスチャーやバイバイをします。それもジョーダンだけに、です。

「ジョーダンを授かったことは、私たちに起きた最高の出来事です」とローズは言います。彼がいると家庭が明るくなりますし、彼がいなければ、皆の食事の問題は見つかりませんでした。

ローズの唯一の後悔は、もっと早くから小麦を摂るのをやめていればよかったということです。もしそうしていたら、少な

くともネイトは自閉症を発症しなかったかもしれないとローズは考えています。どうなっていたかは知る由もありません。これから何が起こるかもです。彼の両親や主治医の努力にかかわらず、ジョーダンはそれでもやはり自閉症を発症するかもしれませんし、あるいはしないかもしれません。ネイトは発達の遅れを取り戻すかもしれませんし、取り戻さないかもしれません。ブレアー家の人たちはフォスターを助けられる別の道を見つけるかもしれません。

それでも現在のところ、ローズとルイスは親として満足していますし、未来に希望をもっています。

「もしジョーダンがこのままのいい調子でいるなら、もうひとり子どもをつくることも考えるかもしれません」とローズは言います。「そうなったら本当に素敵です。家族は大勢の方がいいですから」

より健康な世界

この本で私は、あなたがお子さんのためにしてあげられることに焦点を当ててきました。そしてこの章では、それをあなた自身、次のお子さん、そしてご家族全体に当てはめることができることを示してきました。

危険性を減らし、より健康度を増すために、社会全体として私たちにできることはあるのでしょうか？ 私はあると思います。

ジャンクフード、添加物、そして日用品による健康被害につ

いては，他でも耳にしたことがあると思います。そして今，こうしたことを意識したあなたは，健康的な選択をするために，大変な手間が必要であるかのように感じているかもしれません。

あなたが選ぶすべての食材が安全であると想像してみてください。すべての製品が安全であると想像してみてください。どのくらいの手間を省略できるでしょうか？　私たちの生活の質がどれほど高まるでしょうか？　病気になる人がどれくらい減るでしょうか？

自閉症や他の慢性疾患にまつわる困難は，地球全体の問題と結びついているように私には思われます。私たちの近代的な生活様式は，そのいくつかが自分たちにとってどれほど危険かに気づかないうちに，私たちの上に降りかかっています。

解決法もすべてつながっているのでしょうか？　私たちの食べ物を健康的な，体によいものにしたり，日用品を安全なものにしたりすることは，すべての人のリスクを減らすのでしょうか？　私はそう思います。

ニューヨーク州の中程にあるザ・センター・フォー・ディスカバリーのように，田舎の有機農家で植物や家畜の世話をすることを治療の一環とする，自閉症をもつ人たちのためのセンターがアメリカ国内や世界中でつくられています。こうした取り組みは，より大きな可能性をはらんでいます。

私たちは，地球と健全な関係を築く方法や，私たちに送られているシグナルに敏感に反応する方法を身につけ，思い出す必要があります。

国連は2011年に，アグロエコロジー（有機農法の学術用語）

に移行することで，10年間で世界の食物供給量を2倍にすることができるという報告書をまとめました[169]。同時に雇用を回復し，世界の貧困を減少させることも可能なのです。報告書は，従来の農業における化学肥料，農薬，石油化合物の過剰使用が，効率的ではなく，経済的にも適当ではなく，地球に優しくないばかりか，土地を消耗させ，不健全にしているとまとめています。

一方で，従来の生産 - 供給のプロセスを経て食卓にのぼる食べ物は，化学物質過剰で栄養に欠け，私たち自身への危険性を増加させています。なかには，従来の農場で穫れる作物を，土壌に含まれるミネラルがあまりに少ないため，「腫れあがっている」と描写する人たちさえいます[170]。私たちの食べ物でさえ病気である状態で，私たち自身を癒すことなど，どうしてできるでしょうか？

お子さんやあなた自身，そして家族の健康を築こうとすることで，あなたはすべての人のためのより健康的な選択肢への意思表示をすることになります。

あなたが前へ進むと，あなたを助けてくれて，そしてあなたも彼らの助けになってあげられる，新しい友達や新しいコミュニティが見つかるでしょう。

多くの人々が，「自閉症革命」が単に自閉症のことに留まらないことに気がついています。どの人も，この革命に参加できるのです。

あなたの進む先で，あなたが最高のものを手にすることを祈って。

付　録

資料 A

自閉症の人を援助するための10のポイント

1. **類いまれなることを目指して**
   あなたの感覚では，お子さんがどうやら「そこに」いるようだとわかるかもしれません。自分の感覚を信じましょう。混乱や問題に邪魔されて見えにくいかもしれませんが，お子さんの隠れた才能を見つけるのです。問題によってお子さんを定義しないでください。あなたと一緒にゆっくりと，注意深く，慎重に取り組んでいけば，お子さんは多くの困難から抜け出て成長していくのです。人並みを目指してはいけません。自閉症を抱えた人たちには，驚くべき洞察力と創造性が秘められています。あなたの目標はお子さんの弱いところを「治す」のではなく，支え，こんなにも素晴らしいところがある，と喜び合うことであるはずです。

2. **あなたがコントロールできないこと，できること**
   生まれもつ遺伝子は生涯同じで変わりませんが，それで未来が決まるわけではありません。個々の遺伝子の影響は環境に左右されます。あなたの目標は，お子さんだけでなく自分自身をも支え育てる環境を作ることです。

3. **細胞と回路を修復し，サポートしよう**
   私たちの生き物としての活動はすべて細胞に依存しています。細胞の健康が私たちの体の営みすべてに影響します。細胞に問題が

起こると活動が鈍くなり滞ります。十分な栄養を与えることで，細胞はよりエネルギーを蓄え，活動効率を上げることができます。お子さんの体全体と脳のために，細胞のしっかりとした基礎を作り上げることは，真剣な努力に値することです。

4. **腸と免疫系を味方につけよう**

ナポレオン・ボナパルトの言葉に「腹が減っては軍(いくさ)はできぬ」がありますが，その意味は，十分な栄養が得られるときのみ戦力が発揮されるということです。私たちの消化システムは体のエネルギーと体を作る材料を提供し，免疫システムは腸と非常に多様な腸内細菌を通じて，体にとって何が有益かを学び，危険な相手と闘います。私たちの消化システムと免疫システムが問題の影響を受けやすいのは，外界にさらされているからです。しかしこれは，強化しようとする努力も届きやすいということであり，これらのシステムを援助すれば，全身体を援助することになります。

5. **脳をより健康に**

私たちの脳は，エネルギーと栄養の供給を必要としています。一生つきあう神経細胞は，良質の血液供給と他の脳細胞とのネットワークが得られるかどうかに左右されます。その脳神経細胞間のネットワークは成長し，変化し，環境に反応します。炎症によって起こる血流の低下を減らし，脳細胞が機能するのに必要な栄養を供給することで，脳をより健康にすることができます。脳の健康を改善させることは，脳の力をフルに使えるよう援助することになります。

6. **脳の混乱を鎮める**

混み合ったデパート，美術館や催し，アミューズメント・パークに出かけたときのことを思い出してみてください。おそらく帰宅した頃には疲れきっていたはずですが，それは出かけた先での活動のためだけでなく，その場の混沌とした状況からくるストレス

のせいでもあるでしょう。自閉症を抱える人の脳の中では,いつも極度の混乱が起こっています。感覚,睡眠,発作,会話,言語,およびその他の脳に関わる問題は,お子さんのストレスを悪化させます。お子さんの脳がお子さんにどんな感じを与えるかを理解し,どのような具体的なステップで援助できるかを考えることで,お子さんが直面する世界(とあなた自身の世界)がより対処しやすいものになるでしょう。

7. **子どもの世界に参加しよう**

 お子さんの行動の裏にある理由を探してみましょう。理由があるとは思えないようなときこそ,ぜひ考えてみてほしいのです。想像しにくいとは思いますが,お子さんの行動の中で特に大きな問題となるものや,人から見てとても奇妙な行動が起こっているとき,それはお子さんの体の中,あるいは外であれ,何かが変だという信号であることが多いのです。お子さんの伝えたいことを読み解く練習をして,お子さんにわかる方法でやりとりをしましょう。コミュニケーションはできるだけゆっくりにしてください。先入観を捨てて,自閉症の人にとっても自然でわかりやすいシンプルなことからひとつずつ教えてみてください。どっぷりお子さんの世界に入って,お子さんのそのままの姿を無条件に愛する気持ちでいると,お子さんはより安心でき,力を発揮しやすくなるでしょう。

8. **愛,喜び,そして突破口を**

 お子さんの世界にうまく調和できたら,その世界を穏やかに広げていく方法を見つけましょう。お子さんの経験をより豊かなものにするのです。お子さんが自分からは選ばないような体を使う活動をさせて,空間で体がどんな動きをするか,感じられるようにしてあげましょう。お子さんの興味が何らかのスキルにつながるような調整をしてあげてください。あなたの経験とお子さんの経

験に橋をかけるというイメージで考えてください。お子さんが安心していられる範囲を広げ，コミュニケーション手段を増やしましょう。お子さんに，自分の体の中のリズムや感覚を見つける余裕をもたせてあげてください。その後で一歩引いて，お子さんの創造性が膨らみ，伸びていくのを見守りましょう。

9. **革命を進めよう！**

自閉症を抱えるお子さんの親として，あなたには信じられないほど多くのことが期待されています。一日をなんとかやりすごすというだけでなく，お子さんの進み具合をたどり，何が効果があってどれがやるに値しないかを判断しなければなりません。やってみてわかったことを他の人たちにも教えてあげましょう。彼らにもとても役立つはずです。お子さんを一番うまく援助できる方法を見つけていくために，研究活動を支援しましょう。皆さんのおかげで，私たちは自閉症に対して革命的な新しい見方ができ，私たちの周りの自閉症のことだけではなく，社会全体の抱える，自閉症をめぐる問題に立ち向かうことができるのです。皆で問題解決に協力しましょう。

10. **あなた自身，これから生まれる赤ちゃん，あなたの家族，そしてあなたの世界のために，やってみましょう**

自閉症を何か運命で決まった変えられないものではなく，発症するものとして見てください。自閉症を，多くの出来事が連鎖的に重なった結果として起こるものと見ることで，それらが起こるのを遅らせたり，起こらないようにしたり，場合によっては後戻りさせたりする方法が見つかります。自閉症に挑戦することで，家族全体，未来の子どもたち，そしてあなたの周りの環境の健康をしっかりと支える推進力が生まれます。

資料 B

毎日の記録表の例

	起床時	午前前半	午前後半
出来事			
注意力（1から10で評価。1：とても集中できた, 10：全くコントロール不能）			
食べ物，飲み物			
薬，サプリメント			
胃腸，排尿排便			
毒素への接触／回避／反応			
微生物／アレルゲンへの接触／反応			
ストレス，発作，睡眠			
行動，気分，不安，穏やかさ			
反復行動，チック症状			
気分転換，運動			
体と精神をつなげる活動（ヨガ，リラクゼーション，呼吸法，動物に触れる，ガーデニング）			
創造性，ユーモア，冗談			
音，言葉，おうむ返し，他のコミュニケーション			
他の記録は表の下か裏に記載			

昼食時	午後前半	午後後半	夕食時	夜前半	夜後半	夜中

毎日の食事の記録

食べ物の種類	午　前	昼
野　菜		
果　物		
肉		
豆　類		
乳製品（牛乳，チーズ，生クリーム）		
ヨーグルト，ケフィア		
発酵させた野菜（ピクルス，漬物，キムチ）		
ピ　ザ		
パ　ン		
ケーキ，クッキー		
パスタ		
キャンディ		
ソーダ		
その他の食べ物		

資料B　毎日の記録表の例　409

日　付：

午　後	夕　方	夜

毎日の食事の記録（続き）

食べ物の種類	午　前	昼
食べ物の調理法		
非加熱		
加　熱		
新鮮なもの		
揚げる，炒める		
加工食品		
色：		
赤		
黄		
オレンジ		
緑		
青あるいは紫		
黒		
茶		
ベージュ		
白		
合わなかった食物		
食べ物への反応		

日 付：

午 後	夕 方	夜

毎日の治療や療育の記録（服薬，サプリメント，セラピーなど）

治療／療育	処方量／時間	朝	昼

日 付：

午　後	夕　方	夜	コメント

進行中の治療や療育の開始, 変更, 中止の記録

治療／療育	開始日／終了日	処方量, 頻度

開始／中止の理由	どんな援助や変化を望んでいるか／ 他にもまだできることがあるか

資料 C

全‐身体的システムに関する要約

　システム生物学の観点から，この本でお伝えしたい主なポイントをここにまとめます。まず，自閉症は非常に多くのレベルのことが絡まり合ったウェブ（クモの巣）のようになっていて，あなたは，その絡まり合ったウェブのさまざまな部分に取り組むことで状況を改善できるということです。目標は，お子さんが本来なれるはずの姿に成長し，潜在的な力を発揮できるように援助することです。この考え方は，システム思考と最近のシステム生物学の急激な発展に根ざしています。これらの関係性について，もう少しわかりやすく説明しましょう。

1. 自閉症とは障害／欠陥が固定した状態であるという考え方は実証されておらず，単なる仮定です。さらに言えば，この仮定のせいで，お子さんを助けられる多くの実用的な方法があなたの目に入らなくなってしまいます。自分の行動の方向性を見出すためにどのように考え，どんな仮定を使うかは，自分の選択によって決まります。基本的なこととして，いくつか覚えておいていただきたいことがあります。
    a. 自閉症は生来の欠陥もしくは知的障害ではありません。欠陥として連想されることがあるけれど，欠陥であると定義されることはありません。実のところ，多くの自閉症の人たちに

は人より際立った才能があります。
　b. 自閉症の多くの部分は変えられるので，永遠に続くとか生来のもので変えられないということはありません。
　c. 永続的な「欠陥」であるように見える問題は，多くの場合，お子さんを妨害しているものや，お子さんのもつ力の調整不全のためです。この妨害や調整不全が慢性的であるため，永久にそのままであるかのように見えるのです。お子さんの能力にまだ「スイッチが入っていない」のかもしれません。しかし，妨害しているものを取り除いたり，調整がうまくいくようになったりすると，お子さんの力はフルに発揮されるかもしれません。
　d. それゆえ，お子さんは基本的なスキルを身につけ積み上げていく必要がありますが，その妨げとなるものを取り除いていく必要もあります。
2. あなたのお子さんの進歩を邪魔するものや力の調整不全の原因は遺伝子もしくは環境，あるいはその両方の可能性があります。遺伝子の影響が強いと，環境要因が弱くても引き金が引かれます。環境要因が強いと，遺伝子の影響が弱くても引き金が引かれます。
　a. どの遺伝子をもって生まれるか，遺伝子がどう発現するか，遺伝子がどのように傷ついているかといった形で，遺伝子はお子さんに影響しています。1つ目の，どの遺伝子をもって生まれるかについては私たちに選択の余地はありませんが，2番目，3番目に関しては私たちの選択によってどう影響するかを変えることができます。
　b. 食事，有害物質，微生物，ストレスは，身体的，精神的に私たちに大きく影響する環境要因です。それらを少し変えることも大きく変えることもできますが，少しの変化が大きな結果を引き起こすことさえあります。

c. お子さんはまた、世界で新しいことを学び、その違いに気づき、いくつかの種類に分けて考えられるようにならなければなりません。一般的な言葉で言うと、**情報**を得るということです。グレゴリー・ベイトソンは20世紀の優れたシステム思考論者のひとりですが（私も彼のもとで学びました）、「情報」とは、周囲に影響を与える違いのことだ、と言いました。お子さんに何かを教えたり、お子さんが何か感覚的な経験をするとき（つまりそれは常に起こっていることですが）、お子さんはその情報を扱えなければなりません。それが世界の意味を知るやり方です。どうその「入力」を「情報」あるいは「自分が使えるニュース」に変えることができるか、ということです。お子さんのシステムには扱えないような形で情報が入ってきたとしたら、お子さんはその情報を整理できず、特徴をとらえることもできないでしょう。代わりに情報過多となり、機能不全につながるのです。

d. 私たちの経験というのは、分子から細胞まで、また食べ物を消化する腸、新しい物質への対処の仕方を判断する免疫システム、そして新しい入力を処理する脳までをも含め、あらゆるレベルにおいて新たな情報の処理に関わっています。

　　i. 私たちの全-身体的システムのすべては、自ら処理できるような形の情報を必要としています。

　　ii. 私たちの全-身体的システムのすべては、処理不能な形で情報が入力されると混乱に陥ることになります。

3. 自閉症の問題はあらゆるレベル、例えば、遺伝子、細胞、体内器官、システム、脳、感覚、動き、感情、行動や学習といったレベルで起こります。どこからその問題が始まったのか、十分にはわかりませんが、人によってそれぞれ始まりが異なるように思われます。しかし、ひとつ弱いシステムが壊れ始めると、その破綻が他の多

くのレベルに広がってしまうようです。
a. 食事，有害物質，微生物やストレスからの悪質な入力があると，システムはより破綻する方向へ動くよう「後押し」されることになってしまいます。
b. お子さんの全‐身体的システムがすでに過重負担の状態にあるなら，消化しにくい形で入ってくる情報を扱う余力がないかもしれません。例えば，過剰な雑音，食べ物のアレルゲン，毒素への接触など，ほかにも多くの負担例があります。しかし，世界そのものが過重負担のもとでいっぱいなのです。結果として，お子さんは行動面だけでなくシステムのすべてのレベルで機能不全の谷へ突き落とされてしまうのです。
c. 自閉症の発症は，ギリギリのところで背中を押されてしまって，大きな状態の変化が起こるということなのかもしれません。それは突然のこともありますが，徐々に起こる場合もあります。「大きな状態の変化」というのは，システムの機能の仕方が違ってしまうような変化のことです。この場合，それまでなかったような問題が伴います。また，「大きな状態の変化」は同時に多くのレベルに影響を与えます。明らかな発症が観察されていない場合には，この過程はお子さんの出生前の子宮の中で起こっていたのかもしれません。
d. 皆さんの目には行動や認知の問題に見えることも，実はより深いレベル（例えば，細胞，システム，感覚が閾値に達するなど）で見えない問題が起こっている結果なのかもしれません。この隠れたレベルの原因を疑ってみない限り，皆さんはおそらくそれを主に心理的な問題ややる気の問題と考えてしまうかもしれません。親御さんによっては，それが自分のせいではないかと感じ，お子さんがわざと反抗的になっている，あるいは人を巧みに操作していると感じるかもしれません。

そんなときはイメージを膨らませ，ズームレンズを使い，お子さんの深い内的な世界をのぞいてみるとよいかもしれません。お子さんの感覚や身体的体験から，ずっと奥深くの細胞や分子レベルまでのぞくのです。お子さんがこれらのレベルの多くあるいはすべてで混乱や不快感を経験していると想像してみましょう。そのズームレンズがなければ「悪い」「破壊的」な行動や「欠陥」に見えてしまうようなものは，お子さんの，目には見えないあらゆるレベルで破綻が起こっている結果なのです。

4. ですから，徐々に機能不全となるのはシステムの過剰負担の結果です。**ストレス**の定義としては，要求が利用可能な資源を超えたときに起こるものと考えれば，お子さんは自分のシステムの多くの，あるいはすべてのレベルにおいてストレスを経験していることになるのです。

   a. いったんシステムが混乱した状態に向かい始めると，より多くの過重負担が問題を大きくし，いっそう悪化させます。
   b. システムにかかるストレスが多くなると，扱える情報はますます少なくなります。以前は「信号」だったものが「雑音」に変わり始めます。つまり，細胞や体内器官，脳が圧倒されるため，混沌とした状態からは整理や成長につながるべくもなく，逆にストレス，恐怖，パニック状態，引きこもりや多くの体の問題が起こるかもしれません。（情報学，情報エンジニアリングの分野ではこれを「信号対雑音比」が落ちる，低下すると言います）
   c. この状況を打開するには，雑音を減らし，システムが再び信号を感知し始めるようにしなければなりません。
   d. 「雑音」を減らすというのは単なる感覚の問題ではありません。システムのすべてのレベル，つまりお子さんの細胞から体内

器官，脳，神経システムのすべてのレベルに達する破壊的な信号をできるだけ多く減らすという意味です。

　e. それと同時に，お子さんのシステムに必要なものと扱える範囲のものを与える必要があります。これは例えば，音ならうるさすぎないちょうどよい音，お子さんにわかるような説明，うまくやれそうな課題，お子さんの体がうまく機能し，よくなるために必要なすべての栄養素が含まれる食べ物，多くの休息，快適さ，愛を提供するということです。

5. システムのすべてのレベルで機能不全が進行するとき，それはグレーの影がかかるような感じで，決してそれが起こっているか起こっていないか，白か黒かと判別できるようなものではありません。あらゆるレベルにおいてグレーの影があるような感じであるため，自閉症スペクトラムの幅は広いのです。

　a. このために，医学が自閉症を扱うことが難しくなっています。つまり，その症状が，a）かなりのばらつきがあり，b）現存する病気の範疇の定義から見て，必ずしも基準に合うものではなかったり，あるいは基準を満たすほど重症ではなかったりするからです。

　b. 科学は細胞レベルでグレーの方向へ動いています。つまり以前は，細胞は健康か，死の過程に入るかのどちらか，という考え方でした。現在出てきているのは，細胞は実のところ死ぬのではなく，「慢性的に病気である」か機能不全になっている，という考え方です。よって，基本的に細胞は復活できるということです。

　c. 自閉症や他の病気においても，脳の問題の多くが白か黒かのいずれかではなく，混じり合ったグレーな状態であることがわかってきています。そして，脳はより機能可能な方向へと変化させられるということが研究や臨床経験からも示される

ようになっています。
　d. 「グレーな状態」という考え方をすることで，日々の瞬間において，いろいろなレベルでお子さんの健康状態や学習を穏やかに変化させていくことができます。これらの小さな瞬間ごとの進歩は，時が経てば大きなシステムの変化につながるかもしれません。
6. 私がお伝えしようとしているのは，ストレスを取り除き，資源を増やす機会を見つけられるような，お子さんの問題に対する見方です。このような見方をすることで，お子さんのシステムがより健康な方向へ再構成され，お子さんは自分の能力をもっと活用できるようになるはずです。たとえお子さんが遺伝子異常や他の深刻な病気を抱えているとしても，このやり方には意味があると思います。
　a. もしお子さんの問題が早期に始まるものなら（例えば，受精前，妊娠中や出生間もない頃），予防するプログラムがあるかもしれません。
　b. 私がお子さんに望むのは，本来備わっている才能を生かせること，つまりどんなことをして，どう世の中に応えるかについて，多くの選択肢や道筋がもてるようになってほしいということです。普通になるということではなく，安心して過ごせるようになり，本来もてる力を発揮し，自分らしく花開き，その結果，類いまれな才能のある人になる，ということです。
7. システム資源は多くの点で改善できます。
　a. 運にもよりますが，自らの選択によっても，2つの方向へと状況を変えることができます。
　　i. 食事，有害物質，微生物やストレスは，お子さんがすでに抱えている遺伝的脆弱さと環境からくる混乱にさらに問題を重ねるため，お子さんのシステムの過剰負

　　　　　担に輪をかけることになります。

　　　ii. 食事，有害物質，微生物，ストレスを慎重に，健康によい方向に向けて扱うことで，問題にさらされることが減り，システム資源を増やすことになるので，過剰負担を減らすことができます。お子さんの全‐身体的システムは，健康や，豊かに統合された機能を再生させるチャンスを得ることになります。

　b. お子さんに新しいスキルを教え，それを積み上げていけるよう援助することによって，お子さんを新しい情報に接触させると，その経験がお子さんにも感知し統合できるようなものなら，お子さんのシステム資源は増えるかもしれません。

　c. 何事も小さなことだから見過ごしてよいということはありません。小さな選択でさえ影響力があります。繊細なバランスに頼って苦しんでいるシステムでは，小さな選択が大きな違いを生むことがあります。

8. お伝えしていることはどれも，他の慢性的な病気や脳神経発達の問題の多くについても言えることです。例えば，ADHD，学習障害，ぜんそく，糖尿病，肥満やアルツハイマー病や癌でさえもそうですし，他にもまだあります。これらの病態には共通する遺伝子と環境ストレスとなるものが発見されています。ですから，私たちは他の病気の治療の進歩から学ぶことができますし，これらの問題を抱える人たちも，自閉症治療の成功から学ぶことができるのです。

　a. なぜ同じ遺伝子の脆弱さや環境要因が違う病気につながるのか，その理由はわかっていません。おそらく，発達段階のどの段階にいるか，遺伝子の脆弱さの細かな違い，環境からくる過剰負担の特徴（例えばその相互関係）などが組み合わさっているのでしょう。

b. 自閉症に特化した介入方法がいくつかあるかもしれませんが、自閉症のみを対象にしているのではない、より包括的な介入に効果を期待する方が妥当だと私は思います。
9. 単一のレベルでの介入や治療が大いに役に立つこともあります。しかし依然としてお子さんには、医学的な治療、行動、学習、感情などの多くのレベルで未解決の問題が残るかもしれません。複数のレベルで集中的に力を注ぐ方が状況をよい方向へ転換する可能性があると私は考えています。
   a. 一度にひとつずつを対象にすると、他のあらゆるレベルにおいて、これまで慣れている方向へと押し戻す力が働くため、元の問題のある状態に戻りやすくなるかもしれません。
   b. 一度に複数のレベルを対象にする方が、うまく機能していない状態や「規定値」から抜け出る勢いが生まれて、お子さんはより健康な状態へ移行するために必要な資源をより多く得ることができます。あなたががんばりを続けることで、お子さんのより健康な状態が次第に安定していく可能性があります。
   c. それゆえ、一番よい結果を得るためには、可能な限りあらゆるレベルで負担を取り除き、資源を増やし、元に戻ってしまうリスクを冒さないことです。こうすることで、多くのレベルでシステムにかかるストレスが取り除かれ、自己修正と回復が最大限に起こる機会が生まれるでしょう。このやり方の最善の基礎となるのは、食事、有害物質、微生物、ストレスをターゲットにして、あなたにできるベストを尽くすことです。
   d. 例えば、薬物を多用するような積極的な治療が必要になったとしても、まず先に、あるいは並行して、副作用の恐れがある方法をとる必要性を最小限にし、お子さんがよくなる可能

性を最大限とするために，上に述べた基本的なレベルをすべてカバーするべきです。
10. 役に立つことの多くは毎日の介入の中にあります。例えば，食べ物や製品の選択，お子さんとのコミュニケーションのとり方などのことです。お子さんに準備ができていれば多くのことが役に立ちますし，準備ができていなければ，何かを行ったとしても，早すぎたり，無意味だったりするでしょう。
   a. お子さんの抱える問題の複数のレベルに対して調和を図りながら取り組むのは，自閉症治療のひとつの方法です。しかし，このような取り組みは標準的な臨床実験法でテストすることがとても難しく，臨床実験法では一度にひとつずつを検査するというのがせいぜいのところです。よって，医学に携わる私たちが目標とするのは，仮にあなたが選ぶ方法が，単独でも，あるいは組み合わせにおいても，確実に効果が立証されているものではないとしても，生物学，心理学，そして情報面でも安全で有意義な介入方法をあなたが追求し，判断する際の役に立つということです。
   b. 患者と家族に関するインターネット上のデータベースのような，近年生まれた情報収集法によって，以前には不可能だった毎日の細かい事柄についての知識が増えるかもしれません。
   c. あなた自身や同じような境遇にある人たちが，状況をコントロールする力をより多く得て成功を重ねていくことによって，健康を促進し，健康に悪いものを減らす方向へと世界が「状態変化」することを後押しする方法が増えるのかもしれません。
   d. あなた自身とあなたの経験から世界は多くのことを学び，獲得することができます。

資 料 D

医師，セラピスト，科学者へのアドバイス

　自閉症革命を引き起こし，この革命を最も必要としている人たちの後押しをするために，医師，セラピスト，科学者には，個人的にも組織内においてもできることがあります。

1. **まず会って，よく話を聞いて，学ぶ**：自閉症を抱える人やその家族，養育者にまず会って，よく話を聞いて，学んでください。自閉症の人たちのビデオで，彼らが何を語り，見てほしいと思っているかを知るところから始めることもできます（資料Eにいくつかリンクを入れています）。しかし，実際に顔をつきあわせて話すことは，驚くほど貴重な経験となります。より深く，日常的に長期にわたって自閉症の人と接してきた経験をもつ家族や経験豊かな教員，セラピストたちから話を聞きましょう。日々がどんな様子かについて学びましょう。

2. **人を全体として見る**：科学者や医師として，自閉症の「中核的」な特徴を治療したいと考えるかもしれません。しかし，自閉症を抱える人とその家族の日々の生活においては，最も困るのが睡眠や胃腸の問題や発作なのです。ウイリアム・オスラーの有名な言葉があります。「よい医者は病気を治療する。優れた医者は病気

をもつ患者を治療する」

3. **オープンな姿勢で**：これまでに教えられたこととはかなり異なる，驚くようなことや観察に対してオープンな姿勢をとりましょう。発熱したりステロイドを使ったり診断が変わったりしたときの方が子どもの状態がずっとよいとき，おそらくあなたは自閉症に関して何か新しいことを学んでいるのです。それは最初から自閉症ではなかったということではありません。誰よりもその子のことをよく知る親から注意深く話を聴くことで，科学的研究の余地のある事柄がわかるかもしれません。第5章でお話しした，発熱に関する研究の計画と実施は，ちょうどそんな過程から生まれました。臨床医が親の語ることを真剣に受け止めたのです。この発熱の研究による発見がどれだけ自閉症の中核部分に迫るものなのかはまだ明らかではありません。けれどそれは，専門家によって，あるいは一般常識で自閉症に関してこれまで信じられてきたことを完全に覆すものでした。オープンな姿勢は，新しい知見を生む宝の山なのです。

4. **包括的な診断の先にあるものに目を向ける**：ひとりひとりの患者，研究対象，研究テーマを，多くの糸が絡み合った大きなウェブ（クモの巣）と見て取り組みましょう。そのウェブの，手の届く範囲から着手し，説明をつけていく方法を探しましょう。

5. **問題を真剣に受け止める**：実際に深刻な問題となる前に，目の前の問題を真剣に受け止めましょう。グレーゾーンの問題を徹底的に精査しましょう。比較的治療しやすいかもしれません。解決がますます難しくなるような重症となる前に取り組みましょう。

6. **生理学的に考える**：体の中でどうそれぞれのシステムが働くか考えてみてください。あなたの患者は特異体質の問題（例えば，普通あまりないような化学物質や感染源への曝露，あるいは代謝的，免疫的，遺伝的問題）やいくつもの問題が絡み合っていて，

教科書に書いてあることからはかけ離れた状態にあるのかもしれません。しかし、どう患者を助けていくかを考えるには、生理学が依然として有用です。デニス・ノーブルの素晴らしい著作 *The Music of Life*（邦訳：『生命の音楽―ゲノムを越えて システム・バイオロジーへの招待』新潮社、2009）を読み、いかに遺伝子でなく生理機能が生物のシステム内で働いているか、著者の視点に触れてみてください。

7. **周囲の環境に深い関心を向ける**：周囲の環境、自分が知っていること、まだ知らないこと、食事、有害物質、微生物、ストレスが私たち生物にどう影響を与えるかに関心をもってください。耳が痛いかもしれませんが、実りの多いことです。環境からの影響を受けやすい生理機能の仕組みと、どうそれを支え守るかについて学んでください。

8. **システム生物学を学ぶ**：最新の技術と知見は、日々行われる医学、実験、繰り返されてきた治療行為から見ると、はるか先を進んでいます。また、たいていの臨床医がもてる時間と資源で行えることの範囲から見てもはるか先を進んでいます。システム生物学の考え方は、研究に組み込むのが難しいこともあります。というのは、多くの研究者が旧態依然な帰納法でものを考えているからです。しかしこれは、初心者としてさえ、ものの考え方のひとつとして取り入れることができるものです。物事の関わり方と背景に関するシステム生物学の考え方を知ることで、あなたはより謙虚に、自らが役に立つ方向へ変化することができるでしょう。

9. **実用的な方法を探る**：医学界で頭角を現しつつあるシステム生物学への実用的なアプローチを探しましょう。そのひとつが、システム生物学研究機構（Institute for Systems Biology）が提案する **P4 Medicine** で、これは4つのP、つまり、予知的（predictive）、個別的（personalized）、予防的（preventive）、参加的（participatory）

なアプローチです。この研究所は,例えばオハイオ州立大学といった主要な学術機関との連携を開始しています。このアプローチに多くの知識人が魅力を感じています。現在のところ,まだ主に遺伝子の予知的な力と成人に関する問題解決にのみ焦点を当てていますが,科学の進歩によってより体系的な実験ができるようになるとどんなことが可能となるか,イメージすることができます。

もうひとつのアプローチが**機能性医学**と呼ばれるもので,これは症状に焦点を当てるのではなく,初期予防と潜行する原因の解明に対し,科学を基礎として取り組む方法とされています。主張のひとつが,健康とは病気ではないということではなく,積極的な生きる力があることで,実のところ「自分の人生を本来実現可能なものにする」ということです。機能性医学は,遺伝子,環境,代謝,免疫学,身体組織,そして全‐身体的,全システム医学のその他の側面の間でバランスを見出すために役に立つと私は考えています。これら全レベルを駆使して,自閉症やその他の慢性的な病気の複雑さに取り組まなければなりません。私が機能性医学において最も大切だと思う部分は,患者や問題への取り組み方を構成する枠組みを与えてくれるところです。この枠組み作りの方法は今すぐに,まだ基本情報を集めている段階で,科学的データの集積中であっても利用することができます。有資格の医療従事者なら,機能性医学研究所 (Institute for Functional Medicine, www.functionalmedicine.org.) を通じ,このアプローチを実践するための資格認証や上級レベルの実践モジュールにアクセスが可能です。また,巻末資料に機能性医学のテキストや論文を入れてあります。

10. **時間をとって思い出す**:どのような価値観を中心に置いて,どのような希望をもって,なぜこの職業を選んだのでしょう。ひとりひとりの患者,研究,自分の医療行為のすべてのために,どれだ

け自分が豊かな資源となれるか，その観点から自分をどう位置づけられるか考えてみましょう。それとシステム思考がどうつながるか，絡まり合うウェブ全体をどう説明できるか，イメージしてみましょう。

資料 E

参考文献，その他

Guides for Parents

R. Dietert and J. Dietert, *Strategies for protecting your child's immune system: Tools for Parents and Parents-to-Be.* Singapore: World Scientific, 2010.

P. Kluth, *You're Going to Love This Kid.* Paul H. Brookes, 2003.

E. Notbohm. *Ten Things Every Child with Autism Wishes You Knew.* Arlington, TX: Future Horizons, 2005.

R. Sears, *The Autism Book: What Every Parent Needs to Know About Early Detection, Treatment, Recovery and Prevention.* Sears Parenting Library. New York: Little, Brown, 2010.

K. Seroussi and L. Lewis, *The Encyclopedia of Dietary Interventions for the Treatment of Autism and Related Disorders.* Pennington, NJ: Sarpsborg Press, 2008.

S. Shore, L.G. Rastelli, T. Grandin, *Understanding Autism for Dummies.* Hoboken, NJ: For Dummies, 2006.

R. Smith and B. Lourie, *Slow Death by Rubber Duck: The Secret Danger of Everyday Things.* Berkeley, CA: Counterpoint, 2010.

F.R. Volkmar and L.A. Wiesner, *A Practical Guide to Autism: What Every Parent, Family Member and Teacher Needs to Know.* Hoboken, NJ: Wiley, 2009.

N Wiseman, *Could It Be Autism?* New York: Crown Archetype,

2006

N. Wiseman, *The First Year: Autism Spectrum Disorders: An Essential Guide for the Newly Diagnosed Child.* New York: Da Capo Lifelong Books, 2009, and www.firstsigns.org.

Personal Perspectives on Autism

Judy Endow, *Paper Words: Discovering and Living with My Autism.* Shawnee Mission, KS: Autism Asperger Publishing, 2009.

Temple Grandin, *Thinking in Pictures: My Life with Autism.* Expanded ed. New York: Vintage, 2010.

Temple Grandin, *The Way I See It: A Personal Look at Autism and Asperger's.* 2nd ed. Arlington, TX: Future Horizons, 2011.

Portia Iversen, *Strange Son*, New York: Riverhead, 2006.

Tito Rajarshi Mukhopadhyay, *How Can I Talk If My Lips Don't Move? Inside My Autistic Mind.* New York: Arcade, 2011.

Tito Rajarshi Mukhopadhyay, *The Mind Tree*, New York: Arcade, 2011.

Dawn Prince-Hughes, *Songs of the Gorilla Nation: My Journey Through Autism.* New York: Three Rivers Press, 2005.

John Elder Robison, *Be Different*, New York: Crown Archetype, 2011.

John Elder Robison, *Look Me in the Eye: My Life with Asperger's.* New York: Broadway, 2008.

Ralph James Savarese, *Reasonable People: A Memoir of Autism and Adoption: On the Meaning of Family and the Politics of Neurological Difference*, New York: Other Press, 2007.

Heftier Reading

D. Amaral, G. Dawson, D. Geschwind, eds., *Autism Spectrum Disorders*, Oxford: Oxford University Press, 2011.

J. Bland and et al., *Clinical Nutrition: A Functional Approach.* 2nd ed. Gig Harbor, WA: Institute of Functional Medicine, 2004.

A. Bralley and R. Lord, *Laboratory Evaluations for Integrative and*

Functional Medicine. 2nd ed. Duluth, GA: Metametrix Institute, 2008.

A. Chauhan, V. Chauhan, T. Brown, eds., *Autism: Oxidative Stress, Inflammation and Immune Abnormalities,* Boca Raton, FL: Taylor & Francis/CRC Press, 2009.

K. Fitzgerald and J. Bralley, *Case Studies in Integrative and Functional Medicine*, Duluth, GA: Metametrix Institute, 2011.

D. Jones, L. Hoffman, S. Quinn, *21st Century Medicine:? A New Model for Medical Education and Practice*, available free online. www.functionalmedicine.org/content_management/files/21stCentMed-FullDocument.pdf

S. Knox, From 'omics' to complex disease: a system biology approach to gene-environment interactions in cancer. *Cancer Cell International,* 2010, 10: p. 11. www.cancerci.com/content/10/1/11.

B. Levin, *Environmental Nutrition.* Vashon Island, WA: HingePin Press, 1999.

The Textbook of Functional Medicine 2nd ed. Gig Harbor, WA: Institute for Functional Medicine, 2008.

A. Zimmerman, ed. *Autism: Current Theories and Evidence.* Totowa, NJ: Humana Press, 2008.

Some Autism Resources and Organizations

American Academy of Pediatrics:
 www.aap.org/healthtopics/autism.cfm.
Autism Research Institute: www.autism.com.
Autism Society: www.autism-society.org.
Autism Speaks: www.autismspeaks.org.
Autism Treatment Network:
 www.autismspeaks.org/science/programs/atn/.
National Database for Autism Research: ndar.nih.gov.
U.S. Centers for Disease Control and Prevention:
 www.cdc.gov/ncbddd/autism/index.html

Treatment-Tracking Databases and Resources for Parents

Autism 360: www.autism360.org.
ChARM: www.charmtracker.com.
Patients Like Me: www.patientslikeme.com.
Self-tracking data resources: www.quantifiedself.com.

General Information

A.M. Wetherby and N. Wiseman, Autism Video Glossary:
　　　http://www.www.autismspeaks.org/video/glossary.php.
Autism Internet Modules: www.autisminternetmodules.org.

Biomedical and Environmental Information

www.autismbiomed.com
www.autismbiorefs.info
www.autism.com/pro_biomedical_research.asp#Biomedical
autismwhyandhow.org
www.endocrinedisruption.org
www.e.hormone.tulane.edu
www.healthandenvironment.org/cgi-bin/portal.cgi
www.epa.gov/epahome/commsearch.htm

Book and Author Websites

www.TheAutismRevolution.org
www.MarthaHerbert.org
www.KarenWeintraub.com

注

1) Werner and Dawson, "Validation of the phenomenon of autistic regression using home videotapes," *Archives of General Psychiatry*, 2005, 62: pp. 889-95.
2) Helt et al., "Can children with autism recover? If so, how?" *Neuropsychology Review*, 2008, 18: pp. 339-66.
3) Croen et al., "The changing prevalence of autism in California," *Journal of Autism and Developmental Disorders*, 2002, 32: pp. 207-15.
4) Kogan et al., "Prevalence of parent-reported diagnosis of autism spectrum disorder among children in the US, 2007," *Pediatrics*, 2009, pp. 1395-1403.
5) Herbert, "Autism: A brain disorder or a disorder that affects the brain?" *Clinical Neuropsychiatry*, 2005, 2: pp. 354-79, www.marthaherbert.org/library/Herbert-autismbrainoraffectingbrain.pdf; Coury, "Medical treatment of autism spectrum disorders," *Current Opinions in Neurology*, 2010, 23: pp. 131-36; Herbert, "A Whole-Body Systems Approach to ASD," in *The Neuropsychology of Autism* (New York: Oxford University Press, 2011).
6) Herbert, "Large brains in autism: The challenge of pervasive abnormality," *Neuroscientist*, 2005, 11: pp. 417-40; Herbert et al., "Dissociations of cerebral cortex, subcortical and cerebral white matter volumes in autistic boys," *Brain*, 2003, 126: pp.1182-92; Herbert et al., "Localization of white matter volume increase in autism and developmental language disorder," *Annals of Neurology*, 2004, 55: pp. 499-510. See also Courchesne et al., "Brain growth across the lifespan in autism: age-specific changes in anatomical pathology," *Brain Research*, 2010, 1380: pp. 138-145.
7) Just et al., "Cortical activation and synchronization during sentence comprehension in high-functioning autism: Evidence of underconnectivity," *Brain*, 2004, 127: pp. 1811-21.
8) Vargas et al., "Neuroglial activation and neuroinflammation in the brain of patients with autism," *Annals of Neurology*, 2005, 57: pp. 67-81.

9) Ashwood, Wills, and Van de Water, "The immune response in autism: A new frontier for autism research," *Journal of Leukocyte Biology*, 2006, 80: pp. 1-15.
10) Narayanan et al., "Effect of propranolol on functional connectivity in autism spectrum disorder—a pilot study," *Brain Imaging and Behavior*, 2010, 4: pp. 189-97.
11) Herbert, "Time to get a grip," *Autism Advocate*, 2006, 45: pp. 19-26, www.autism-society.org/site/DocServer/eh_get_a_grip.pdf?docID=4821.
12) Herbert, "Autism: The centrality of active pathophysiology and the shift from static to chronic dynamic encephalopathy," in Chauhan, Chauhan, and Brown, *Autism: Oxidative Stress, Inflammation, and Immune Abnormalities* (Boca Raton, FL: Taylor & Francis/CRC Press, 2009), pp. 343-87.
13) Ganz, "The lifetime distribution of the incremental societal costs of autism," *Archives of Pediatrics & Adolescent Medicine*, 2007, 161: pp. 343-49; Dawson, "The power of words: The IACC works to reconcile different perspectives on autism," *Autism Speaks Official Blog*, 2011, blog.autismspeaks.org/ 2011/01/20/iacc-the-power-of-words/.
14) Herbert, "Learning from the autism catastrophe: Key leverage points," *Alternative Therapies in Health and Medicine*, 2008, 14: pp. 28-30.
15) Talk given by Dr. Ivar Følling, son of Dr. Ivar Asbjørn Følling, presented at a meeting in Elsinore, Denmark, May 24-27, 1994, www.pkunews.org/about/history.
16) Snyderman, "Dietary and genetic therapy of inborn errors of metabolism: A summary," *Annals of the New York Academy of Sciences*, 1986, 477: pp. 231-36.
17) Interview with Karen Weintraub, Aug. 4, 2010, for article in *The Boston Globe*.
18) Guy et al., "Reversal of neurological defects in a mouse model of Rett syndrome," *Science*, 2007, 315: pp. 1143-47.
19) Carey Goldberg, "Autism-like disorder reversed in mice," *Boston Globe*, February 8, 2007.
20) Miller et al., "Consensus statement: Chromosomal microarray is a first-tier clinical diagnostic test for individuals with developmental disabilities or congenital anomalies," *American Journal of Human Genetics*, 2010, 86: pp. 749-64.

注 *439*

21) Sebat et al., "Strong association of de novo copy number mutations with autism," *Science*, 2007, 316: pp. 445-49; Eapen, "Genetic basis of autism: Is there a way forward?" *Current Opinions in Psychiatry*, 2011, 24: pp. 226-36.
22) Kinney et al., "Environmental risk factors for autism: Do they help cause de novo genetic mutations that contribute to the disorder?" *Medical Hypotheses*, 2010, 74: pp. 102-6.
23) Betancur, "Etiological heterogeneity in autism spectrum disorders: More than 100 genetic and genomic disorders and still counting," *Brain Research*, 2011, 1380: pp. 42-77.
24) Scriver, "The PAH gene, phenylketonuria, and a paradigm shift," *Human Mutation*, 2007, 28: pp. 831-45.
25) Belmonte and Bourgeron, "Fragile X syndrome and autism at the intersection of genetic and neural networks," *Nature Neuroscience*, 2006, 9: pp. 1221-25.
26) Hallmayer et al., Genetic Heritability and Shared Environmental Factors Among Twin Pairs with Autism. *Archives of General Psychiatry*, 2011, published online July 4, 2011.
27) Pratley, "Gene-environment interactions in the pathogenesis of type 2 diabetes mellitus: Lessons learned from the Pima Indians," *Proceedings of the Nutrition Society*, 1998, 57: pp. 175-81.
28) Davis, Phelps, and Braclta, "Prenatal development of monozygotic twins and concordance for schizophrenia," *Schizophrenia Bulletin*, 1995, 21: pp. 357-66.
29) After I wrote this metaphor I reviewed slides from past lectures by Sidney Baker, MD, some of which I'd heard, in which he uses a similar metaphor about hills under water. In his case the metaphor focuses on the increasing numbers in the population of more severe conditions like autism as compared to less severe conditions like attention deficit disorder, as environmental stress lowers the water level and exposes more vulnerabilities in the population. I am using the metaphor more to highlight how individual choices can make a difference in the water level for them and their children personally. I want to thank Dr. Baker for seeding this image in my mind.
30) Zecavati and Spence, "Neurometabolic disorders and dysfunction in autism spectrum disorders," *Current Neurology and Neuroscience Reports*, 2009, 9: pp. 129-36.
31) McEwen, "Stress, adaptation, and disease: Allostasis and allostatic

load," *Annals of the New York Academy of Science*, 1998, 840: pp. 33-44; Glei et al., "Do chronic stressors lead to physiological dysregulation? Testing the theory of allostatic load," *Psychosomatic Medicine*, 2007, 69: pp. 769-76; Knox, "From 'omics' to complex disease: A systems biology approach to gene-environment interactions in cancer," *Cancer Cell International*, 2010, 10: pp. 1-13, www.cancerci.com/content/10/1/11.

32) Kaput, "Nutrigenomics research for personalized nutrition and medicine," *Current Opinions in Biotechnology*, 2008, 19: pp. 110-20.

33) Miller et al., "It is time for a positive approach to dietary guidance using nutrient density as a basic principle," *Journal of Nutrition*, 2009, 139: pp. 1198-1202; Krebs-Smith et al., "Americans do not meet federal dietary recommendations," *Journal of Nutrition*, 2010, 140: pp. 1832-38; Kant, "Consumption of energy-dense, nutrient-poor foods by adult Americans: Nutritional and health implications. The third National Health and Nutrition Exantination Survey, 1988-1994," *American Journal of Clinical Nutrition*, 2000, 72: pp. 929-36.

34) Willett, *Eat, Drink, and Be Healthy: The Harvard Medical School Guide to Healthy Eating* (New York: Free Press, 2002), pp. 114-15.

35) Heckmann et al., "Zinc gluconate in the treatment of dysgeusia—a randomized clinical trial," *Journal of Dental Research*, 2005, 84: pp. 35-38.

36) Grandjean and Landrigan, "Developmental neurotoxicity of industrial chemicals," *Lancet*, 2006, 368: pp. 2167-78.

37) The Portal to Science, www.healthandenvironment.org/cgi-bjn/portal.cgi, offers abundant references relevant to the points made on this list. See also Herbert, "Autism: The centrality of active pathophysiology and the shift from static to chronic dynamic encephalopathy," in Chauhan, Chauhan, and Brown, *Autism: Oxidative Stress, Inflammation, and Immune Abnormalities*, pp. 343-87.

38) T. Colburn, D. Dumanoski, and J. P. Meyers, *Our Stolen Future: Are We Threatening Our Fertility, Intelligence, and Survival? A Scientific Detective Story* (New York: Plume, 1997); S. Krimsky, *Hormonal Chaos: The Scientific and Social Origins of the Environmental Endocrine Hypothesis* (Baltimore: Johns Hopkins University Press, 1999).

39) The Wingspread Conference on the Precautionary Principle was

convened by the Science and Environmental Health Network in 1998. Its conclusions can be found at www.sehn.org/precaution. html.
40) Landrigan and Goldman, "Children's vulnerability to toxic chemicals: A challenge and opportunity to strengthen health and environmental policy," *Health Affairs* (Millwood), 2011, 30: pp. 842-50.
41) Dietert, "Distinguishing environmental causes of immune dysfunction from pediatric triggers of disease," *Open Pediatric Medicine Journal*, 2009, 3: pp. 38-44.
42) Wallace and Starkov, "Mitochondrial targets of drug toxicity," *Annual Review of Pharmacology and Toxicology*, 2000, 40: pp. 353-88.
43) Giulivi et al., "Mitochondrial dysfunction in autism," *JAMA*, 2010, 304: pp. 2389-96. Zecavati and Spence also explored mitochondrial dysfunction in their paper "Neurometabolic disorders and dysfunction in autism spectrum disorders," *Current Neurology and Neuroscience Reports*, 2009, 9: pp. 129-36.
44) Wallace and Starkov, "Mitochondrial targets of drug toxicity," *Annual Review of Pharmacology and Toxicology*, 2000, 40: pp. 353-88.
45) Gargus, "Mitochondrial component of calcium signaling abnormality in autism," in Chauhan, Chauhan, and Brown, *Autism: Oxidative Stress, Inflammation, and Immune Abnormalities*, pp. 207-24.
46) Rossignol and Frye, "Mitochondrial dysfunction in autism spectrum disorders: A systematic review and meta-analysis," *Molecular Psychiatry*, 2011, pp. 1-25.
47) Berk et al., "Glutathione: A novel treatment target in psychiatry," *Trends in Pharmacological Science*, 2008, 29: pp. 346-51.
48) Stein et al., "Environmental threats to healthy aging, with a closer look at Alzheimer's and Parkinson's diseases," Greater Boston's Physicians for Social Responsibility and Science and Environmental Health Network, 2008, agehealthy.org/.
49) Chauhan, Chauhan, and Brown, *Autism: Oxidative Stress, Inflammation, and Immune Abnormalities*; Special Issue on Autism Spectrum Disorders, *American Journal of Biochemistry and Biotechnology* 4, no. 2: pp. 61-225, www.scipub.org/scipub/detail_issue.php?V_No=173&j_id=ajbb; Sajdel-Sulkowska et al., "Increase

in cerebellar neurotrophin-3 and oxidative stress markers in autism," *Cerebellum*, Sept. 2009, val. 8, pp. 366-72.

50) Ming et al., "Increased excretion of a lipid peroxidation biomarker in autism," *Prostaglandins Leukot Essent Fatty Acids*, 2005, 73: pp. 379-84; Yao et al., "Altered vascular phenotype in autism: Correlation with oxidative stress," *Archives of Neurology*, 2006, 63: pp. 1161-64.

51) James, "Oxidative stress and the metabolic pathology of autism," in Zimmerman, *Autism: Current Theories and Evidence* (Totowa, NJ: Humana Press, 2008), pp. 245-68.

52) Zhang et al., "Dietary patterns are associated with levels of global genomic DNA methylation in a cancer-free population," *Journal of Nutrition*, 2011, pp. 1165-71.

53) Kemper, Vohra, and Walls, American Academy of Pediatrics, "The use of complementary and alternative medicine in pediatrics," *Pediatrics*, 2008, 122: pp. 1374-86.

54) Lafleur et al., "N-acetylcysteine augmentation in serotonin reuptake inhibitor refractory obsessive-compulsive disorder," *Psychopharmacology* (Berlin), 2006, 184: pp. 254-56; Hardan et al., "A randomized controlled double-blind of N-acetylcysteine in children with autism," presentation, International Meeting for Autism Research, San Diego, May 2011.

55) "PACE calls on governments to 'take all reasonable measures' to reduce exposure to electromagnetic fields," Parliamentary Assembly of the Council of Europe. Strasbourg, France, May 25, 2011. And Cai et al., "Frequency-modulated nuclear localization bursts coordinate gene regulation," *Nature*, 2008, 455: pp. 485-90.

56) Genuis, "Elimination of persistent toxicants from the human body." *Human & Experimental Toxicology*, 2011, 30: pp. 3-18.

57) "Deaths associated with hypocalcemia from chelation therapy, Texas, Pennsylvania, and Oregon, 2003-2005," *Morbidity and Mortality Weekly Report*, March 3, 2006, 55, no. 8: pp. 204-7, www.cdc.gov/mmwr/preview/mmwrhtml/mm5508a3.htm.

58) BlueCross BlueShield CareFirst Medical Policy: 2.01.027 Chelation Therapy, notesnet.carefirst.com/ecommerce/medicalpolicy.nsf/vwwebtablex/c53b4e1e9fd79b67852577490043d151?OpenDocument.

59) Buie et al., "Evaluation, diagnosis, and treatment of gastrointestinal disorders in individuals with ASDs: A consensus report," *Pediatrics*,

2010, 125 Suppl 1: pp. S1-18; Buie et al., "Recommendations for evaluation and treatment of common gastrointestinal problems in children with ASDs," *Pediatrics*, 2010, 125 Suppl1: pp. S19-29.
60) Campbell et al., "Distinct genetic risk based on association of MET in families with co-occurring autism and gastrointestinal conditions," *Pediatrics*, 2009, 123: pp. 1018-24.
61) Morris and Agin, "Syndrome of allergy, apraxia, and malabsorption: Characterization of a neurodevelopmental phenotype that responds to omega 3 and vitamin E supplementation," *Alternative Therapies in Health and Medicine*, 2009, 15: pp. 34-43.
62) Fasano, "Surprises from celiac disease," *Scientific American*, 2009, 301: pp. 54-61.
63) Whiteley et al., "The ScanBrit randomised, controlled, single-blind study of a gluten- and casein-free dietary intervention for children with autism spectrum disorders," *Nutritional Neuroscience*, 2010, 13: pp. 87-100.
64) Alberti et al., "Sulphation deficit in 'low-functioning' autistic children: A pilot study," *Biological Psychiatry*, 1999, 46: pp. 420-24.
65) Reyes et al., "Viruses in the faecal microbiota of monozygotic twins and their mothers," *Nature*, 2010, 466: pp. 334-38; Turnbaugh et al., "A core gut microbiome in obese and lean twins," *Nature*, 2009, 457: pp. 480-84; Turnbaugh et al., "Organismal, genetic, and transcriptional variation in the deeply sequenced gut microbiomes of identical twins," *Proceedings of the National Academy of Sciences USA*, 2010, 107: pp. 7503-8; Turnbaugh et al., "The effect of diet on the human gut microbiome: A metagenomic analysis in humanized gnotobiotic mice," *Science Translational Medicine*, 2009, 1: p. 6ra14.
66) Gonzalez et al., "The mind-body-microbial continuum," *Dialogues in Clinical Neuroscience*, 2011, 13: pp. 55-62; Collins and Bercik, "The relationship between intestinal microbiota and the central nervous system in normal gastrointestinal function and disease," *Gastroenterology*, 2009, 136: pp. 2003-14; Heijtz et al., "Normal gut microbiota modulates brain development and behavior," *Proceedings of the National Academy of Sciences USA*, 2011, 108: pp. 3047-52.
67) Altieri et al., "Urinary p-cresol is elevated in small children with severe autism spectrum disorder," *Bio-markers* 2011, May, 16(3): pp. 252-60.
68) Yap et al., "Urinary metabolic phenotyping differentiates children

with autism from their unaffected siblings and age-matched controls," *Journal of Proteome Research*, 2010, 9: pp. 2996-3004.
69) Finegold et al., "Gastrointestinal microflora studies in late-onset autism," *Clinical Infectious Diseases*, 2002, 35: pp. S6-16; Sandler et al., "Short-term benefit from oral vancomycin treatment of regressive-onset autism," *Journal of Child Neurology*, 2000, 15: pp. 429-35.
70) MacFabe et al., "Effects of the enteric bacterial metabolic product propionic acid on object-directed behavior, social behavior, cognition, and neuroinflammation in adolescent rats: Relevance to autism spectrum disorder," *Behavioural Brain Research*, 2011, 217: pp. 47-54.
71) Dietert, "Developmental immunotoxicology (DIT): Windows of vulnerability, immune dysfunction and safety assessment," *Journal of Immunotoxicology*, 2008, 5: pp. 401-12; Hertz-Picciotto et al., "Prenatal exposures to persistent and non-persistent organic compounds and effects on immune system development," *Basic & Clinical Pharmacology & Toxicology*, 2008, 102: pp. 146-54.
72) Atladottir et al., "Association of family history of autoimmune diseases and autism spectrum disorders," *Pediatrics*, 2009, 124: pp. 687-94.
73) Patterson, "Maternal infection and immune involvement in autism," *Trends in Molecular Medicine*, 2011, pp. 389-94; Shi et al., "Maternal influenza infection causes marked behavioral and pharmacological changes in the offspring," *Journal of Neuroscience*, 2003, 23: pp. 297-302.
74) Keil et al., "Parental autoimmune diseases associated with autism spectrum disorders in offspring," *Epidemiology*, 2010, 21: pp. 805-8; Atladottir et al., "Association of family history of autoimmune diseases and autism spectrum disorders," *Pediatrics*, 2009, 124: pp. 687-94; Mouridsen et al., "Autoin1mune diseases in parents of children with infantile autism: A case-control study," *Developmental Medicine & Child Neurology*, 2007, 49: pp. 429-32.
75) Dominguez-Bello et al., "Delivery mode shapes the acquisition and structure of the initial microbiota across multiple body habitats in newborns," *Proceedings of the National Academy of Sciences USA*, 2010, 107: pp. 11971-75.
76) Goodman et al., "Identifying genetic determinants needed to establish a human gut symbiont in its habitat," *Cell Host & Microbe*,

2009, 6: pp. 279-89; Eggesbo et al., "Development of gut microbiota in infants not exposed to medical interventions," *APMIS*, 2011, 119: pp. 17-35.
77) Dotterud et al., "Probiotics in pregnant women to prevent allergic disease: A randomized, double-blind trial," *British Journal of Dermatology*, 2010, 163: pp. 616-23; Kopp and Salfeld, "Probiotics and prevention of allergic disease," *Current Opinion in Clinical Nutrition & Metabolic Care*, 2009, 12: pp. 298-303.
78) Miles et al., "Acquired coenzyme Q10 deficiency in children with recurrent food intolerance and allergies," *Mitochondrion*, 2011, 11: pp. 127-35.
79) Ashwood et al., "Elevated plasma cytokines in autism spectrum disorders provide evidence of inmmne dysfunction and are associated with impaired behavioral outcome," *Brain, Behavior, and Immunity*, 2011, 25: pp. 40-45.
80) Zhou, Beevers, and Huang, "The targets of curcumin," *Current Drug Targets*, 2011, 12: pp. 332-47.
81) de Magistris et al., "Alterations of the intestinal barrier in patients with autism spectrum disorders and in their first-degree relatives," *Journal of Pediatric Gastroenterology and Nutrition*, 2010, 51: pp. 418-24.
82) Buie et al., "Evaluation, diagnosis, and treatment of gastrointestinal disorders in individuals with ASDs: a consensus report," *Pediatrics*, 2010, 125 Suppl 1: pp. S1-18; Buie et al., "Recommendations for evaluation and treatment of common gastrointestinal problems in children with ASDs," *Pediatrics*, 2010, 125 Suppl 1: pp. S19-29.
83) Pelsser et al., "Effects of a restricted elimination diet on the behaviour of children with attention-deficit hyperactivity disorder (INCA study): A randomised controlled trial," *Lancet*, 2011, 377: pp. 494-503.
84) Taubes, "Is sugar toxic?" *New York Times Magazine*, April 13, 2011; Lustig, "The 'skinny' on childhood obesity: How our Western environment starves kids' brains," *Pediatric Annals*, 2006, 35: pp. 898-902, 905-7.
85) Oski, *Don't Drink Your Milk: The Frightening New Medical Facts about the World's Most Overrated Nutrient* (Brushton, NY: TEACH Services, 1996).
86) Seroussi and Lewis, *The Encyclopedia of Dietary Interventions for the Treatment of Autism and Related Disorders* (Pennington, NJ:

Sarpsborg Press, 2008).

87) Miller, "Toxicant-induced loss of tolerance," *Addiction*, 2001, 96: pp. 115-37.

88) Roberts et al., "Maternal residence near agricultural pesticide applications and autism spectrum disorders among children in the California Central Valley," *Environmental Health Perspectives*, 2007, 115: pp. 1482-89; Rosas and Eskenazi, "Pesticides and child neurodevelopment," *Current Opinions in Pediatrics*, 2008, 20: pp. 191-97; Lu et al., "Dietary intake and its contribution to longitudinal organophosphorus pesticide exposure in urban/suburban children," *Environmental Health Perspectives*, 2008, 116: pp. 537-42.

89) Clinical Study from University of Southampton School of Psychology Project Code T07040, Chronic and Acute Effects of Artificial Colourings and Preservatives on Children's Behaviour, Initial report from UK: www.food.gov.uk/multimedia/pdfs/additivesbehaviourfinrep.pdf; FDA valuation of this report: www.fda.gov/downloads/AdvisoryCommjttees/CommitteesMeetingMaterials/FoodAdvisoryCommittee/UCM248110.pdf.

90) Pollan, *In Defense of Food* (New York: Penguin, 2009).

91) Via et al., "Low-dose exposure to inorganic mercury accelerates disease and mortality in acquired murine lupus," *Environmental Health Perspectives*, 2003, 111: pp. 1273-77.

92) The diet is spelled out on several websites, including www.breakingtheviciouscycle.info/ and www.gapsdiet.com/.

93) Gates and Schatz, *The Body Ecology Diet: Recovering Your Health and Rebuilding Your Immunity*, revised edition (Carlsbad, CA: Hay House, 2011); Fallon, *Nourishing Traditions* (Lanham, MD: New Trends, 1999); Katz, *Wild Fermentation: The Flavor, Nutrition, and Craft of Live-Culture Foods* (White River Junction, VT: Chelsea Green, 2003).

94) De Filippo et al., "Impact of diet in shaping gut microbiota revealed by a comparative study in children from Europe and rural Africa," *Proceedings of the National Academy of Sciences USA*, 2010, 107: pp. 14691-96; Romeo et al., "Immunomodulatory effect of fibres, probiotics and synbiotics in different life-stages," *Nutricion Hospitalaria*, 2010, 25: pp. 341-49.

95) Poland and Oberg, "Vaccinomics and bio-informatics: Accelerants

for the next golden age of vaccinology," *Vaccine*, 2010, 28: pp. 3509-10; Poland, "Vaccidents and adversomics," *Vaccine*, 2010, 28: pp. 6549-50; Haralambieva and Poland, "Vaccinomics, predictive vaccinology and the future of vaccine development," *Future Microbiology*, 2010, 5: pp. 1757-60; Poland, Ovsyannikova, and Jacobson," Adversomics: The emerging field of vaccine adverse event immunogenetics," *Pediatric Infectious Disease Journal*, 2009, 28: pp. 431-32; "Application of pharmacogenomics to vaccines," *Pharmacogenomics*, 2009, 10: pp. 837-52; "Personalized vaccines: The emerging field of vaccinomics," *Expert Opinion on Biological Therapy*, 2008, 8: pp. 1659-67.

96) Curran et al., "Behaviors associated with fever in children with autism spectrum disorders," *Pediatrics*, 2007, 120: pp. e1386-92.

97) Doidge, *The Brain That Changes Itself*, (New York: Penguin, 2007).

98) Dager et al., "Imaging Evidence for Pathological Brain Development in Autism Spectrum Disorders." In Zimmerman, ed., *Autism: Current Theories and Evidence*, pp. 361-79.

99) Hugg et al., "Normalization of contralateral metabolic function following temporal lobectomy demonstrated by 1H magnetic resonance spectroscopic imaging," *Annals of Neurology*, 1996, 40: pp. 236-69; Pan et al., "Neurometabolism in human epilepsy," *Epilepsia*, 2008, 49 Suppl 3: pp. 31-41; Series et al., "Time course of postoperative recovery of N-acetyl-aspartate in temporal lobe epilepsy," *Epilepsia*, 2001, 42: pp. 190-97.

100) Vargas et al., "Neuroglial activation and neuroinflammation in the brain of patients with autism," *Annals of Neurology*, 2005, 57: pp. 67-81.

101) Lintas, Sacco, and Persico, "Genome-wide expression studies in Autism spectrum disorder, Rett syndrome, and Down syndrome," *Neurobiology of Disease*, in press.

102) Fields, *The Other Brain: From Dementia to Schizophrenia, How New Discoveries About the Brain are Revolutionizing Medicine and Science* (New York: Sin1on & Schuster, 2009). Also Barres, "The Mystery and Magic of Glia: a perspective on their roles in health and disease." *Neuron*, 2008, 60: pp. 430-40.

103) Hsiao and Chern, "Targeting glial cells to elucidate the pathogenesis of Huntington's disease," *Molecular Neurobiology*, 2010, 41: pp. 248-55.

104) Aschner et al., "Glial cells in neurotoxicity development," *Annual*

Review of Pharmacology and Toxicology, 1999, 39: pp. 151-73; Aschner et al., "Methylmercury alters glutamate transport in astrocytes," *Neurochemistry International*, 2000, 37: pp. 199-206.
105) Phone interview with Michael Aschner, Feb. 8, 2011.
106) Gershon, *The Second Brain: A Groundbreaking New Understanding of Nervous Disorders of the Stomach and Intestine* (New York: Harper, 1999).
107) Savidge, Sofroniew, and Neunlist, "Starring roles for astroglia in barrier pathologies of gut and brain," *Laboratory Investigation*, 2007, 87: pp. 731-36; Ruhl, "Glial cells in the gut," *Neurogastroenterology & Motility*, 2005, 17: pp. 777-90.
108) Lecrux and Hamel, "The neurovascular unit in brain function and disease," *Acta Physiologica* (Oxford), 2011, pp. 47-69; Moore and Cao, "The hemo-neural hypothesis: On the role of blood flow in information processing," *Journal of Neurophysiology*, 2008, 99: pp. 2035-47; Herbert, "Autism: The centrality of active pathophysiology and the shift from static to chronic dynamic encephalopathy," in Chauhan, Chauhan, and Brown, *Autism: Oxidative Stress, Inflammation, and Immune Abnormalities*, pp. 343-87.
109) Phone interview with Michael Aschner, Feb. 8, 2011.
110) Hunter et al., "Neuroligin-deficient mutants of C. elegans have sensory processing deficits and are hypersensitive to oxidative stress and mercury toxicity," *Disease Models & Mechanisms*, 2010, 3: pp. 366-76.
111) Huss, Volp, and Stauss-Grabo, "Supplementation of polyunsaturated fatty acids, magnesium and zinc in children seeking medical advice for attention-deficit/ hyperactivity problems—an observational cohort study," *Lipids in Health and Disease*, 2010, 9: p. 105.
112) Mousain-Bosc et al., "Improvement of neurobehavioral disorders in children supplemented with magnesium-vitamin B6. II. Pervasive developmental disorder-autism," *Magnesium Research*, 2006, 19: pp. 53-62.
113) Office of Dietary Supplements, National Institutes of Health: ods.od.nih.gov/factsheets/VitaminB6-HealthProfessional/#h2.
114) Kilburn, Thrasher, and Immers, "Do terbutaline- and mold-associated impairments of the brain and lung relate to autism?" *Toxicology and Industrial Health*, 2009, 25: pp. 703-10; Aldridge

et al., Developmental exposure to terbutaline and chlorpyrifos: Pharmacotherapy of preterm labor and an environmental neurotoxicant converge on serotonergic systems in neonatal rat brain regions," *Toxicology and Applied Pharmacology*, 2005, 203: pp. 132-44.
115) Aschner et al., "Methylmercury alters glutamate transport in astrocytes," *Neurochemistry International*, 2000, 37: pp. 199-206.
116) Patterson, "Maternal infection and immune involvement in autism," *Trends in Molecular Medicine*, 2011, pp. 389-94; Fatemi, "Multiple pathways in prevention of immune-mediated brain disorders: Implications for the prevention of autism," *Journal of Neuroimmunology*, 2009, 217: pp. 8-9; Fatemi et al., "Maternal infection leads to abnormal gene regulation and brain atrophy in mouse offspring: Implications for genesis of neurodevelopmental disorders," *Schizophrenia Research*, 2008, 99: pp. 56-70.
117) Boyd, "Heavy metal pollutants and chemical ecology: Exploring new frontiers," *Journal of Chemical Ecology*, 2010, 36: pp. 46-58.
118) Tordjman et al., "Pain reactivity and plasma beta-endorphin in children and adolescents with autistic disorder," PloS One, 2009, 4: p. e5289.
119) Myles, Adreon, and Gitlitz, *Simple Strategies That Work! Helpful Hints for All Educators of Students* (Overland Park, KS: Autism Asperger Publishing, 2006), p. 30.
120) Rubenstein and Merzenich, "Model of autism: Increased ratio of excitation/inhibition in key neural systems," *Genes, Brain and Behavior*, 2003, 2: pp. 255-67.
121) Markram and Markram, "The intense world theory—a unifying theory of the neurobiology of autism," *Frontiers in Human Neuroscience*, 2010, 4: p. 224.
122) Bear, Huber, and Warren, "The mGluR theory of fragile X mental retardation," *Trends in Neuroscience*, 2004, 27: pp. 370-77.
123) Courchesne et al., "Unusual brain growth patterns in early life in patients with autistic disorder: An MRI study," *Neurology*, 2001, 57: pp. 245-54.
124) Mukhopadhyay, *How Can I Talk If My Lips Don't Move? Inside My Autistic Mind* (New York: Arcade, 2008), p. 1.
125) Goldman et al., "Motor stereotypes in children with autism and other developmental disorders," *Developmental Medicine & Child Neurology*, 2009, 51: pp. 30-38.

126) Oyane and Bjorvatn, "Sleep disturbances in adolescents and young adults with autism and Asperger syndrome," *Autism*, 2005, 9: pp. 83-94; Liu et al., "Sleep disturbances and correlates of children with autism spectrum disorders," *Child Psychiatry and Human Development*, 2006, 37: pp. 179-91.
127) www.mypyramid.gov/pyramid/physical_activitv_amount.html.
128) Melke et al., "Abnormal melatonin synthesis in autism spectrum disorders," *Molecular Psychiatry*, 2008, 13: pp. 90-98; Chaste et al., "Identification of pathway-biased and deleterious melatonin receptor mutants in autism spectrum disorders and in the general population," PLoS One, 2010, 5: p. e11495.
129) Here's one reference about night terrors from the Mayo Clinic: ip-24-248-24-17.coxfiber.net/health_reference/Childrens-Health/DS01016.cfm.
130) Spence and Schneider, "The role of epilepsy and epileptiform EEGs in autism spectrum disorders," *Pediatric Research*, 2009, 65: pp. 599-606.
131) Ibid.
132) Jensen, "Epilepsy as a spectrum disorder: Implications from novel clinical and basic neuroscience," *Epilepsia*, 2011, 52 Suppl1: pp. 1-6.
133) Tuchman, Moshe, and Rapin, "Convulsing toward the pathophysiology of autism," *Brain Development*, 2009, 31: pp. 95-103.
134) Riazi, Galic, and Pittman, "Contributions of peripheral inflammation to seizure susceptibility: Cytokines and brain excitability," *Epilepsy Research*, 2010, 89: pp. 34-42.
135) Gaby, "Natural approaches to epilepsy," *Alternative Medicine Review*, 2007, 12: pp. 9-24; Frye et al., "Traditional and nontraditional treatments for autism spectrum disorder with seizures: An on-line survey," *BMC Pediatrics* 2011, vol. 11, pp. 37-55, www.biomedcentral.com/1471-2431/11/37.
136) Frymann, Carney, and Springall, "Effect of osteopathic medical management on neurologic development in children," *Journal of the American Osteopathic Association*, 1992, 92: pp. 729-44; Frymann, *The Osteopathic Approach to Children with Seizure Disorders: Complementary and Alternative Therapies for Epilepsy* (New York: Demos Medical Publishing, 2005), pp. 273-84.
137) John McKinsey, "Breakthrough: Autistic Teen Finds Voice," ABC News, Feb. 20, 2009.
138) Wolman, "The Truth About Autism: Scientists Reconsider What

They Think They Know," *Wired*, Feb. 25, 2008.
139) Dawson et al., "The level and nature of autistic intelligence," *Psychological Science*, 2007, 18: pp. 657-62.
140) Kluth, *You're Going to Love This Kid* (Baltimore: Paul H. Brookes, 2003), p. 111.
141) Rosenbaum, "High-Tech Clues to Facial Cues," *Boston Globe*, Oct. 27, 2008.
142) Endow, *Practical Solutions for Stabilizing Students with Classic Autism to Be Ready to Learn in Rhode Island: Getting to Go!* (Overland Park, KS: Autism Asperger Publishing, 2010), p. 35.
143) Conversation with June Groden, March 14, 2011.
144) Carr et al., "Positive behavior support: Evolution of an applied science," *Journal of Positive Behavioral Interventions*, 2002, 4: pp. 4-16; Carr and Durand, "Reducing behavior problems through functional communication training," *Journal of Applied Behavioral Analysis*, 1985, 18: pp. 111-26.
145) Iversen, *Strange Son* (New York: Riverhead, 2006), pp. 302-4.
146) Carr and Herbert, "Integrating behavioral and biomedical approaches: A marriage made in heaven," *Autism Advocate*, April 2008, pp. 46-52.
147) Aspy and Grossman, *The Ziggurat Model: A Framework for Designing Comprehensive Interventions for Individuals with High-Functioning Autism and Asperger Syndrome* (Overland Park, KS: Autism Asperger Publishing, 2007).
148) Henry and Myles, *The Comprehensive Autism Planning System (CAPS) for Individuals with Asperger Syndrome, Autism and Related Disabilities: Integrating Best Practices Throughout the Student's Day* (Overland Park, KS: Autism Asperger Publishing, 2007).
149) Judy Endow, *Outsmarting Explosive Behavior: A Visual System of Support and Intervention for Individuals with Autism Spectrum Disorders* (Overland Park, KS: Autism Asperger Publishing, 2009).
150) Myles, Trautman, and Schelvan, *The Hidden Curriculum: Practical Solutions for Understanding Unstated Rules in Social Situations* (Overland Park, KS: Autism Asperger Publishing, 2004); Endow, *Hidden Curriculum One-a-Day Calendar for Older Adolescents and Adults* (Overland Park, KS: Autism Asperger Publishing, 2010 and 2011).
151) www.5pointscale.com/.
152) Goodwin, Velicer, and Intille, "Telemetric monitoring in the behav-

ior sciences," *Behavior Research Methods*, 2008, 40: pp. 328-41.
153) www.grodencenter.org/ publications-and-research/publications.
154) Groden, Kantor, and Cooper, *How Everyone on the Autism Spectrum, Young and Old, Can: Become Resilient, Be More Optimistic, Enjoy Humor, Be Kind, and Increase Self-efficacy: A Positive Psychology Approach* (London: Jessica Kingsley, 2011).
155) www.autismtreatmentcenter.org/.
156) Greene, *The Explosive Child: A New Approach for Understanding and Parenting Easily Frustrated, Chronically Inflexible Children* (New York: Harper 2010).
157) Scriver, "The PAH gene, phenylketonuria, and a paradigm shift," *Human Mutation*, 2007, 28: pp. 831-45.
158) "Identification of Characteristics Associated with Symptom Remission in Autism, Protocol Number: 09-M-0171," clinicalstudies.info.nih.gov/cgi/wais/bold032001.pl?A_09-M-0171.html@Autisrn.
159) www.autisrn.com/ind_atec_suryey.asp.
160) Magiati et al., "Is the Autism Treatment Evaluation Checklist a useful tool for monitoring progress in children with autism spectrum disorders?" *Journal of Intellectual Disability Research*, 2011, 55: pp. 302-12.
161) Daniels et al., "Parental psychiatric disorders associated with autism spectrum disorders in the offspring," *Pediatrics*, 2008, 121: pp. e1357-62.
162) Schmidt et al., "Prenatal vitamins, one-carbon metabolism gene variants, and risk for autism," *Epidemiology*, 2011, 22: pp. 476-85.
163) Wagner et al., "Vitamin D Supplementation during Pregnancy Part 2 NICHD/CTSA Randomized Clinical Trial (RCT): Outcomes," paper presented at the Pediatric Academic Societies annual meeting in Vancouver, British Columbia, Canada, May 2010.
164) Tanpowpong et al., "Season of Birth and Celiac Disease in Massachusetts Children," paper presented May 8, 2011, at Digestive Disease Week, Chicago, suggesting that babies born in spring and summer were more likely to have celiac. Authors hypothesize that this may be because spring/summer babies are introduced to gluten in the winter, when cold season is at its height, and the combination may lead to celiac.
165) Dupont et al., "Alpha-lactalbumin-enriched and probiotic-supplemented infant formula in infants with colic: Growth and gastrointestinal tolerance," *European Journal of Clinical Nutrition*,

2010, 64: pp. 765-67; Kukkonen et al., "Long-term safety and impact on infection rates of postnatal probiotic and prebiotic (synbiotic) treatment: Randomized, double-blind, placebo-controlled trial," *Pediatrics*, 2008, 122: pp. 8-12; Savino and Tarasco, "New treatments for infant colic," *Current Opinion in Pediatrics*, 2010, pp. 791-97; Thomas and Greer, "Probiotics and prebiotics in pediatrics," *Pediatrics*, 2010, 126: pp. 1217-31.
166) Johnson and Myers, "Identification and evaluation of children with autism spectrum disorders," *Pediatrics*, 2007, 120: pp. 1183-215.
167) Reyna and Pickler, "Mother-infant synchrony," *Journal of Obstetric Gynecologic Neonatal Nursing*, 2009, 38: pp. 470-77; Feldman, "Parent-infant synchrony and the construction of shared timing: Physiological precursors, developmental outcomes, and risk conditions," *Journal of Child Psychology and Psychiatry*, 2007, 48: pp. 329-54.
168) Dawson et al., "Randomized, controlled trial of an intervention for toddlers with autism: The Early Start Denver Model," *Pediatrics*, 2010, 125: pp. e17-23.
169) United Nations Special Rapporteur on the Right to Food, Agrocology and the Right to Food, 2011, www.srfood.org/index.php/en/component/content/ article/1-latest-news/1174-report-agroecology-and-the-right-to-food.
170) Junger, *Clean: The Revolutionary Program to Restore the Body's Natural Ability to Heal Itself* (New York: Harper One, 2010) p. 87.

監訳者あとがき

　本書は，Martha Herbert, MD, PhD, with Karen Weintraub "The Autism Revolution: Whole-Body Strategies for Making Life All It Can Be"（2012）の全訳です。

　原著のタイトル "Autism Revolution"「自閉症革命」が示すように，これまで自閉症あるいは自閉症スペクトラム症に関して定説とされていた理解と，それに基づく治療教育に対して，著者と子どもたち，そしてその家族の体験をもとに，最新の科学的知見を加えて，新たな自閉症理解と支援・治療方法を提示したものです。

　著者が提唱しているのは，whole-body strategy（全‐身体的アプローチ）と呼ばれるもので，自閉症を複雑系の視点から，脳と身体を含めた全‐身体的システムの問題としてとらえ直し，家族を主体におきながら，子どもを心身全体の健康状態に着目した支援によって自閉症から回復させ，彼らが持つ本来の可能性（能力）を十二分に開花させることを目的としています。

　これまでの自閉症理解（従来の定説）：自閉症は遺伝子などの先天的要因によって決定された brain disorder（脳の不調・障害）――脳（の問題）が基本・根本にあり，配線での接続（固定的な神経ネットワークの問題）がベースにある。部分的には対処，改善が可能だが，根本的な治療・治癒は期待できない

——とは一線を画した,自閉症援助の革命的な治療教育と呼ぶにふさわしいものだと思います。

自閉症や発達障害の療育,支援に関わってきた者として,最初は革命的と思えたような話も,臨床経験を振り返り,保護者の方に改めて話を聞いてみると,自閉症と身体的な不調との関連性の大きさ,多さに改めて気づかされます。もともと,私は従来の自閉症理解や療育支援の目指すところや結果には少なからず疑念,疑問を抱き,支援者としての不全感を抱いていたので,序のタイトルにもある「『信じることを見る』から『見たことを信じる』へ」という言葉と姿勢に直ちに賛同を覚え,本書の翻訳を決めました。

本書は小児神経科医として自閉症治療の専門家であるマーサ・ハーバート,科学ジャーナリストのカレン・ワイントロブの共著という形をとっています。医学的な面についてはマーサが詳説し,子どもや家族の体験についてはカレンが記すことで,科学的側面と当事者(子ども,家族)の体験の両面が,相補的に浮き立つように構成されています。

また,専門家向けではなく,家族や実際に子どもに関わる人たち,保育士や教師,生活支援に関わる人たち向けとされていますが,内容的には,医学情報や,生理学的な用語も多く含まれており,実際にはかなり専門的な部分が多くなっていると思います。このあたりは,読者の関心とニーズに応じて,どこまで読み込むかを選択していただくのも,ひとつの方法だと思います。

私の個人的な印象では,自閉症療育に関わっている方々に

とっても斬新で刺激的，示唆に富んだ専門情報やアイデアに富んでいるので，まずは支援専門職の方々に熟読していただくことを強く希望しています。序にあるように，「『信じることを見る』から『見たことを信じる』へ」という転換を期待して。

　本書の翻訳を思い立ったのは，原著が出版されてすぐのことでしたが，諸事情から（主に私の怠慢ですが）監訳の作業が遅れに遅れ，今に至ったことを皆さんにお詫びしなければと思います。特に編集の近藤達哉さん，畑中直子さんにはそんな中でも，非常に丁寧に，事細かに訳文，用語のチェックをしていただきました。近藤さんたちのサポートがなければ本書の訳出が危ぶまれたほどなので，感謝してもしきれないほどです。

　まあ，これは言い訳になるかもしれませんが，訳出が滞った数年の間に，自閉症と身体的な問題，要因との関連を示す研究が報告されるようになり，マーサ・ハーバートが提唱している全‐身体的アプローチがさほど，奇抜，革命的ではなくなってきて，世間・専門家の受け入れが以前よりもスムーズになっているのではないかと感じています。

　「『信じることを見る』から『見たことを信じる』へ」という姿勢がさまざまに新たな可能性を示唆してくれることを，私は望み，信じております。

白木孝二

索　引

ABA　*284*
ADHD　*149, 273*
BBB　*175*
CAPS　*274*
EEG　*235*
GFCF　*129, 150, 157*
idic (15)　*9, 121*
MRI　*235*
P4 Medicine　*429*
PKU　*42, 43, 50, 55, 343*

【あ行】

アイコンタクト　*126, 142, 150, 386*
アストロサイト　*184*
アレルギー　*18, 122, 127, 136, 144, 228, 271, 368, 372, 377, 382*
アロスタティック負荷　*57*
胃　*127*
硫黄　*92, 130*
怒りのマネジメント　*303*
痛み　*216, 228, 270*
胃腸の問題　*45*
遺伝子　*22, 84*
　―検査　*47*
　―発現　*50, 69, 181, 346*

遺伝的疾患　*43*
ウイルス　*19, 53, 73, 86, 131, 140, 203*
ウェブ　*16, 17, 24, 27, 29, 35, 193, 417, 428*
エコラリア　*246*
エピジェネティック　*50, 69*
エプソム塩入浴　*102, 215, 228*
炎症　*16, 139, 141, 180, 206, 221, 227, 233, 245, 402*
応用行動分析　*284*
音楽療法　*222*

【か行】

化学物質　*14, 55, 58, 61, 67, 73, 86, 133, 204, 373, 390*
カスケード　*24, 40, 206*
カゼイン　*129, 148, 150*
感覚刺激　*266*
感覚ダイエット　*216*
感覚統合　*215, 229*
環境要因　*43, 51, 196, 337, 418*
感情　*23, 272*
感染　*203, 387*
緘黙　*239*
ぎこちなさ　*219*
希少代謝障害　*55*

機能性医学　430
逆行分析　351
供給過剰　83
供給不足　83
共時性　389
協調の問題　272
共同注意　386
協同調節　389
強迫性障害　107
緊張病性　221
口　125
グリア細胞　182, 187
グルタチオン　89, 92
グルテン　95, 120, 128, 148, 150, 236, 376
グルテンフリー・ダイエット　95, 129, 146, 150
グレーゾーン　14, 88, 107, 124, 177, 201, 232, 237
ケイブマン・ダイエット　151, 162
けいれん発作　209, 230, 251
下痢　36, 119, 123, 131, 164, 215, 271
言語障害　15
言語療法士　243
高圧酸素療法　202
高栄養素密度　61, 66, 143, 151, 197
攻撃的　36, 231, 268
抗酸化物質　89, 91, 110, 167, 176, 194, 227
行動療法　21, 284
興奮性毒素　160, 197
心の理論　261, 263, 312
5段階表　287

コミュニケーション　23, 75, 88, 114, 242, 243, 246, 267
　―障害　15

【さ行】

細菌　86, 127, 130, 133, 140, 204
サイトカイン　141, 161, 180, 233
細胞　22, 82, 210
雑音　213, 421
砂糖　149
サプリメント　65, 105, 106, 157, 180, 377
酸化ストレス　90, 94, 180, 184, 195
資源　18, 20, 58, 74
自己免疫　122, 128, 136, 161
自傷行動　127, 144
システム生物学　348, 417, 429
ジッグラトモデル　274
自閉症革命　11, 32, 341, 352, 427
自閉症スペクトラム　333
社会性の問題　15
社会的な引き金　267
ジャンクフード　61, 64, 143, 150
消化器　122, 123, 147, 386
常同運動　223
小腸　128
情報　16, 135, 184, 226, 275, 277, 419
　―処理　23, 185, 244
除去食　145, 149, 157, 271, 331
食事療法　43, 58, 62, 148, 153
食道　127, 226
食品添加物　160
植物栄養素　60, 109, 215

食物アレルギー　124, 145, 271
食物負荷試験　145
信号　27, 181, 185, 213, 421
睡眠　225
ストレス　74, 87, 168, 205, 250, 421
生活の質　12, 31
脆弱X症候群　9, 44, 51, 367
星状細胞　184, 189, 194, 201
精神遅滞　42, 242
セリアック病　119, 146, 376
全・システム　22
全・身体的　22, 30, 175, 347, 417
疝痛　385
先天的な代謝異常　13, 55
総合負荷　20, 57, 75, 190., 199

【た行】

大腸　130
食べ物の好き嫌い　36, 63, 282
注意　23, 231, 280, 285, 288, 311, 314
注意欠如多動性障害　149, 273
中枢性聴覚処理障害　244
聴覚過敏　266
聴覚検査　244
長期的な複合的治療法　347
腸透過性試験　146
腸内細菌　204
腸内毒素症　132
腸内微生物　131, 134, 152, 162, 387
低栄養高カロリー　58, 133
定型発達　99, 127, 141, 146, 242, 310, 312, 327
デトックス　72, 111, 115, 373

デノボ　49
てんかん　178, 230, 233, 241
電磁波　110
頭囲　144, 370, 385
トキシン　47, 65, 373, 390
特異的行動　15
毒素　47, 65, 69, 71, 92, 93, 112, 158, 228, 349, 390
突然変異　47, 55, 83, 343
トラウマ　90

【な行】

内分泌攪乱物質　69, 391
ニュートリゲノミクス　60
ニューロン　15, 46, 176, 181
脳の接続性　16, 17, 185
脳のネットワーク　15, 18, 179, 185, 192, 210
脳血流関門　175
脳症　174
脳神経細胞　176, 211, 233

【は行】

曝露　48, 69, 71, 112, 133, 136, 158
発酵食品　163
発語失行症　240
反響言語　246
反復（的な）行動　37, 222, 223, 276, 287, 291, 305
非言語コミュニケーション　247
ビタミン　58, 59, 65, 86, 104, 108, 372
フェニールケトン尿症　42, 172, 367
フェルデンクライス・メソッド

318
不器用さ　*222, 251, 321, 335*
不屈の気持ち　*337*
フリーラジカル　*88, 212*
プロバイオティクス　*138, 163, 377, 388*
偏食　*75, 125, 156*
偏頭痛　*236*
便秘　*36, 116, 131, 386*
包括的自閉症プランニングシステム　*274*
乏突起グリア細胞　*184*
発作　*55, 178, 229, 230, 233, 235, 271, 368*
ホメオパシー　*164*

【ま行】

マグネシウム　*86, 108, 199, 215, 291*
慢性的な炎症　*139*
慢性疲労症候群　*79, 94, 100*
ミトコンドリア　*82, 84-89, 91, 105, 188, 195, 198, 202*
ミクログリア細胞　*184, 191, 194*
ミネラル　*58, 64, 86, 114, 372*
メチル化　*93, 371*
メラトニン　*229*
免疫　*122, 135, 144, 157, 180*

【や行】

有害物質　*56, 86, 175, 200, 373*
予防原則　*70, 73, 366*

【ら行】

緑黄色野菜　*215, 371*
リラクゼーション　*289, 291*
レインボー・ダイエット　*64, 109, 151, 162*
レジリエンス　*337*
レット症候群　*45, 51, 181, 367*
連鎖障害　*24, 40, 206, 233*

【わ行】

ワクチン　*165*

● 監訳者紹介

白木 孝二（しらき こうじ）

　名古屋大学文学部卒　心理学専攻。
　RDI® Program Certified Consultant　臨床心理士。
　名古屋市児童福祉センター相談課（児童相談所，児童心理司），
　くすのき学園（情緒障害児短期治療施設，セラピスト），
　療育室（障害児総合通園センター，セラピスト）を経て，
　2007年より Nagoya Connect & Share 代表。

● 訳者一覧

白木 孝二　Nagoya Connect & Share（序，第1章）
日下 伴子　竜美ストレス心療クリニック（第2章）
小関 哲郎　宇佐病院，大分記念病院（第3, 4章）
市橋 香代　東京大学医学部附属病院　精神神経科（第5章）
奥野 大地　熊谷神経クリニック（第6, 10章）
菅原 靖子　PYC子育て支援ポータル　熊谷神経クリニック（第6, 9章，付録）
岡本 眞理子　医療法人　和心会　武井内科クリニック（第7章）
池下 沙祐里　つばめ子ども相談室（第8章）

● 著者紹介

マーサ・ハーバート（Martha Herbert, MD, PhD）

ハーバード大学医学大学院助教授。マサチューセッツ総合病院の小児神経科医であり，TRANSCEND リサーチ・プログラムのディレクター。オーティズム・スピークス科学諮問委員。

カレン・ワイントローブ（Karen Weintraub）

受賞歴をもつジャーナリストであり，ボストン・グローブ，USA トゥデイ，BBC 等で健康分野の記事を発表するフリーライター。名誉あるナイト・センター・フォー・サイエンス・ジャーナリズムの元特別研究員。ハーバード・エクステンション・スクールおよびボストン大学でジャーナリズム教育に携わる。

自閉症革命
――「信じることを見る」から「見たことを信じる」へ――

2019年6月15日　初版第1刷発行

著　者　マーサ・ハーバート　カレン・ワイントローブ
監訳者　白木孝二
発行者　石澤雄司
発行所　㈱星和書店
　　　　〒168-0074　東京都杉並区上高井戸 1-2-5
　　　　電話　03（3329）0031（営業部）／03（3329）0033（編集部）
　　　　FAX　03（5374）7186（営業部）／03（5374）7185（編集部）
　　　　URL　http://www.seiwa-pb.co.jp

印刷・製本　株式会社 光邦

Printed in Japan　　　　　　　　　　　　　　ISBN978-4-7911-1016-2

・本書に掲載する著作物の複製権・翻訳権・上映権・譲渡権・公衆送信権（送信可能化権を含む）は㈱星和書店が保有します。
・JCOPY 〈（社）出版者著作権管理機構　委託出版物〉
本書の無断複製は著作権法上での例外を除き禁じられています。複製される場合は，そのつど事前に（社）出版者著作権管理機構（電話 03-3513-6969，FAX 03-3513-6979，e-mail：info@jcopy.or.jp）の許諾を得てください。

自閉症の心と脳を探る

心の理論と相互主観性の発達

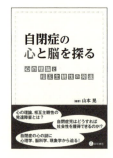

山本晃 編著

A5判　332p　定価：本体3,300円+税

自閉症では、心の理論や相互（間）主観性が発達するのかどうか、心理学、脳科学、現象学などの知見や理論に基づき、きめ細かく且つ大胆に探究した書。自閉症の心の謎に迫る！

自閉症とサヴァンな人たち

自閉症にみられる
さまざまな現象に関する考察

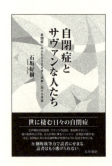

石坂好樹 著

四六判　360p　定価：本体2,800円+税

現実の自閉症児者が示すさまざまな現象が本書の主題である。自閉症の本態とは現時点で考えられてはいないが、日々生活するうえであらわれてくる周辺症状ないしは諸特徴を取り上げて論じている。

発行：星和書店　http://www.seiwa-pb.co.jp

自閉症：ありのままに生きる

未知なる心に寄り添い未知ではない心に

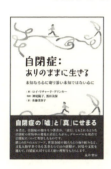

ロイ・リチャード・グリンカー 著

神尾陽子，黒田美保 監訳

佐藤美奈子 訳

四六判　612p　定価：本体3,300円＋税

文化人類学者であり自閉症の娘をもつ著者が、混沌とした自閉症の世界を巡り歩く。何が真実で、何が虚像なのか。グローバルな視点で分析され導き出された自閉症の定義や解釈が本書に結実。

自閉症の心の世界

認知心理学からのアプローチ

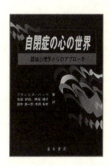

フランシス・ハッペ 著

石坂好樹，神尾陽子他 訳

四六判　272p　定価：本体2,600円＋税

自閉症の認知心理学的研究の最近の動向を得るための格好の入門書。さまざまな論文のデータを解析し、批判的に検討。現在までの研究の問題点、今後の課題について明快に示す。

発行：星和書店　http://www.seiwa-pb.co.jp

自閉スペクトラム症の
理解と支援

子どもから大人までの発達障害の臨床経験から

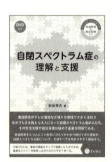

本田秀夫 著

四六判　248p（DVD付き）　定価：本体1,800円+税

発達障害を持つ人との二十余年にわたる臨床経験に基づき、すべてのライフステージをまたいだ自閉スペクトラム症の概観を、豊富な事例を盛り込み解説。支援のヒントが満載。本講義を収録したDVD付き。

発達障害の精神病理　I

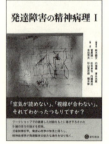

鈴木國文, 内海健, 清水光恵 編著
菅原誠一, 松本卓也, 内藤美加,
本田秀夫, 杉山登志郎, 福本修 著

A5判　232p　定価：本体3,400円+税

発達障害、特に自閉症スペクトラム障害に関する精神病理学の論考を書き下ろした論文集。精神病理学者、精神分析家、児童精神科医、発達心理学者、総勢18人の相互討議から生まれた論文9編を収める。

発行：星和書店　http://www.seiwa-pb.co.jp